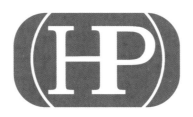

# 用心研创　值得尊重

皮书研创
不在于发现新大陆，而在于分享新方案

侯胜田教授
"健康经济与管理系列"总主编

健康经济与管理系列

# 健康旅游蓝皮书

# 中医药健康旅游发展报告（2022）

侯胜田　主　编

蒋　锋　陈小勇　李瑞锋　副主编

中国商业出版社

**图书在版编目（CIP）数据**

中医药健康旅游发展报告 . 2022/侯胜田主编 . --

北京：中国商业出版社，2022.11

（健康经济与管理系列 . 健康旅游蓝皮书）

ISBN 978 - 7 - 5208 - 2389 - 0

Ⅰ . ①中…　Ⅱ . ①侯…　Ⅲ . ①中国医药学—旅游保健

—旅游业发展—研究报告—中国—2022　Ⅳ . ①R2

②F592. 3

中国版本图书馆 CIP 数据核字（2022）第 244239 号

责任编辑：管明林

中国商业出版社出版发行

（www. zgsycb. com 100053　北京广安门内报国寺 1 号）

总编室：010 - 63180647　编辑室：010 - 83114579

发行部：010 - 83120835/8286

新华书店经销

北京博海升彩色印刷有限公司印刷

\*

710 毫米 ×1000 毫米　16 开　23.5 印张　391 千字

2022 年 11 月第 1 版　2022 年 11 月第 1 次印刷

定价：168.00 元

\* \* \* \* \*

（如有印装质量问题可更换）

# 《中医药健康旅游发展报告（2022）》

## 编 委 会

主　　　任：张录法

副 主 任：侯胜田　蒋　锋　陈小勇

主　　　编：侯胜田

副 主 编：蒋　锋　陈小勇　李瑞锋

常 务 编 委：（按姓氏笔画排序）

　　　　　　万晓文　王　平　王君卿　方朝义　朱桂祯

　　　　　　刘　彩　刘国栋　李　标　李　莉　李益辉

　　　　　　李瑞锋　杨　芳　杨　硕　张　珉　张　雪

　　　　　　张　聪　张　飚　张玉苹　张录法　陈小勇

　　　　　　陈小维　陈玉琢　陈继林　欧阳静　赵立冬

　　　　　　赵汉青　赵红梅　侯胜田　贾云峰　高　民

　　　　　　蒋　锋　韩雪飞　蓝韶清

编　　　委：（按姓氏笔画排序）

　　　　　　干永和　万晓文　马云桐　王　平　王天琦

　　　　　　王君卿　王杰鹏　方朝义　师东菊　朱桂祯

　　　　　　刘　彩　刘国栋　刘娜娜　李　佳　李　享

李　标　李　莉　李　莹　李艺清　李益辉
李瑞锋　杨　芳　杨　硕　杨思秋　杨敬宇
冷文涛　张　珉　张　雪　张　聪　张　飚
张玉苹　张占江　张金山　张录法　陈小勇
陈小维　陈玉琢　陈继林　陈嘉璐　欧阳静
赵立冬　赵汉青　赵红梅　侯胜田　莫亮波
贾云峰　高　民　高　娜　郭　岚　郭　昆
黄昊飞　曹晓红　董美佳　韩　丽　韩雪飞
焦科兴　谢丽香　蓝韶清　雷启玉　雷善言
路云铁　腾佳杉　薛暖珠

**秘　书　长：** 刘国栋
**副秘书长：** 王天琦　李艺清
**秘书处成员：** 干永和　杨思秋　李　享　焦科兴　董美佳

# 《中医药健康旅游发展报告（2022）》

## 研创课题组

组　　　长：侯胜田

副　组　长：陈小勇　蒋　锋

成　　　员：（按姓氏笔画排序）

| | | | | |
|---|---|---|---|---|
| 干永和 | 万晓文 | 马云桐 | 王　平 | 王天琦 |
| 王君卿 | 王杰鹏 | 王昱智 | 方朝义 | 师东菊 |
| 朱桂祯 | 刘　彩 | 刘国栋 | 刘金旭 | 刘娜娜 |
| 安光琴 | 孙　瑞 | 孙美琪 | 李　芹 | 李　杰 |
| 李　佳 | 李　享 | 李　标 | 李　莉 | 李　莹 |
| 李艺清 | 李益辉 | 李瑞锋 | 杨　芳 | 杨　硕 |
| 杨思秋 | 杨敬宇 | 冷文涛 | 张　帅 | 张　珉 |
| 张　雪 | 张　辉 | 张　聪 | 张　鳃 | 张玉荦 |
| 张玉杰 | 张占江 | 张金山 | 张录法 | 张旖旎 |
| 陈　琦 | 陈小勇 | 陈小维 | 陈玉琢 | 陈雨萌 |
| 陈继林 | 陈嘉璐 | 欧阳静 | 周　雪 | 郑洁丹 |
| 赵立冬 | 赵汉青 | 赵红梅 | 莫亮波 | 贾云峰 |

高　民　　高　娜　　郭　岚　　郭　昆　　郭　燕

郭依婷　　郭紫薇　　黄天述　　黄昊飞　　曹晓红

盛文彬　　梁　瑛　　董美佳　　韩　丽　　韩雪飞

焦科兴　　鲁海菲　　谢丽香　　蓝韶清　　雷启玉

雷善言　　路云铁　　腾佳杉　　薛暖珠

# 《中医药健康旅游发展报告（2022）》
# 主要编撰者简介

**侯胜田**  管理学博士，北京中医药大学教授、国家中医药发展与战略研究院健康产业研究中心主任。兼任上海交通大学健康长三角研究院健康旅游研究中心主任、北京中医生态文化研究会健康旅游专业委员会会长、世界中联国际健康旅游专业委员会副会长、中国老年学和老年医学学会国际旅居康养分会副主任委员、世界中联医养结合专业委员会副会长、中国中医药信息学会医养居分会副会长、"健康经济与管理系列"蓝皮书总主编。研究方向：健康经济与管理、健康旅游、战略与品牌管理、医院领导力与管理。发表中英文论文90余篇，出版专著和教材20余部，承担过多项国家级和省部级社科基金课题。主持研创"中国中医药健康旅游目的地发展指数""中国康养旅居目的地发展指数""中国森林康养基地发展指数""中国温泉康养基地发展指数"等中国式康养产业指数系列。

**蒋 锋**  医学博士，现任上海交通大学健康长三角研究院健康旅游研究中心副主任。兼任清华大学医疗管理评价研究所副研究员、办公室副主任，中国研究型医院学会医院品质管理分会常务副秘书长，全国家庭医生联盟副秘书长，中国医院品质管理联盟副秘书长，中国国际健康旅游联盟副秘书长，*Frontiers in Psychology* 客座主编，《健康旅游绿皮书》常务编委、副秘书长，*Current Social Sciences* 编委，《中国农村卫生事业管理》杂志编委，《中国全科医学》杂志青年编委。主要研究方向为健康旅游、卫生政策、公共精神卫生。

**陈小勇** 主任中医师，教授，硕士研究生导师。现任三亚学院健康医学院院长，兼任中国中医药研究促进会健康旅游分会会长、中国健康促进与教育协会副主任委员、中华中医药学会骨伤分会和体质分会常委、海南省中西医结合学会骨科微创专业委员会主任委员、海南省健康管理协会常务副会长、三亚中医健康旅游协会会长。研究方向：中医学骨科临床、科研、教学，健康科技赋能中医治未病与智慧康养、药膳食养、健康管理、健康旅游。先后师从国医大师刘柏龄、王琦（院士）、唐祖宣和吴以岭（院士），发表论文 40 余篇，主持省部级课题 8 项，获得国家发明专利二项，出版专著 3 部。

**李瑞锋** 管理学博士，北京中医药大学管理学院教授、博导、院长。中华中医药学会人文与管理科学分会副会长兼秘书长，国家中医药综合改革示范区建设专家咨询委员会专家，青海省医改专家。《中医文化蓝皮书·中国中医药发展报告（2021）》主编、《全球健康蓝皮书·世界传统药发展报告（2022）》副主编。近几年主持北京市社会科学基金、教育部人文社科基金、国家社科基金重大项目子课题、国务院经济普查办公室、国家医保局、国家中医药管理局等课题 10 多项。在《中国卫生政策研究》《中国卫生经济》《中国医院》等杂志以及《光明日报》《健康报》等发表论文和文章 20 多篇。

# 摘　要

《中医药健康旅游发展报告（2022）》是《健康旅游蓝皮书》系列第一本关于中医药健康旅游产业发展的综合报告。本报告基于中医药健康旅游产业发展现状和大量数据研究，分析中医药健康旅游推进障碍与未来发展趋势，总结和推广中医药健康旅游产业发展典型经验和创新模式，为政府决策制定、市场规范管理、社会资金投入和人才培养模式提供理性研判和前瞻参考。

《中医药健康旅游发展报告（2022）》是中医药健康旅游领域的重大研究成果。本报告采用文献研究、实地研究、专家访谈、问卷调查、案例分析等综合研究方法，从中医药健康旅游产业发展现状、不同区域中医药健康旅游产业进展、不同市场的经营与模式，以及中医药健康旅游产业政策、人才培养与科研合作等多个维度进行了研究与分析；报告还介绍了深化对标管理和目的地发展评判工具——中医药健康旅游目的地评价指标体系，以期促进中医药健康旅游产业高质量可持续快速发展。

本报告共包含五部分内容，具体由23篇报告构成。第壹部分总报告（HB.01）系统梳理了中医药健康旅游起源演进、产业界定、研究教育等产业实践以及发展现状，分析总结了中医药健康旅游在发展过程中存在的机制、产品、宣传、人才等方面的问题，并提出促进产业融合、发挥品牌特色、注重宣传营销、加快人才培养等针对性的对策建议。在此基础上，报告对中医药健康旅游的发展趋势和前景进行了展望。报告认为，中医药健康旅游产业会随着时代的需求不断扩大，成为发展中国式健康旅游的核心和关键。健康旅游和康养旅居将成为一种流行生活方式，产业融合将会进一步扩展，最终形成"医·养·游·居·憩"五位一体融合发展的新格局。

第贰部分区域发展篇（HB.02—HB.10）对中国典型区域中医药健康旅游产业发展状况进行了介绍和分析，共有9篇分报告。本篇首先从京津冀中医药文化与健康旅游融合角度，总结凝练中医药文化健康旅游的内涵，挖掘京津冀中医药文化资源，并就其与健康旅游的融合现状进行概述，深层次剖析京津冀地区中医药文化与健康旅游融合过程中存在的协同机制不全、专业人才匮乏、产品创新不够等问题，并提出制度建设、人才培养、创新路径的发展建议。本篇还分析了粤港澳大湾区中医药健康旅游产业发展现状与前景，结合典型案例对中医医疗健康旅游、中医药文化旅游、中医药康养休闲旅游等进行分析，并通过政策支持、品牌驱动、港澳带动三个环节对发展前景进行了展望。

《东北地区中医药健康旅游发展现状与对策》（HB.04）、《华中地区中医药健康旅游发展报告》（HB.05）均认为地区中医药健康旅游产业发展应融合地区特色优势，创新创建特色项目，同时强化政策法规保障、加大宣传引导力度、培养引进专业人才。除此之外，《华中地区中医药健康旅游发展报告》（HB.05）还提出了要创建专业服务体系和产业集群。《天津市中医药健康旅游发展现状及对策》（HB.06）通过实地考察和问卷调研，从中医药健康旅游市场环境、基地现状、需求特征三个方面对天津市中医药健康旅游产业进行调查和分析，发现存在着政策法规实施效果不好、资源开发利用程度不高、营销策略影响力度不够、复合专业人才数量不足、产业发展规划体系不全的问题。并从政策、资源、营销、人才和文化等方面提出针对性发展建议。

《四川省中医药健康旅游现状与发展对策》（HB.07）以中国四川省为研究对象，从政策、研究与教育、典型项目等方面系统介绍了四川省中医药健康旅游产业发展现状，针对性地提出四川省中医药健康旅游发展对策：优化政策环境、加强产业引导、挖掘特色资源、培养专业人才，以此来推动中医药健康旅游产业可持续发展。《陕西省》（HB.08）还运用文献研究方法和定性研究方法对陕西省中医药旅游目的地进行评价，使用SWOT分析提出陕西中医药旅游发展应该明确中医药旅游产业的定位，合理进行产业布局，强化顶层设计，促进产业融合发展。

《甘肃省中医药康养旅游业发展报告》（HB.09）通过案例分析，提出要以新发展理念为指引，以政策制度为导向，持续推进中医药康养旅游产业人才培养，不断推进中医药康养旅游产业链的日益完善，着力打造具有甘肃特色的中医药康养旅游产业，促进中医药与康养旅游产业协同发展。《黑龙江省中医药健康旅游发展报告》（HB.10）采用文献研究与实地调研相结合等方法，分别从统筹规划、产品开发、人才供给、旅游宣传等方面阐述了黑龙江省发展中医药健康旅游面临的挑战，提出了促进中医药健康旅游产业集群发展、根据市场需求深入定位特色健康旅游产品、多渠道培养和吸引人才、打造中医药健康旅游宣传平台等发展策略。

第叁部分细分市场篇（HB.11—HB.14）由4篇分报告组成。《中医药国际健康旅游实践进展与推进策略》（HB.11）分报告基于中医药健康旅游走向国际的实践案例提出政府引导、规范市场、人才培养、资源协同、科技创新的推进策略。《中国中医药温泉康养发展报告》（HB.12）基于各部门公开数据，从温泉康养旅游概念、功效、历史、产业现状、游客现状等方面，介绍中国中医药温泉康养旅游的发展情况。并针对产业分布和游客特征，提出要加强温泉文化研究，与当地人文历史相结合；开发温泉康养相关产品；加强温泉康养学科建设；为老年人提供便利交通；加强温泉康养利用慢性病治疗的宣传；宣传"三伏浴"观念，以此提高淡季游客积极性。

《中国老年人中医药康养旅游发展现状与前景》（HB. 13）认为利好政策密集出台、人口老龄化趋势以及创新驱动发展战略为中国老年人中医药康养旅游发展提供了良好的发展前景。但该行业也存在产品供给不足、产业链不完整、资金筹集困难、政策法规和行业标准缺失、专业人才匮乏、缺乏顶层策划设计和规划等问题。并基于北京、江西、国外重点国家或地区等发展实例，将中国老年人中医药康养旅游业发展的整体环境概括为挑战与机遇共存、困境与希望同在、革新与破局并行。

《彝族医药在健康旅游中的应用现状与前景》（HB. 14）运用文献研究、实地走访等方法收集并整理有关彝族医药发展的相关基础文字资料，从彝族医药定义、发展阶段、主要案例为切入点，并根据当前产业面临的情况，提出了打造品牌与特色主题、挖掘自身资源价值和培养高素质人才等发展路径。

第肆部分开发运营篇（HB. 15—HB. 19）包括5篇分报告。本篇分别介绍了中草药资源、名医故里、药用植物园、药膳在中医药健康旅游中的开发与应用，从中国现有资源的历史与现状着手，通过文献研究、案例分析等方法，总结归纳在中医药健康旅游产业中发挥的作用，并针对这些资源的发展现状提出了未来发展方向，以期促进中医药健康旅游的健康发展。中草药资源要做好价值开发，创新旅游产品。要制定全国历代名医故里清单、强化名医故里中医药文化进校园、打响名医故里"人文游"的品牌效应等。中国药用植物园作为康养休闲旅游的最佳目的地之一，要进一步丰富优质旅游产品供给、创新旅游产品体系、优化旅游产品结构、提高供给能力和水平，切实提高康养旅游服务质量。在中医药健康旅游中，应用药膳要从"天人合一"的整体观出发，通过打造药膳品牌、发挥地域特色、丰富体验形式等多种途径，极大程度地发挥中医食养的优势。

《江西上饶国家中医药健康旅游示范区建设进展》（HB. 19）系统介绍了上饶中医药健康旅游示范区项目进展情况，以打造"上饶模式"、培养高层次复合型人才为建设目标，积极推进示范区"一核五区"建设，针对面临的配套支持政策缺乏、宣传力度不足、无突出的品牌优势、服务内容同质化严重等诸多问题，提出多区融合、发挥政策叠加效应、加大政策扶持、创新机制体制、创新宣传模式、发挥市场驱动作用等针对性建议。

第伍部分研究教育篇（HB. 20—HB. 23）包括4篇分报告。《中国中医药健康旅游学科发展报告》（HB. 20）通过调查近二十年国内高等院校、职业院校专业改革与学科发展情况，运用文献计量分析方法统计国内相关学科前沿进展与发展方向，结合国内健康旅游服务行业需求与市场情况，对中国中医药健康旅游学科发展现状进行评估及展望。并针对学科规划不清晰、课程设置过于混杂、人才培养均尚不成熟、专业建设创新力度不足、缺乏高精尖研究方向等问题提出了统筹规划顶层设计、独立设置"中医药健康旅游管理"专业、针对地区差异化发展、校企联合办学、重视学生素质教育和创新能力培养等针对性建议。《中国中医药健康旅游人才培养现状与前景》（HB. 21）以中国中医药健康旅游人才培养发展现状为主线，系统梳理了中国中医药健康旅游人才培养基础、范围和领域、发展优势和不足等方面情况，同时对人才培养需求和政策环境进行分析，提出完善人才培养政策、明确人才培养目标、丰富人才培养层次与体系、建立人才培养管理机构、鼓励高校建设新兴专业、构建从业人员职业技能培训与鉴定体系、推动人才培养模式创新等建议。

《基于 CiteSpace 的中医药健康旅游研究热点与趋势的可视化分

析》（HB. 22）检索了中国知网（CNKI）等数据库中的相关文献，利用 CiteSpace 对发表文献的作者、研究机构和关键词进行图谱绘制并分析，结果共有 189 位作者被纳入作者合作图，研究机构合作图中纳入 114 所机构，关键词共现图中纳入 214 个关键词，其中康养旅游、中医药文化产业成为新兴研究热点。并针对检索结果进行了讨论，提出加强地区合作，形成多中心优势互补的合作网络；发挥地域特色，打造中医药健康旅游品牌；拓宽研究深度和内容，创新发展新模式等建议。

《基于消费者视角的中医药健康旅游目的地评价指标体系及其应用》（HB. 23）对北京中医药大学侯胜田教授研究团队研制的中医药健康旅游目的地评价指标体系及其应用进行了介绍。经过几年的应用和修正，该评价指标体系已经成为评价中医药健康旅游目的地的有效工具。政府、经营者、咨询公司等相关组织及专家学者可以通过收集整理评价数据进行分析，用于考核验收试点建设单位、开展科研分析、制定产业规划；消费者也可根据评价结果理性选择合适的中医药健康旅游目的地，进而促进中医药健康旅游产业规范化发展。作为一种对标管理和基地发展评判诊断的工具，"中国中医药健康旅游目的地评价指标体系"对目的地发展不仅具有重大指导意义和实践价值，而且已经得到广泛应用。该评价指标体系已经用于多个省市县中医药健康旅游目的地评价诊断，基于该指标体系研制的"中国中医药健康旅游目的地发展指数"已经连续四年公开发布并取得良好评价。

关键词：中医药健康旅游；中医药健康旅游目的地；中医药健康旅游产业

# 目　录

## 壹　总报告

## 贰　区域发展篇

## 叁　细分市场篇

## 肆　开发运营篇

## 伍　研究教育篇

壹

# 总 报 告

# HB.01 中医药健康旅游推进
# 进展与前景展望

侯胜田[①]

**摘 要：** 中医药健康旅游不仅为中医药传承创新提供了重要路径，而且已经成为大健康产业发展的重要抓手。本报告以中医药健康旅游产业的演变为轴，系统梳理了中医药健康旅游实践，以及与其密切相关的标准、研究、教育等领域的进展情况，分析总结了中医药健康旅游在发展过程中存在的机制、产品、宣传、人才等方面的问题，并提出促进产业融合、发挥品牌特色、注重宣传营销、加快人才培养等针对性的对策建议。报告认为，中医药健康旅游产业随着时代的需求会不断扩大，成为发展中国式健康旅游的核心和关键。健康旅游和康养旅居将成为一种流行生活方式，产业融合将会进一步扩展，最终形成"医·养·游·居·憩"五位一体融合发展的新格局。

**关键词：** 中医药健康旅游；健康旅游；推进进展；推进策略；前景展望

## 引言

健康旅游是新兴融合业态，指以医疗卫生和生物技术、生命科学为基础，以良好的自然环境和优秀的人文资源为依托，以维护、改善和促进社会公众健康为目的，使其达到身体上、精神上的完满状态和适应力提升的产品（货物和服务）的生产活动的集合。

中医药健康旅游是在健康旅游的基础上，将丰富的旅游资源和中医药资源

---

① 侯胜田，管理学博士，北京中医药大学管理学院教授，研究方向：健康经济与管理、中医药发展战略、健康休闲旅游、医院管理与领导力。

融合，并逐渐发展成为具有中国特色的健康旅游新形式。近年来，国家政策红利持续释放，推动中医药健康旅游快速发展。随着中医药健康旅游产业实践的推进，关于中医药健康旅游的研究也日益增多。由于中医药是我国所特有的医疗卫生体系和传统文化精髓，故而国外对于中医药健康旅游的研究甚少，国外专家学者主要关注医疗旅游和健康旅游领域的研究，研究内容包括医疗旅游和健康的概念、消费动机和消费者需求特征等。国内专家学者关于中医药健康旅游的研究主要集中在内涵与外延的界定、基础理论研究与发展前景展望、开发研究、产业融合、发展现状和发展前景等方面。中医药作为中华民族的瑰宝，是人文科学与医药科学的统一。作为中医药与旅游休闲产业融合的新兴业态，中医药健康旅游独具中国特色。

中医药健康旅游涉及医药、旅游、卫生、餐饮、教育、服务等众多行业，既是健康旅游产业重要组成部分，又是展现中医药特色的新业态。如何科学合理地进行中医药健康旅游市场定位与产品开发，实现中医药资源价值与人类健康需求相匹配；如何准确进行中医药健康旅游产业化研究，推进中医药健康旅游产业快速发展成为亟待解决的问题。因此，本报告通过梳理中医药健康旅游产业演进历程，总结中医药健康旅游实践以及与其密切相关的标准、研究、教育等方面的进展情况，分析中医药健康旅游在发展过程中存在的问题并针对性地提出建议，以期为中医药健康旅游的发展提供一定的参考。

## 一、中医药健康旅游产业演进：界定与现状

中医药健康旅游是中医药与休闲旅游突破产业边界、融合发展的新兴业态。世界卫生组织（World Health Organization，WHO）认为，"健康不仅是没有疾病和不虚弱，而是在躯体健康、心理健康、社会适应和道德健康四个方面皆健全"。因此，本报告认为中医药健康旅游是一种新兴的融合业态，指以中医药为基础，以良好的自然环境和优秀的人文资源为依托，以维护、改善和促进社会公众健康为目的，使其达到身体上、精神上的完满状态和适应力提升的产品（货物和服务）的生产活动的集合[1]。中医药健康旅游是社会经济、生活环境、医疗健康、养生保健和休闲旅游等发展到一定阶段的必然产物。作为中医药与现代健康需求完美融合的新业态，中医药健康旅游早在中医药界治疗

和养生的思想中就有所体现，并逐渐在现代研究中发展和延伸。

## （一）中医药健康旅游活动的起源

20世纪80至90年代，随着发展中国家患者前往发达国家寻求顶尖的医疗技术和发达国家间的医疗交流活动日益频繁，海外医疗旅游兴起并逐渐产业化。由于世界各地在价格、就诊等待时间、特色诊疗等方面的差异，国际医疗旅游迅速发展。随着人们健康意识的提升和健康观念的转变，健康旅游产业逐渐发展起来，人们的需求不再以治疗为主，更多的是追求一种健康的生活方式。中医药健康旅游作为健康旅游的重要组成部分，是满足人们多样化健康需求的新方式，是具有中国特色的新兴业态。

在中华民族悠久的历史发展进程中，人们很早就开始了对中医药健康旅游的体验和实践。中医药健康旅游活动最早起源于中医药界的游览活动，以调畅情志、去病防疾、颐养天年为目的，是一种怡情养性的休闲方式[2]。例如在《黄帝内经素问·四气调神大论篇》中提到，"春三月，此谓发陈，天地俱生，万物以荣，夜卧早起，广步于庭，被发缓形，以使志生"，中医四季养生强调春三月要登高远眺，以畅生气，游赏花木，以畅其情。这是中医药健康旅游内涵在中医经典中的体现。中国现代中医药健康旅游产业起步较晚。2014年，在国务院发布的《关于促进旅游业改革发展的若干意见》中正式出现了"中医药健康旅游"一词。随着中医药健康旅游系列政策的发布，全国中医药健康旅游项目如火如荼地落地实践。中医药健康旅游作为一个融合性的新兴产业，吸引了包括政府、企业、资本的广泛关注与参与。在国家和地方政策的大力支持下，各地因地制宜，积极开展中医药健康旅游产业实践，探索中医药健康旅游发展模式。

## （二）中医药健康旅游产业的演进

20世纪80至90年代，医疗旅游开始以产业形态出现，但处于自发性发展状态，患者需求主要以"治""疗"为主。推动医疗旅游发展的主要原因是客源国与目的地国的医疗技术差距，发展中国家的患者涌入发达国家寻求顶尖的医疗技术，部分发达国家间的患者因各自国家医疗技术特长的不同而相互流动。随后，由于世界各地在价格、就诊等待时间、特色诊疗等方面的差异，国际医疗旅游迅速发展。随着对外开放政策的实施，出境医疗旅游人员不断增加，中国逐渐成为韩国医疗美容、瑞士抗衰老、日本高端体检、美国肿瘤治疗等医疗旅游优势项目的人员输出大国。医疗旅游开始受到人们的广泛关注，此时的医疗旅游主要是指赴境外接受以治疗为目的的旅游活动。

进入21世纪，全球医疗旅游迅猛发展，市场规模日益壮大。为了更好地开发中国的医疗旅游市场，吸引境外患者来华接受医疗健康服务，依据中医药在促进健康方面的独特优势，本报告作者曾提出了"中国医疗旅游应以中医药为特色"的观点[3,4]，并逐渐被广泛认可和接受。中医药健康服务与旅游业深度融合，可以使旅游者在旅行过程中体验中医药诊疗服务、获取养生保健知识、体会中医药文化内涵，从而达到防治疾患、修身养性、强身健体、延年益寿的目的。因此，中医药服务逐渐成为中国医疗旅游产业发展的重要推动力量，中医药健康旅游也逐渐进入国际医疗旅游产业和学术视野。

由于对健康的认识不断深化，人们的健康观念逐渐由传统的"关注疾病治疗"转变为保持身体、心理和社会适应三方面的良好状态。伴随着思想观念的转变，医疗旅游服务内容也不再局限于"治"和"疗"，还包括诸多改善亚健康状态和提高生活幸福感的养生保健服务，即"养"[5]。因此，医疗健康旅游（简称"医健游"或"医养游"）逐渐取代医疗旅游，被人们广泛认可。医疗健康旅游是指所有以健康为主题的旅游服务，即以医疗、养生保健、体检、康复与护理为主题的旅游服务。随着健康旅游项目的落地以及产业边界的不断延展，国内外许多的组织机构踊跃参与中国健康旅游产业发展过程中，不仅包括医疗机构、旅游企业，也有金融机构、地产开发企业等，社会资本等产业相关资源的不断流入有力地推动了中国健康旅游产业的发展。

根据主要依托资源类型的不同，可以将健康旅游更进一步细分，目前发展比较成熟的细分业态包括中医药健康旅游、森林康养旅游和温泉康养旅游，也有人基于沙疗资源和水疗资源试水康养旅游项目。

作为健康旅游产业的重要组成部分，中医药健康旅游依托良好的自然环境和优秀的人文资源，满足人民群众多样化的健康需求，具有广阔的发展前景。作为新兴融合业态，中医药健康旅游独具中国特色。近年来，中医药健康旅游产业实践方兴未艾。国家中医药健康旅游示范区、国家中医药健康旅游示范基地的建设推动中医药健康旅游步入实质性发展阶段。各省（自治区、直辖市）也积极开展中医药健康旅游相关建设工作，积极探索中医药健康旅游新模式。2011年，北京市成立中医药文化旅游工作领导小组，编制了《北京中医药文化旅游示范基地建议方案》和《北京中医药旅游产业发展总体规划和行动方案》等政策文件和标准；评选出多批北京中医药文化旅游示范基地；成立北京中医国际医疗旅游研究中心并积极尝试中心平台线上运营。除此之外，《海南省健康产业发展规划（2019—2025 年）》《湖北省医药产业"十四五"发展规划》《广东省中医药发展"十四五"规划》和《甘肃省"十四五"中医药发展规划》也相继出台。

有人认为，森林康养旅游是从"森林浴"发展而来，是森林浴和森林疗养在发展过程中内涵深化、外延拓展的高级阶段。为推动森林康养旅游产业化发展的新步伐，国家从产业研究和实践层面都做出了积极努力，各地也积极将中医药相关理论融入森林康养产业实践中去。搭建森林康养产业平台，传播森林康养文化，加大了森林康养产业发展步伐。

温泉康养旅游是以康养为主要目的，以温泉资源为基础，使人在身体、心智和精神上达到优良状态的各种温泉旅游休闲康养活动。根据中国旅游协会温泉旅游分会 2018 年发布的《中国温泉旅游行业发展报告（2018）》，截至 2017 年 12 月，全国温泉企业总数达 2538 家（不包括港澳台地区），2017 年全国温泉旅游接待总人次达 7.69 亿，全国温泉旅游总收入达 2428 亿元，温泉旅游拉动 GDP 增长值约 6292 亿元。目前，各地积极将中医药康养理念融入温泉旅游的不同环节，针对不同人群健康需求推出个性化的方剂、汤剂、针灸、推拿等相关产品，助力温泉康养产业的发展。

### （三）中医药健康旅游产业研究与教育

国家出台的多项有关促进中医药旅游发展的文件，给予了中医药健康旅游高度关注和政策支持，使众多学者将关注点集中在中医药健康旅游产业上，中医药健康旅游成为学术研究热点。通过检索知网、万方、维普、Pubmed 等学术数据库发现，自 2015 年以来中医药健康旅游相关文献总量多达数百篇，且数量逐年增加；研究方法不断创新，包括了定性、定量的不同研究方法；研究内容不断丰富，目前研究成果包含了中医药健康旅游发展策略、资源与市场研究、人才战略以及产业政策等内容[6]。

中医药健康旅游的发展，人才培养是关键。一方面，国家和地方各级政府、行业协会以及企业等组织机构积极举办中医药健康旅游相关培训，如国家中医药管理局、旅游局等部委，北京、四川等省（自治区、直辖市）中医药或卫生健康主管部门，世界中医药联合会、北京市中医药生态文化研究会、吉林省中医药健康产业协会等协会组织都启动了中医药健康旅游培训工作。另一方面，已有高等院校启动健康旅游本科专业或开设相关课程，如海南三亚学院开设中医药健康旅游专业学科，积极推进健康旅游相关专业方向和课程建设工作。

北京中医药大学作为引领中医药高等教育发展的首善学府，一直以来积极探索中医药健康旅游产业相关研究。北京中医药大学管理学院已经有多名研究生以中医药健康旅游为研究方向并获得了硕士学位。自 2019 年开始，北京中医药大学国家中医药发展与战略研究院健康产业研究中心联合多家单位已经连续四年发布年度《中国中医药健康旅游目的地发展指数报告》。2021 年上海交通大学健康长三角研究院成立了健康旅游研究中心，并启动了一系列健康旅游、中医药健康旅游、森林康养旅游、温泉康养旅游和康养旅居研究项目。北京林业大学等院校开设了森林康养方向本科专业。北京第二外国语学院、安徽中医药高等专科学校也主动适应中医药健康旅游新业态用人需求，积极开展中医药健康旅游相关专业人才培养工作。

## （四）中医药健康旅游重要政策与标准

中医药健康旅游的发展离不开国家政策的支持，国家层面相继出台了多个中医药健康旅游产业的扶持政策，积极探索其发展路径和模式，全面推动中医药健康旅游产业实践的落地（见表1）。

表1　中央及相关部委关于中医药健康旅游的重要政策

| 发布时间 | 发布部门 | 政策/公告 | 主要内容 |
| --- | --- | --- | --- |
| 2015 年 4 月 | 国务院办公厅 | 《中医药健康服务发展规划（2015—2020 年）》 | 利用中医药文化元素突出的资源开发中医药特色旅游路线；建设一批中医药特色旅游城镇、度假区，形成一批中药特色的养生体验和观赏基地；开发中医药特色旅游商品；支持举办中医药健康服务展览和会议 |
| 2015 年 8 月 | 国务院办公厅 | 《国务院办公厅关于进一步促进旅游投资和消费的若干意见》（国办发〔2015〕62 号） | 积极发展中医药健康旅游，具体包括推出中医药健康旅游示范产品，建立中医药健康旅游产业示范园区，规范市场，加强海外宣传等内容 |

续表

| 发布时间 | 发布部门 | 政策/公告 | 主要内容 |
|---|---|---|---|
| 2015 年 11 月 | 国家旅游局、国家中医药管理局 | 《国家旅游局、国家中医药管理局关于促进中医药健康旅游发展的指导意见》（旅发〔2015〕244 号） | 明确开发中医药健康旅游产品，打造中医药健康旅游品牌，壮大中医药健康旅游产业，开拓中医药健康旅游市场，创新中医药健康旅游发展模式，培养中医药健康旅游人才队伍，完善中医药健康旅游公共服务，促进中医药健康旅游可持续发展八项重要任务 |
| 2016 年 2 月 | 国务院 | 《中医药发展战略规划纲要（2016—2030 年）》 | 开发具有地域特色的中医药健康旅游产品和线路，建设一批国家中医药健康旅游示范基地和旅游综合体；加强中医药文化旅游商品的开发；建立中医药健康旅游标准化体系；支持举办国际性的中医药健康旅游展览、会议和论坛 |
| 2016 年 7 月 | 国家旅游局、国家中医药管理局 | 《国家旅游局、国家中医药管理局关于开展国家中医药健康旅游示范区（基地、项目）创建工作的通知》 | 计划用 3 年左右的时间，在全国建成 10 个国家中医药健康旅游示范区，100 个示范基地，1000 个示范项目 |
| 2016 年 8 月 | 国家中医药管理局 | 《中医药发展"十三五"规划》 | 建设国家级中医药健康旅游示范区，开发中医药健康旅游线路和产品，培育具有国际知名度和市场竞争力的中医药健康旅游品牌。进一步推进标准化和专业化建设，加强市场监督和管理规范 |
| 2016 年 10 月 | 国务院 | 《"健康中国 2030"规划纲要》 | 大力发展中医药健康旅游 |
| 2017 年 1 月 | 国务院 | 《"十三五"卫生与健康规划》 | 推动健康医疗旅游发展，开发有特色的中医药健康旅游产品 |
| 2017 年 5 月 | 国家卫生计生委、国家发展改革委、财政部、国家旅游局、国家中医药管理局 | 《关于促进健康旅游发展的指导意见》 | 发挥中医药特色优势，使旅游资源与中医药资源有效结合，形成体验性强、参与度广的中医药健康旅游产品体系；鼓励开发以提供中医医疗服务为主要内容的中医药健康旅游主题线路和特色产品 |
| 2018 年 1 月 | 国家中医药管理局 | 《国家中医药管理局关于印发〈2018 年中医药工作要点〉的通知》 | 深化中医药健康旅游示范区创建，遴选第二批国家中医药健康旅游示范区创建单位，开展示范项目创建。推进中医药健康旅游相关标准体系建设 |

续表

| 发布时间 | 发布部门 | 政策/公告 | 主要内容 |
|---|---|---|---|
| 2018 年 3 月 | 国务院办公厅 | 《国务院办公厅关于促进全域旅游发展的指导意见》 | 加快开发高端医疗、中医药特色、康复疗养、休闲养生等健康旅游 |
| 2018 年 8 月 | 国家中医药管理局、科技部 | 《关于加强中医药健康服务科技创新的指导意见》 | 鼓励企业在中医药健康旅游等健康需求领域进行创新 |
| 2019 年 10 月 | 国务院办公厅 | 《关于促进中医药传承创新发展的意见》 | 健全中医药服务体系，加强中医药人才队伍建设，促进中医药传承和开放创新发展 |
| 2021 年 2 月 | 国务院办公厅 | 《关于加快中医药特色发展的若干政策措施》 | 提高中医药发展效益，提高相关产业发展活力和动力 |
| 2022 年 3 月 | 国务院办公厅 | 《"十四五"中医药发展规划》 | 鼓励地方结合本地区中医药资源特色，开发更多体验性强、参与度高的中医药健康旅游线路和旅游产品，吸引境内外消费者。完善中医药健康旅游相关标准体系，推动中医药健康旅游高质量发展 |

资料来源：中国政府网、国家中医药管理局等网站文件。

从 2015 年至今国家出台的相关政策可以看出，中医药健康旅游的发展备受重视，所以在国家对中医药健康旅游的发展提出要求后，各地方政府为响应中央号召，也纷纷出台了促进中医药健康旅游发展的政策文件。2017 年至今，多个省（自治区、直辖市）发布相关政策，促进当地中医药健康旅游工作的开展。其中，河南省、贵州省、云南省、安徽省、四川省等明确提出了本省国家中医药健康旅游示范区、示范基地、示范项目的建设数量要求；吉林省、内蒙古自治区、重庆市、上海市等提出健康与文旅融合发展，开发以中医药文化为主题的产品和健康旅游项目；在发展特色方面，内蒙古自治区提出打造以蒙医中医养生保健服务为核心，融药材种植、医疗服务、养老服务为一体的国家级和自治区级蒙医药中医药健康旅游示范区，西藏自治区提出开发以藏医藏药为特色的系列康养旅游产品，打造一批藏医药健康旅游示范区；多个省（自治区、直辖市）政府均鼓励和支持中医药健康旅游的发展和示范区的建设。

（五）中医药健康旅游产业发展现状

中医药健康旅游新业态在全国各地快速发展。据国家旅游局和国家中医药管理局联合开展的一项 24 省（自治区、直辖市）中医药健康旅游现状调查显示，全国现有 454 个景区、度假村等机构和 90 多个中医药博物馆、中医药企业开展了中医药健康服务，其中 21 家中医药单位与旅游公司或旅行社签订了合作协议，15 家中医医疗机构正开展入境中医医疗旅游服务，服务项目和产品主要有温泉、药浴、药膳、中医美容、药酒、保健茶、传统膏方、康体养生、医药保健品等[7]。

**1. 市场规模**

近年来，中国中医药健康旅游市场发展迅速，市场规模持续增长。据相关报道，2018 年中国中医药健康旅游行业市场规模达到 402 亿元，由于行业处于发展初期，预计未来随着经济的发展、居民收入的增加以及健康意识的加强、思想观念的进步，中国中医药健康旅游行业市场仍将快速增长，预计 2025 年将达到 1080 亿元。

**2. 产业模式**

在中医药健康旅游产业发展的过程中，逐渐形成了不同发展模式，如"中医药健康服务＋养生旅游""中医药健康服务＋乡村旅游""中医药健康服务＋文化旅游""中医药健康服务＋新旅游业态"。[8]

"中医药健康服务＋养生旅游"模式是中医药健康旅游最基础、最常见的模式，即充分利用中医药资源，同时将传统养生保健技术（如中医针灸、推拿拔罐、足底按摩以及太极拳、五禽戏等）进行挖掘与创新，形成养生药膳、中医药加工参观体验、中医药疗养服务等产品，从而实现旅游产业升级，满足消费者以健康为主的需求。

"中医药健康服务＋乡村旅游"模式的现有形式多是依托乡村的风土人情和自然景区，通过中药材种植、采摘等特色活动，将旅游产品与药理科普相互融合，实现产品生产销售一体化，最终达到吸引大量游客观光体验的目的。

"中医药健康服务＋文化旅游"模式以文化为魂，旅游为形，中医药为体，三者创新融合发展，提升了中医药健康旅游的内涵与品位，也有利于游客深入体验中医药文化，带动中医药健康旅游高速发展。

"中医药健康服务＋新旅游业态"模式的现有形式较为常见的是将中医药健康服务与研学旅游相融合，可以通过参加中医药相关的养生保健知识讲座达到科普目的，或通过举办各类中医药国际会议、学术交流会和展览会达到交流学习和宣传推广目的，丰富中医药健康旅游产品体系[9]。互联网和 AI 技术的发展，催生了虚拟旅游。中医药健康服务与虚拟旅游相互结合也成为新的发展形式，以中医药旅游资源为基础，通过互联网模拟建立一个 3D 旅游景区，利用 AI 技术使游客仅通过互联网就能身临其境般地体验中医药健康旅游[10]。

**3. 中医药健康旅游目的地示范工作建设情况**

中医药健康旅游示范区的先行先试建设工作在整个中医药健康旅游产业发展中起到了"带动、示范、引领"作用，有利于探索中医药健康旅游发展新理念和新模式，创新中医药健康旅游体制机制，引领中国旅游业与中医药健康服务业高速融合发展。

随着国家对中医药健康旅游的发展要求与发展任务逐步明确，中医药健康旅游已经成为中医药工作和旅游业发展建设的重要战略组成部分。2016 年 7 月，《关于开展"国家中医药健康旅游示范区（基地、项目）"创建工作的通知》（简称"中医药健康旅游示范创建工作"）的发布使中医药健康旅游产业步入实质性发展阶段。2017 年 9 月，经过单位申请、地方初审推荐、专家评审、实地检查、公示等环节后，国家旅游局和国家中医药管理局公布了 15 家首批国家中医药健康旅游示范区建设单位。2018 年 3 月，国家旅游局和国家中医药管理局又公布 73 家首批国家中医药健康旅游示范基地建设单位。目前，各个国家中医药健康旅游示范区（基地）积极开展中医药健康旅游工作，加大资金投入力度，在产业化改革创新等方面先试先行，在各方面均取得了一定的成效。据报道，截至 2018 年，重庆市南川区已投资 130 亿元实施隆鑫健康旅游综合开发、兴茂康养旅游度假区项目建设，引进金木集团中医药全产业链等项目 22 个，打造出中医药健康旅游路线 4 条；而江苏省泰州市近 5 年年均投入 10 多亿元用来建设、保护和利用中医药名胜古迹、中医药博物馆、国医馆、老字号药店等场所，开发董北村石斛种植基地生态游新项目 15 个，中医药健康旅游线路 2 条。2020 年 5 月，湖北蕲春国家中医药健康旅游示范区制定出《创建国家中医药健康旅游示范区重点基地和重点项目作战图》，并确定将于 10 月前完成建设核心示范区项目 13 个。

各省（自治区、直辖市）也积极推动中医药健康旅游产业实践，依托各地区独特的资源优势，鼓励建设中医药健康旅游示范基地（项目），探索中医药健康旅游发展新模式，加快开发中医药健康旅游特色项目与产品。山东省作为经济大省和旅游大省，中医药健康旅游产业的发展不仅具有地理优势，还具有文化、生态资源优势以及中医药和旅游两大支撑产业优势。山东各地结合全省"医养产业规划"和"健康山东"工程计划的实施，到 2021 年已拥有国家中医药健康旅游示范区（基地）创建单位 4 家，省级中医药健康旅游示范基地 7 家[11]。自 2018 年以来，经四川省中医药管理局、四川省文化和旅游厅联合组织中医药、旅游等方面专家进行实地检查、资料核查、现场打分、评审总结等环节，连续 5 年共评选出 36 家四川省中医药健康旅游示范基地，形成了具有四川特色的中医药健康旅游新模式。安徽省是中医药资源大省，素有"北华佗、南新安"之称，发展基础坚实。为充分利用安徽省生态旅游资源和中医药文化资源优势，安徽省卫生和计划生育委员会、安徽省中医药管理局、安徽省旅游局等多个部门先后开展了三批中医药健康旅游基地创建工作，截至 2018 年年底，省级中医药健康旅游基地已达 33 家。广东省创建"中医药文化养生旅游"品牌，依托其完善的医疗体系，整合南药、中医药、温泉和气候旅游资源，对接国际标准，截至 2019 年年底，共拥有 19 家省级中医药文化养生旅游示范基地和 18 条中医药养生文化旅游线路。

## 二、中医药健康旅游产业发展：问题与不足

### （一）产业融合未能深入，协同机制不够健全

中医药健康旅游是中医药健康服务产业与旅游业的"跨界"合作，涉及中医药、旅游、文化等诸多领域，多资源的交叉与融合，多产业的开发与配合，多部门的协同与合作，是影响中医药健康旅游发展的重要因素。目前中国中医药健康旅游产业尚处于起步阶段，虽具有历史、地理、自然、人文等得天独厚的条件，但产业融合不足。在行政机构管理部门方面，虽有文化旅游和中医药管理服务部门牵头，但在具体落实时涉及的部门较多，管理服务协同推进不足，在准入、引导、监管、服务等多方面尚不规范，同时相关部门之间存在信息不对称，缺乏有效沟通，导致配合度不高，难以实现多部门协同的问题。

虽然国家及各级地方政府出台一系列政策文件，积极推动产业发展，但不管是从 2013 年《国务院关于促进健康服务业发展的若干意见》提出要整合中医药等特色养生保健资源，还是 2021 年的《关于加快中医药特色发展的若干政策措施》，都没有具体涉及中医药健康旅游的服务范围、技术标准、评价体

系等，甚至是概念内涵都尚未有统一界定。作为涉及多行业的融合性产业，中医药健康旅游产业的发展离不开具体可实施性的协同机制保障。制度和规则是一个产业能够健康稳定发展的基础，更是其实现快速拓展的催化剂，因此兼具了"医、食、住、行、游"的中医药健康旅游产业亟待全面化、标准细、实施强的具体政策的出台。

## （二）品牌优势发挥不足，中医药特色不明显

目前中医药健康旅游尚在起步阶段，产品项目、旅游线路、内容形式、销售宣传等存在着同质化、单一化现象，带头发展的个别地区和城市往往被其他地区和城市直接拿来"生搬硬套"，缺乏地方发展特色。同时，除个别典型地区外，较多地区品牌意识不足，未能将优势资源进行品牌化、特色化，导致中医药健康旅游产业存在着地区间良莠不齐、地区内缺乏典型的现状。中医药健康旅游产业发展的本质是为人民群众的身心健康服务，但是部分地区在目前的发展上多注重自然风光，本地自然资源与中医药文化创新融合不足。

对人体健康和生命活动的认知、丰富多样的治疗手段和灵活个性的诊疗方法，是中医药健康旅游的特色优势。但是目前已研发的产品形式以药材观赏、博物游览、会议考察、科普教育、参观购物为主，地方特色元素融合不充分，产品和服务不能满足多层次的人群需求，在硬件设施、服务能力水平等诸多方面还存在较大差距。中医药特色在旅游过程中彰显不足，也很难做到在健康旅游产业中独树一帜。

## （三）宣传方式过于保守，营销手段略显单一

目前关于中医药健康旅游产业的各个环节都处于探索阶段，从旅游经营者的角度来看，中医药健康旅游是一种新的旅游开发经营理念[2]，因此旅游业的发展虽具有参考和引导价值，但并不够精准。中医药健康旅游所依托的是中医药文化理念、文物古迹、诊疗技术、养生保健方法等中医药特色资源，这也应该是中医药健康旅游宣传的切入点和核心。采用保守的传统旅游业的宣传方式难以很好地体现中医药健康旅游的特色，从而在很大程度上制约了中医药健康旅游的发展。

"互联网＋"时代的到来对产品和产业的营销与宣传提出了更高的要求，中医药健康旅游宣传目前仍停留在科普读物、知识宣讲、论坛举办、新闻宣传

等传统的宣传方式,如何利用好现代信息媒体技术,让中医药健康旅游走出条文、走进大众,让中医药健康旅游品牌特征与健康形象得以有效传播是亟待解决的问题。

### (四) 资金投入力度不够,复合人才供给滞后

中医药健康旅游的发展需要大量的资金投入,目前,受制于对中医药健康旅游新业态的认识不足,很多地区政府和市场的资金投入不足或资金投入滞后,产业与资本的结合度不高,导致产业效益低下。

资金投入的不足也间接导致了中医药健康旅游产业复合型人才极度缺乏的局面。中医药健康旅游产业属于新兴产业,交叉型学科的专业性和复杂性对人才的培养提出了更高的要求,需要同时具备中医药知识和旅游管理知识,此类复合型人才极度缺乏。人才的缺失影响着中医药健康旅游产业各个环节的推广和建设。高等院校对于中医药健康旅游产业理论研究较为薄弱,且高端专业复合型人才培养的体系和模式尚在探索阶段,即使有类似专业的开设也呈现出培养模式雷同、缺乏鲜明特色的弊端。

## 三、中医药健康旅游产业推进:对策与建议

### (一) 完善机制体制,促进产业融合

中医药健康旅游的发展离不开政府的引导,各级政府要将其纳入地方的产业规划,确定中医药健康旅游的产业地位,明确发展目标和战略任务,要制定相关配套政策,形成促进中医药健康旅游产业发展激励增长机制,通过加强用地保障、加大投融资引导力度、完善财税价格政策等来扶持当地企业。要进一步建立公开透明的准入制度,积极引导中医药产业和旅游产业融合发展。

根据产业与项目的个性特点,整合中医药、旅游、卫生、文化、教育、科技等各种资源和发展要素,形成业态丰富、相融共生的产业链。做好产业发展空间布局和功能区定位,打造兼具中医药文化和旅游、养老的复合型综合项目,引入竞争机制,扶植培育市场主体,催生出具有影响力和竞争力的龙头企

业，拓宽开发和利用渠道，开辟新的竞争力和营利途径，推动产业集群建设以强化相关产业支撑。

## （二）发挥特色优势，打造品牌项目

中医药健康旅游产业的发展由于各地资源条件和经济水平的不同而呈现出动态化，要改变以往以静态为主的资源开发方式，深入挖掘地区资源并融入中医药文化元素。以"创造性转化、创新性发展"为指导深入研究、挖掘中医药文化元素，培育中医药特色文化品牌，拓宽中医药文化传播渠道，创新中医药文化产品，使其融入中医药健康旅游产业，让消费者在旅游过程中从各种中医药文化元素中获得身心的健康服务[12]。可以发展以参观游览为主的中医药自然生态旅游、中医药历史人文旅游等；或以个人体验为主的中草药的种植与辨识、中药膳食的制作等中医药体验旅游；或以节日展览为主的中医药文化节、中医药书画展等中医药文化旅游；或以养生保健为主的中医药温泉康养旅游、中医药森林康养旅游等中医药养生旅游[13]。

品牌是一个产品或服务能为目标受众带去同等或高于竞争对手的价值。中医药健康旅游想要获得持续性发展，必须强化品牌意识，以当地资源为基础，以中医药特色为抓手，加强相关产业的融合与连接，通过科技开发、服务创新、市场细分，打造具有鲜明地域特征的品牌项目。同时，地区与地区间也应加强合作，秉持着"早期发展引领后期发展，集中发展带动全面发展"的理念，早期示范区引领整个行业发展，集中发展优势地区带动全地域发展，形成一批特色鲜明的地区名片。

## （三）培育健康理念，拓宽营销渠道

实现中医药健康旅游产业的发展，健康理念是根基，文化认同是导向，要对产业进行宣传营销，需要背后的产业文化和产业价值率先深入人心。要深入贯彻落实"健康中国"战略和全民健康自信，深入培育健康理念，大力宣传弘扬中医药深远的历史和丰厚的文化蕴藏，充分发挥其独特的价值。在旅游中要积极宣传中医药文化特色健康理念，开创个性化健康诊疗方式，营造健康氛围，培育健康文化，倡导健康生活，提高群众中医药知识水平和健康素养，为中医药健康旅游的发展培养消费潜力。

新型信息技术的发展为营销手段的多样化、多层次、多方式带来了新的思考和探索。依托大数据建立健康数据库和旅游信息网，借助 VR 技术构建中医药健康旅游三维仿真体验环境，在快流量、短视频发展迅速的时代，要运用好宣传的"密码"，充分发挥媒体引领优势，促进中医药健康旅游品牌特色与品牌形象得以有效传播。

（四）加大资金投入，加快人才培养

政府部门要制定相关配套政策，促进中医药健康旅游产业发展长效激励机制形成，通过保障中医药健康旅游目的地用地规模、加大投融资机制建设力度、完善中医药健康服务产业财税政策、减征或免征行政收费等手段来扶持当地企业。进一步简化中医药投资项目审批程序，优化营商环境，放宽市场准入，建立公开、透明、平等、规范的准入制度；成立中医药健康旅游专项基金补助项目，通过旅游专项资金及地方财政资金的导向性投入引导各类社会资本的投入。通过招商引资，合理引导民间资本流向，鼓励外来资本以直接投资、间接投资、参股、委托代建等多种形式参与，积极引入社会资金参与旅游目的地建设。

专业复合型人才的培育是中医药健康旅游发展的保障。相关部门应鼓励引进中医药健康旅游领域高层次人才和国外健康旅游课程资源，支持中医药院校开设相关专业或相关课程。相关中医药及旅游高等院校一方面应创新人才培养模式，开展联合办学或实施学分互认，构建多层次、多渠道的中医药健康旅游人才培养体系，培养一大批从事中医药健康旅游管理服务、创意设计、策划营销、产品研发的复合型专业人才，全面提高中医药健康旅游从业人员素质[14]。另一方面，要积极建设中医药健康旅游专业人才培训和实践基地，为广大中医院校毕业生提供就业平台，培养业务精湛、服务周到的高素质中医药健康旅游服务人员[15]。

# 四、总结与展望

健康旅游是新兴融合业态，指以医疗卫生和生物技术、生命科学为基础，以良好的自然环境和优秀的人文资源为依托，以维护、改善和促进社会公众健康为目的，使其达到身体上、精神上的完满状态和适应力提升的产品（货物和服务）的生产活动的集合。健康旅游是社会经济、生活环境、医疗健康、养生保健和旅游休养等发展到一定阶段的必然产物。

健康旅游产业的兴起和快速发展为中医药相关产业发展提供了新机遇和新路径。基于全球产业竞争的视角，中国需要完善以中医药为特色的健康旅游产业发展战略。推动中医药健康旅游不仅有助于中医药文化的国际传播，也有助于改善"一带一路"倡议环境，推动建设人类命运共同体。

中国中医药健康旅游产业还处于早期发展阶段，当前面临的已经不是是否推进的问题，而是如何推进的问题。中医药健康旅游产业发展是一项系统工程，需要政府主导、行业推进和社会参与。推进中医药健康旅游产业发展，涉及管理部门众多，需要探索成立推进中医药健康旅游产业发展统一协调机构。建议各级政府出台产业推进政策，加大支持力度，同时完善监管协调机制。地方政府和企业要精准把握产业阶段性特征，科学分析产业面临挑战，深入探索中医药健康旅游产业发展的新思路、新途径和新方法。

随着市场规模不断扩大，投资主体将更加多元化，项目更加特色化。随着各地大量在建中医药健康旅游项目的完成，竞争将会更加激烈，规划项目要警惕"重资源、轻服务"导致的投资风险。中医药健康旅游产业快速发展必将带动支持性产业和服务需求扩大。相关研究、培训和咨询需求将快速增长。本报告建议教育主管部门和相关高校探索建设中医药健康旅游专业教育体系，加强中医药健康旅游人才培养。

作为融合发展的新业态，中医药健康旅游产业的发展也将带动相关支持性产业的发展，涉及中医药服务、卫生健康、旅游、文化等众多领域，相关研究、培训、咨询需求将快速增长。在经济发展的新常态下，政府带动企业、社会组织形成合力，可以将其打造成为新的经济增长点，以此带动就业，创造高质量的就业岗位。

随着产业探索的深入，多产业将进一步融合，多部门也能够逐步协调，原有的产业边界也会呈现动态化、深层次延伸。由医疗旅游到医养游的演变过程，并不会由此终止。展望未来，中医药健康旅游需求会不断扩大，成为发展中国式健康旅游的核心与关键。健康旅游和康养旅居将成为一种流行生活方式，产业融合将会进一步扩展，最终形成"医·养·游·居·憩"五位一体融合发展的新格局。

# 参考文献

［1］刘娜娜.基于消费者视角的中医药健康旅游目的地评价指标体系研究［D］.北京：北京中医药大学，2020.

［2］刘思鸿，张华敏，吕诚，等.中医药健康旅游的概念界定及类型探析［J］.中医药导报，2019，25（19）：9－12.

［3］侯胜田.中国医疗旅游应以中医药为特色［N］.健康报，2012－12－03（005）.

［4］侯胜田.以中医药为特色的中国医疗旅游产业发展战略探讨［J］.中国中医药信息杂志，2013，20（12）：1－3.

［5］侯胜田，刘华云，张永康.中国医疗旅游的发展前景与挑战［J］.中国医院，2013，17（05）：27－29.

［6］陈紫荆，王思民.中医药健康旅游产业发展研究综述［J］.旅游纵览，2021（03）：105－108.

［7］李宗友.中医药健康旅游正在兴起［N］.中国中医药报，2014－11－05（3）.

［8］刘秋兰，潘虹，何燕，等."旅游＋"发展理念下的岭南地区中医药健康旅游发展模式探索［J］.旅游纵览（下半月），2017（03）：26＋28.

［9］赵琦，于朝东，杜佳蕾，等.铁力市中医药健康旅游示范区开发刍议［J］.经济师，2019（08）：131－132.

［10］曹婷婷，姚东明.江西中医药健康旅游发展模式与发展对策研究［J］.江西中医药大学学报，2016，28（4）：98－104.

［11］王开超.山东省中医药健康旅游实现路径研究［D］.济南：山东中医药大学，2020.

［12］Yanhua Zhao, Hongzhao Zhang. Research on the development path of Beijing - Tianjin - Hebei healthcare industry from the perspective of cross - boundary integration, Chinese Health Economics, 2018, 37：83－85.

［13］李玉然，胡振宇，夏全.中医药健康旅游产业发展障碍及对策研究［C］//. Proceedings of 2019 IERI International Conference on Economics, Management, Applied Sciences and Social Science（EMAS 2019）（Advances in Education Research, VOL. 128）. 2019：554－559.

［14］孟晓伟，姚东明，胡振宇．中医药健康旅游发展现状与对策研究［J］．江西中医药大学学报，2018，30（01）：96－99.

［15］王诗源，菅广峰，陈莉军，等．中医药健康旅游产业发展存在的问题及对策［J］．医学争鸣，2019，10（01）：15－18.

壹 总报告

贰

# 区域发展篇

# HB.02 京津冀中医药文化与健康旅游融合现状与发展路径分析

方朝义[①]　王杰鹏[②]

**摘　要：** 国家对中医药事业和文化事业的高度重视，社会对健康和养生需求的日益增长，蕴含着健康养生理念的中医药文化旅游应时而生，相关研究方兴未艾。京津冀地区是中医药的起源地之一，孕育了独具特色的中医药资源和文化特质。本报告从京津冀中医药文化与健康旅游融合角度，分析中医药文化视角下健康旅游内涵并凝练中医药文化健康旅游的内涵，挖掘京津冀中医药文化资源，并就其与健康旅游的融合现状进行概述，深层次剖析京津冀地区中医药文化与健康旅游融合存在的问题，提出发展路径，以迎合新时代健康中国发展战略和人民群众追求健康生活的实际需要。

**关键词：** 京津冀；中医药文化；健康旅游；融合

中医药学是中国古代科学的瑰宝，也是打开中华文明宝库的钥匙。党的十八大以来，中医药事业发展迎来"天时、地利、人和"的大好时机。2019年10月，习近平总书记对中医药工作作出重要指示，指出"中医药学包含着中华民族几千年的健康养生理念及其实践经验，是中华文明的一个瑰宝，凝聚着中国人民和中华民族的博大智慧。"传承创新发展中医药及其蕴含的文化特质成为新时代中国特色社会主义事业的重要内容，也是新时代健康中国战略的题中之义。习近平总书记在党的十九大报告中指出："文化是一个国家、一个民族的灵魂。文化兴国运兴，文化强民族强。没有高度的文化自信，没有文化的繁荣兴盛，就没有中华民族伟大复兴。"中医药是中华文明的瑰宝，以治未病、修身养性为特色，蕴含深邃的养生理念，符合人民群众对健

---

① 方朝义，医学博士，河北中医学院，教授，主要从事中医药健康产业产学研究。
② 王杰鹏，医学博士，河北中医学院，讲师，主要从事中医药健康产业产学研究。

康的需求，有助于提升民众文化认同、民族认同、国家认同，增强中国文化"软实力"。

"健康旅游"一词最早可追溯至古希腊时期。随着社会发展，其概念内涵不断丰富。现在多认为，健康旅游是在社会、自然、人体等生态全要素健康的背景下，以改善和提升人体身、心、德、灵全要素健康为目标，融合医疗、养生保健、休闲放松、心理疏导和文化艺术等形式的现代旅游活动[1]。可见，中医药文化与健康旅游高度融合，成为健康旅游发展的重要方向。京津冀地区是中医药的起源地之一，中医药资源丰富，文化底蕴厚重，但是京津冀地区中医药文化与健康旅游融合的现状研究散在，未形成系统研究。

本报告分析京津冀地区中医药文化与健康旅游融合现状以及发展中面临的问题，提出相应的政策建议。

# 一、中医药文化视角下健康旅游内涵分析

中医药在发展过程中，与传统文化融合相生，被赋予了浓厚的文化特性，成为传承优秀文化的重要载体。发展至今，"健康旅游"的概念已不再单纯是获得身体上的良好状态，更是为了追求精神状态的改善和对社会的适应，从而获得文化认同和稳定的价值观念。承载着中华文化厚重底蕴的中医药成为新时代"健康旅游"发展的核心和关键，"中医药文化旅游"应运而生。

目前，学术界对"中医药文化旅游"尚未形成统一的概念，多认为"中医药健康旅游"内含"中医药文化旅游"，两者也经常混称，也有学者提出"中医药专项旅游""中医养生旅游"等概念[2]。整合现有学术观点，对"中医药文化旅游"概念的认识多集中在以下3个方面：①生态旅游的分支，集中医药和旅游于一体，是中医药产业的延伸和旅游业扩展；②以中医药为载体的专项旅游活动；③以中医药的深厚文化和独特理论为基础的具有文化属性的旅游方式（见表1）。

表1　学者对"中医药文化旅游"概念认识

| 序号 | 学者 | 主要观点 | 参考文献 |
|---|---|---|---|
| 1 | 王景明 | 生态旅游的分支之一，是一种集旅游和中医药于一体的交融性产业，是中医药产业的延伸和旅游业的扩展 | [3] |

| 序号 | 学者 | 主要观点 | 参考文献 |
|---|---|---|---|
| 2 | 刘思鸿 | 以中医药为载体，将中医药融入多种旅游活动中，从而满足人们的健康需求，其本质是一个专项旅游活动 | [4] |
| 3 | 田广增 | 建立在中医药深厚文化内涵和独特理论体系基础上，以各种药材观赏、购买和使用，医疗和健身方法为基本形式的旅游活动，其本质是一种具有文化属性的旅游方式 | [5] |
| 4 | 孙永平 | 依托中医药文化内涵进行的各项旅游活动 | [6] |
| 5 | 陈紫荆 | 具有中医药产业与旅游服务业特点的新产业。依托中医药文化、健康理念、中医药技术，通过专项或者非专项游活动的方式来达到促进身体健康、预防疾病和提升文化养生目的的产业，具有经济属性和文化属性的双重属性 | [2] |

结合上述观点，笔者认为"中医药文化旅游"是"中医药健康旅游"的具体表现形式，体现在以有形或无形的中医药文化符号为载体，实现对身心健康和社会适应的需求。据此，提出"中医药文化旅游"具有广义和狭义之分：广义的"中医药文化旅游"是以承载中医药文化内涵的载体（有形或无形）为依托，以切身体验或切身感悟为主要形式，以实地游览或间接游览为主要方式，以健康身心和稳固文化认同为目的的旅游活动；狭义的"中医药文化旅游"是以实地游览中医药文化景观或体验中医药技艺以达到放松身心为目的的旅游活动。

## 二、京津冀中医药文化与健康旅游融合现状

### （一）京津冀中医药文化与健康旅游政策融合现状

政策支持是中医药文化与健康旅游融合的内生动力，是促进其稳步发展的内在保障。近年来，国家出台系列政策，强力助推中医药文化与健康旅游业的融合发展，把握中医药文化旅游的现实优势，彰显中国特色、民族特点和文化内涵，挖掘中医药文化旅游的潜在价值与优势。现将国家层面重要政策文件整理，见表2。

贰　区域发展篇

表2　国家层面支持中医药文化与健康旅游融合政策

| 序号 | 文件名称 | 主要内容 | 发文时间 |
|---|---|---|---|
| 1 | 《国务院关于扶持和促进中医药事业发展的若干意见》 | 支持各地开展医疗健康旅游，打造中国旅游产业整体形象，提升中国文化软实力 | 2009年 |
| 2 | 《国家中医药管理局关于印发中医药文化建设"十二五"规划的通知》 | 以市场需求为导向，探索开发富有特色的主题旅游产品、主题公园、专题会展、生态园区、音像出版物等中医药文化及其衍生产品 | 2012年 |
| 3 | 《国家旅游局和国家中医药管理局关于推进中医药健康旅游发展的合作协议》 | 鼓励和支持各地旅游管理部门和中医药管理部门之间、旅游企业与中医机构之间以及有关协会（学会）之间加强合作，推动建立中医药健康旅游发展的有效机制 | 2014年 |
| 4 | 《关于促进中医药健康旅游发展的指导意见》 | 提出推进旅游业与中医药产业的高度融合发展战略，明确中医药健康旅游是弘扬中华传统文化的重要载体 | 2015年 |
| 5 | 《中医药发展战略规划纲要（2016—2030）》 | 完善中医药文化布局，促进中医药文化与产业创新交融 | 2016年 |
| 6 | 《关于加强中医药监督管理工作的意见》 | 利用互联网宣传中医药文化，并以旅游业经济发展反哺中国传统中医药文化传承 | 2016年 |
| 7 | 《推进中医药高质量融入共建"一带一路"发展规划（2021—2025年）》 | 鼓励中医药健康旅游机构面向国际市场打造优质产品，加快中医药服务与旅游、森林康养产业的深度融合 | 2022年 |
| 8 | 《"十四五"中医药发展规划》 | 推动中医药文化繁荣发展，促进中医药与旅游餐饮融合发展，实施中医药文化弘扬工程和博物馆建设 | 2022年 |

信息来源：根据公开信息整理。

　　京津冀一体化是国家做出的一项重大战略决策，为京津冀中医药合作谋划新章。京津冀地区古为幽燕、燕赵，承载了厚重的文化和历史底蕴。京津冀一体化战略的实施，促使京津冀中医药事业、文化事业和旅游产业高度融合。现将京津冀三地制定的中医药文化与健康旅游政策文件整理见表3。

表3　京津冀三省支持中医药文化与健康旅游融合政策

| 序号 | 文件名称 | 主要内容 | 发文时间 |
|---|---|---|---|
| 1 | 《中共北京市委 北京市人民政府印发〈关于促进中医药传承创新发展的实施方案〉的通知》 | 推进中医药文化遗产的保护；实施中医药健康产业精品工程；开发具有中医药健康特点的旅游景点、线路、衍生产品，鼓励发展适宜与旅游产业融合的中医药健康产品和服务项目 | 2021年 |
| 2 | 《北京中医药发展"十四五"规划》 | 建设中医药健康旅游区；实施中医药健康产业精品工程；培育一批中医药健康旅游示范基地；打造"一区一特色"的中医药健康旅游品牌；开发线上线下融合发展的中医药观光文化体验、特色医疗、康养旅游等具有京城特色旅游线路；开发"中医药+北京礼物"等中医药健康产品、文创产品和服务项目；制定中医药健康旅游行业标准 | 2022年 |
| 3 | 《天津市人民政府办公厅关于转发市卫生计生委拟定的天津市贯彻中医药发展战略规划纲要（2016—2030年）实施方案的通知》 | 发展中医药健康旅游服务，推动中医药健康服务与旅游产业有机融合；开发具有地域特色的中医药健康旅游商品和旅游线路；鼓励中医药文化旅游商品的开发和生产；推动中医药服务标准建设 | 2017年 |
| 4 | 《天津市促进中医药传承创新发展的实施方案（2020—2022年)》 | 深入挖掘中医药文化内涵，加大中医药文化宣传教育基地的宣传和开放力度 | 2020年 |
| 5 | 《天津市推进中医药强市行动计划（2022—2025年)》 | 推进中医药健康文化和生态旅游深度融合，深化国家中医药健康旅游示范基地内涵建设，深入挖掘中医药文化资源，将中医药健康旅游示范基地纳入旅游线路 | 2022年 |
| 6 | 《河北省中医药健康服务发展规划（2015—2020年)》 | 培育发展中医药文化产业，发展中医药健康旅游产业 | 2015年 |
| 7 | 《河北省中医药文化传承发展"扁鹊计划"》 | 实施中医药文化传播推广行动，开展中医药文化资源普查和地域特色中医药文化研究，发展中医药健康旅游产业 | 2019年 |
| 8 | 《河北省贯彻落实国务院办公厅〈关于加快中医药特色发展的若干政策措施〉重点举措》 | 积极开展京津冀中医药合作，在涞水、涞源、易县建设北京康养基地，推动安国从"中药都"向"中医药都"建设发展 | 2021年 |

贰　区域发展篇

续表

| 序号 | 文件名称 | 主要内容 | 发文时间 |
|---|---|---|---|
| 9 | 《河北省中医药发展"十四五"规划》 | 创建中医药特色突出、融"医、养、护"为一体的省级中医药健康养老基地 | 2022年 |

信息来源：根据公开信息整理。

### （二）京津冀中医药文化与健康旅游融合优势分析

京津冀地区山水相依，地缘相接，渊源深厚，文化一脉。独特的地域环境孕育了厚重的历史文化底蕴，貌合神亦合，实为一体。作为中医药的起源地，在生态资源、文化景观资源、旅游资源的融合发展方面有着得天独厚的优势。

#### 1. 中医药生态资源优势

京津冀拥有丰富的中医药生态资源，其中以河北地区为著。北京地区虽然不是资源大省，但是凭借其政治和经济优势，汇聚了国内外的中医药资源，为其建立全国中医药生态资源观光中心提供重要基础。北京市的中药种植区域主要集中在通州、房山和怀柔3区，种植面积占全市的85%以上，主要有甘草、黄芪、西洋参、黄芩、丹参、柴胡、板蓝根、五味子、刺五加[7]，其他如杜仲、国槐、银杏、槐花等作为观赏、绿化植物，形成了地产中药资源[8]。

天津市中医药生态资源丰富，种类较为齐全。据调查，天津市野生中药资源主要分布在北部蓟州区山区，共记录药材资源886种，资源蕴藏较丰富品种44种，涉及植物类、动物类、菌类等，其中丹参、山楂、黄精等19个品种属于优秀资源，其他如商陆、草乌、白头翁、升麻、三颗针、北豆根、地榆、苦参、葛根、远志等品质较佳[9]。此外，静海区、北辰区等地引种栽培丹参、山药、防风等，进一步丰富了天津地区中药资源。

河北省作为全国唯一兼有高原、山地、丘陵、平原、湖泊和海滨的省份，丰富的地貌类型造就了河北省中医药资源的丰饶。据统计河北省有中药材资源1716种，其中药用植物1442种，栽培200多种，列入国家各种保护目录的药材有60多种，列入河北省植物保护名录的有130多种[10]。目前，河北省形成了太行山产业带、燕山产业带和坝上产区、冀中南平原产区、冀南产区"两带三区"中药种植产业布局。以"药都"安国为代表，河北省拥有丰富的"道地药材资源"，如菊花、山药、紫菀、沙参、薏米、芥穗、白芷、花粉等被誉为"八大祁药"，成为河北省道地药材的代表，见表4。

表4 京津冀地区特色中药生态资源

| 序号 | 药物名称 | 产地 | 入药部位 |
|---|---|---|---|
| 1 | 丹参 | 天津市（蓟州北部山区） | 根和根茎 |
| 2 | 酸枣仁 | 天津市（蓟州北部山区）、河北省邢台市（内丘、临城、赞皇） | 种子 |
| 3 | 连翘 | 河北省邯郸市（涉县、武安）、石家庄市（井陉） | 果实 |
| 4 | 金银花 | 河北省邢台市（巨鹿） | 花 |
| 5 | 苦杏仁 | 河北省承德市（平泉、丰宁） | 果实 |
| 6 | 黄芩 | 河北省承德市（滦平、宽城） | 根 |
| 7 | 柴胡 | 河北省邯郸市（涉县）、河北省张家口市（康保） | 根 |
| 8 | 天花粉 | 河北省保定市（安国） | 根 |
| 9 | 山楂 | 河北省邢台市（清河）、河北省承德市（兴隆） | 果实 |
| 10 | 苍术 | 河北省承德市（隆化）、河北省秦皇岛市（青龙） | 根茎 |
| 11 | 知母 | 河北省张家口市（蔚县） | 根茎 |

信息来源：根据公开信息整理。

## 2. 中医药文化景观资源优势

景观是反映统一的自然空间、社会经济空间组成要素总体特征集合体和空间体系，文化景观是其重要组成部分。中医药文化景观承载着厚重的历史信息，是中医药文化传承的重要载体，具有重要的科学价值、历史价值和艺术价值。京津冀文化同出一脉，渊源深厚。北京建都始于战国时期的燕国（前1044年—前222年），为五朝帝都；天津之"津"，意为"天子经过的渡口"，其独特的地理位置酝酿了独特的文化内涵；"燕赵"历史文化厚重，有"五朝古都、十朝雄郡"之称的邢台、有"成语之乡"之称的邯郸等。受其影响，京津冀地区形成了独特的中医药文化景观资源，详见表5。

表5 京津冀地区特色中医药文化景观资源

| 序号 | 景观名称 | 位置 |
|---|---|---|
| 1 | 北京同仁堂 | 北京市 |
| 2 | 故宫博物院御医药馆 | 北京市 |
| 3 | 北京民俗博物馆（东岳庙） | 北京市 |
| 4 | 鹤年堂 | 北京市 |

贰 区域发展篇

| 序号 | 景观名称 | 位置 |
|---|---|---|
| 5 | 天津达仁堂京万红药业乐家老铺药酒工坊 | 天津市 |
| 6 | 扁鹊祠（鄚州大庙） | 河北省任丘市 |
| 7 | 娲皇宫 | 河北省涉县 |
| 8 | 刘守真君庙 | 河北省沧州市 |
| 9 | 伏羲台 | 河北省新乐市 |

信息来源：根据公开信息整理。

### 3. 中医药旅游资源优势

中医药是"健康中国"战略的重要组成部分，在国家战略和政策的引领下，京津冀合力发展，依托全国中医药文化宣传基地、国家级非物质文化遗产等，结合区域特色，打造中医药健康旅游新路径。据统计，京津冀拥有全国中医药文化教育宣传基地 6 个、国家级非物质文化遗产代表性项目名录 27 项、国家中医药健康旅游示范区 2 个、国家中医药健康旅游示范基地 8 个，为开展中医药文化旅游提供基础，见表 6 ~ 表 8。

表 6　京津冀地区全国中医药文化教育宣传基地名录

| 序号 | 基地名称 | 批准机构 | 批准年份 |
|---|---|---|---|
| 1 | 河北保定刘守真祠堂 | 国家中医药管理局 | 2007 年 |
| 2 | 北京御生堂博物馆 | 国家中医药管理局 | 2009 年 |
| 3 | "津门医粹——中医药文化博物馆" | 国家中医药管理局 | 2012 年 |
| 4 | 天津市达仁堂京万红药业"乐家老铺药酒工坊" | 国家中医药管理局 | 2012 年 |
| 5 | 河北中医学院 | 国家中医药管理局 | 2016 年 |
| 6 | 北京中医药大学中医药博物馆 | 国家中医药管理局 | 2016 年 |

信息来源：根据公开信息整理。

表 7　京津冀地区国家级非物质文化遗产代表性项目名录

| 序号 | 项目名称 | 所在地区（单位） | 批准机构 | 批准年份 |
|---|---|---|---|---|
| 1 | 中医生命与疾病认知方法 | 中国中医科学院 | 国务院 | 2006 年 |
| 2 | 中医诊法 | 中国中医科学院 | 国务院 | 2006 年 |
| 3 | 中药炮制技术 | 中国中医科学院<br>中国中药协会 | 国务院 | 2006 年 |

续表

| 序号 | 项目名称 | 所在地区（单位） | 批准机构 | 批准年份 |
|---|---|---|---|---|
| 4 | 中医传统制剂方法 | 中国中医科学院 中国中药协会 | 国务院 | 2006 年 |
| 5 | 针灸 | 中国中医科学院 中国针灸学会 | 国务院 | 2006 年 |
| 6 | 中医正骨疗法 | 中国中医科学院 | 国务院 | 2006 年 |
| 7 | 同仁堂中医药文化 | 中国北京同仁堂（集团）有限责任公司 | 国务院 | 2006 年 |
| 8 | 鹤年堂中医药养生文化 | 北京鹤年堂 医药有限责任公司 | 国务院 | 2008 年 |
| 9 | 宫廷正骨 | 北京市护国寺 中医医院 | 国务院 | 2008 年 |
| 10 | 罗氏正骨法 | 北京市朝阳区 | 国务院 | 2008 年 |
| 11 | 葛氏捏筋拍打疗法 | 北京市海淀区 | 国务院 | 2011 年 |
| 12 | 王氏脊椎疗法 | 北京市西城区 | 国务院 | 2011 年 |
| 13 | 达仁堂清宫寿桃丸传统制作技艺 | 天津中新药业集团股份有限公司达仁堂制药厂 | 国务院 | 2011 年 |
| 14 | 清华池传统修脚术 | 北京市西城区 | 国务院 | 2014 年 |
| 15 | 中医络病诊疗方法 | 河北省石家庄市、保定市 | 国务院 | 2014 年 |
| 16 | 安宫牛黄丸制作技艺 | 北京市东城区 | 国务院 | 2014 年 |
| 17 | 隆顺榕卫药制作技艺 | 天津市南开区 | 国务院 | 2014 年 |
| 18 | 益德成闻药制作技艺 | 天津市 | 国务院 | 2014 年 |
| 19 | 京万红软膏组方与制作技艺 | 天津市 | 国务院 | 2014 年 |
| 20 | 金牛眼药制作技艺 | 河北省定州市 | 国务院 | 2014 年 |
| 21 | 孔伯华中医世家医术 | 北京市朝阳区 | 国务院 | 2021 年 |
| 22 | 津沽脏腑推拿 | 天津市南开区 | 国务院 | 2021 年 |
| 23 | 达仁堂牛黄清心丸制作工艺 | 天津市 | 国务院 | 2021 年 |
| 24 | 宏仁堂紫雪散传统制作工艺 | 天津市红桥区 | 国务院 | 2021 年 |
| 25 | 腰痛宁组方及其药物炮制工艺 | 河北省承德市 | 国务院 | 2021 年 |
| 26 | 中医传统导引法 | 北京中医药大学 | 国务院 | 2021 年 |
| 27 | 二十四节气中医导引养生法 | 中国中医科学院 | 国务院 | 2021 年 |

信息来源：根据公开信息整理。

贰 区域发展篇

表8 京津冀地区国家中医药健康旅游示范区、国家中医药健康旅游示范基地名录

| 序号 | 类别 | 基地名称 | 批准机构 | 批准年份 |
|------|------|----------|----------|----------|
| 1 | 国家中医药健康旅游示范区 | 北京东城国家中医药健康旅游示范区 | 国家旅游局 国家中医药管理局 | 2017年 |
| 2 | 国家中医药健康旅游示范区 | 河北安国国家中医药健康旅游示范区 | 国家旅游局 国家中医药管理局 | 2017年 |
| 3 | 国家中医药健康旅游示范基地 | 北京昌平中医药文化博览园 | 国家旅游局 国家中医药管理局 | 2018年 |
| 4 | 国家中医药健康旅游示范基地 | 北京潭柘寺中医药健康旅游产业园 | 国家旅游局 国家中医药管理局 | 2018年 |
| 5 | 国家中医药健康旅游示范基地 | 中国医学科学院药用植物园 | 国家旅游局 国家中医药管理局 | 2018年 |
| 6 | 国家中医药健康旅游示范区 | 天津天士力大健康城 | 国家旅游局 国家中医药管理局 | 2018年 |
| 7 | 国家中医药健康旅游示范区 | 天津乐家老铺沽上药酒工坊 | 国家旅游局 国家中医药管理局 | 2018年 |
| 8 | 国家中医药健康旅游示范区 | 河北金木国际产业园 | 国家旅游局 国家中医药管理局 | 2018年 |
| 9 | 国家中医药健康旅游示范区 | 河北以岭健康城 | 国家旅游局 国家中医药管理局 | 2018年 |
| 10 | 国家中医药健康旅游示范区 | 河北新绛七修酒店 | 国家旅游局 国家中医药管理局 | 2018年 |

信息来源：根据公开信息整理。

# 三、京津冀中医药文化与健康旅游融合存在问题分析

## （一）京津冀一体化背景下融合制度体系上需进一步完善

目前，京津冀三地均制定了促进中医药文化与健康旅游融合的政策与规章制度，但尚处于起步阶段，相关政策制度仍需进一步完善。一是缺乏促进两者融合发展的具体专项规章制度或法律法规，尚未形成促进中医药文化与健康旅游融合发展的行业规范性制度体系，导致两者融合发展没有统一管理标准、服务规范和评价体系等。二是京津冀三地尚未在京津冀一体化背景下建立合作机

制，共同出台促进京津冀中医药文化与健康旅游融合的规章制度，导致三地中医药文化与健康旅游融合发展缺乏合力。

### （二）京津冀中医药文化与健康旅游领域复合型人才匮乏

中医文化学是根植于中医基础理论的一门新兴学科，中华人民共和国国民经济和社会发展第十三个五年规划纲要（以下简称"十三五"）期间，北京中医药大学张其成教授主编的国家卫生和计划生育委员会"十三五"规划教材、全国高等中医药教育教材《中医文化学》是该领域中国首部国家级规划教材，标志着中医文化学已正式纳入中医药本科教学体系，中医文化学专业人才培养为中医文化与健康旅游融合奠定人才基础，但仍不能满足当前所需。一是复合型人才培养制度体系不完善，规模有限，京津冀开设中医文化学课程的高校仅有北京中医药大学一所，且北京中医药大学、天津中医药大学、河北中医学院等重点院校尚未开设旅游相关专业，对中医药文化与健康旅游领域复合型人才培养方案尚处于论证和探索阶段。二是中医药文化与健康旅游领域复合型人才就业和激励机制不完善，导致人才流失。作为一门新兴学科，中医文化学专业毕业生就业范围尚无统一规定，从事旅游业的中医文化学专业毕业生与旅游专业毕业生产生就业竞争压力，缺乏激励政策，部分毕业生积极性降低，导致人才流失。

### （三）京津冀中医药文化与健康旅游融合推广机制不完善，产品融合缺乏创新

京津冀地区依托其独特的政治、经济和文化优势，文化产业和旅游产业发展处于全国领先地位。目前，京津冀中医文化与健康旅游融合推广和创新机制仍显不足。一是融合推广机制不完善。京津冀地区拥有丰富的中医药生态资源、文化景观资源，并有全国中医药文化宣传基地、国家中医药健康旅游示范区、国家中医药健康旅游示范基地等，但并未进行有效推广，相对于故宫等名胜古迹，群众知晓率较低。二是融合产品创新不足。目前，所提供的融合服务产品主要包括观光、中药种植、药膳餐饮等，与特色中医药文化融合不够，尚未形成创新点和吸引点。三是尚未形成完整的产业链，其产品与普通的旅游产品基本无差异，导致缺乏市场竞争力，难以满足群众多样化旅游需求。

# 四、京津冀中医药文化与健康旅游融合发展路径分析

## （一）健全完善中医药文化与健康旅游融合发展相关的制度体系

健全完善的规章制度是促进中医药文化与健康旅游融合发展的保障。中医药文化旅游是中医药文化和旅游两大行业相互融合而发展的新兴产业，其范围涉及医疗健康、传统文化、衣食住行、游览观光等各个方面。实现各个环节有效衔接，亟须制定中医药文化与健康旅游融合的政策法规。一是京津冀三地联动，联合出台促进中医药文化与健康旅游融合的规章制度，整合资源优势，统一管理标准、服务规范和评价体系。二是旅游管理部门、中医药管理部门、交通管理部门等多部门联动监管，出台管理办法，明确职责分工，营造中医药文化与健康旅游融合的良好营商环境，规范竞争，避免行业垄断。三是建立宣传机制，规范中医药文化健康旅游宣传制度，增加受惠群众人数。京津冀三地政府牵头，协调、联合多部门合作，充分利用网络、报刊、书籍等媒介宣传京津冀特色中医药文化旅游资源，提升群众知晓率，实现中医药文化旅游普惠性。

## （二）加强中医药文化与健康旅游行业复合型人才培养

人才是中医药文化与健康旅游融合发展的根本。北京是高等院校的集聚地，是高等教育高地，在加强中医药文化与健康旅游行业复合型人才培养方面优势明显。针对中医药文化与健康旅游行业复合型人才缺乏现状，一是要加强中医文化学专业和学科建设，探索人才联合培养新模式，在旅游学专业开设中医学基础、中医文化学等课程，在中医健康管理课程中设置健康旅游章节，借此尝试设置中医文化学与旅游学交叉学科，促进人才培养机制和模式创新；二是充分发挥京津冀一体化优势，探索院校与院校、院校与企业、企业与企业间的深度合作，培养旅游企业从业人员中医文化相关知识，鼓励中医药院校学生赴旅游企业实习、进修，探索校企合作人才培养模式，增加复合型人才储备；三是创新人才管理机制，建立市场、政策双重调控体系，在充分发挥市场的基础性调节配置作用的基础上，注重政策的宏观调控和方向指引作用，促进人才合理流动，并在尊重人才成长规律的基础上，建立人才奖励与评价晋升机制，

优化人才成长环境，使人才留得住、用得上。

（三）创新中医药文化与健康旅游项目融合新路径

项目融合是中医药文化与健康旅游融合的基本路径。丰富的中医药文化资源是京津冀开展中医药文化与健康旅游项目融合的基础。一是要深入挖掘京津冀中医药文化内涵，追根溯源，厘清文化发展脉络，在静态开发的基础上，更加注重借助现代科学技术手段（如虚拟仿真技术等），使项目增加与游客的互动性；二是创新旅游融合项目，扩宽中医药健康旅游产业链，如在中药材种植基地观光旅游中增加中药炮制体验和中药种植、鉴别体验，中医药博物馆开展多种形式的短期游学项目等，并对不同人群开展差异性、融合性的健康旅游方案，增加旅游项目的体验感、获得感；三是创新融合项目产品，增加产品的文化性、实用性、普适性，开发独具特色的京津冀中医药文创产品，如采用芳香辟秽类中药创制京剧人物塑像，并可探索体验者自助创制产品模式，增加文创产品的感受性。

# 五、结语

中医药文化与健康旅游融合是中医药健康旅游的新路径，京津冀文化底蕴深厚，旅游资源丰富，具备了开展中医药文化旅游的基础条件。在融合过程中，要更加注重三地联动、部门联合，在制度体系建设、人才培养和项目融合中发挥合力，不断探索新路径、新方法，创新中医药文化与健康旅游融合的新模式；要更加注重京津冀中医药文化内涵挖掘和中医药文化产业建设，更加凸显地域特色，擦亮地域文化招牌，打造中医药特色中医药文化产业新体系；要更加注重发挥中医药文化在增强文化自信中的作用，形成对优秀传统文化的认同感、传承优秀文化的使命感和弘扬优秀文化的责任感。

# 参考文献

[1] 陈红玲，张猛，董法尧，等. 多视角下的健康旅游研究：综述与展望 [J].
资源开发与市场，2022，38（7）：859-867.

貳 区域发展篇

［2］陈紫荆，王思民．中医药健康旅游产业发展研究综述［J］．旅游纵览，2021
（3）：105－108.

［3］王景明，王景和．对发展中医药旅游的思考与探索［J］．经济问题探索，
2000（8）：85－86.

［4］刘思鸿，张华敏，吕诚，等．中医药健康旅游的概念界定及类型探析［J］．
中医药导报，2019（19）：9－12.

［5］田广增．我国中医药旅游发展探析［J］．地域研究与开发，2005（6）：82－85.

［6］孙永平，刘丹．中医药旅游研究初探［J］．商场现代化，2007（13）：357.

［7］刘长利，罗容，王秀娟．传承金世元学术思想开展北京中药资源研究［J］．
北京中医药，2013，32（10）：728－730.

［8］顾选，刘青，隋丞琳，等．北京地区传统中药饮片特色品种初探［J］．中药
材，2018，41（3）：581－584.

［9］李天祥，李国辉，刘岩，等．天津中药资源概况及主要品种的质量评价［J］．
中国现代中药，2016，18（6）：703－706.

［10］郑玉光．河北省中药资源发展报告［M］．北京：经济日报出版社，2021.

# HB.03 大湾区中医药健康旅游现状及前景

王君卿① 郑洁丹②

**摘 要**：粤港澳大湾区作为中国开放程度较高、经济活力较强的区域之一，不仅具有强大的消费能力，还拥有丰富的中医药资源、厚重的中医药文化底蕴、健全的中医药医疗服务体系及较为发达的中医药产业，这对发展中医药健康旅游有得天独厚的优势。本报告通过探究大湾区中医药健康旅游发展现状，助力粤港澳大湾区中医药创新高地建设，从中医医疗健康旅游、中医药文化旅游、中医药康养休闲旅游三方面，结合典型案例进行分析，通过政策支持、品牌驱动、港澳带动，推动大湾区中医药健康旅游标准化、规范化、国际化发展。

**关键词**：粤港澳大湾区；中医药；健康旅游

2019 年 2 月 18 日，中共中央办公厅、国务院办公厅印发《粤港澳大湾区发展规划纲要》（以下简称纲要）。按照纲要，将粤港澳大湾区打造成宜居宜业宜游的优质生活圈[1]，中医药健康旅游将成为大湾区发展特色亮点。2020年 10 月 22 日，国家中医药管理局、粤港澳大湾区建设领导小组办公室和广东省人民政府联合发布《粤港澳大湾区中医药高地建设方案（2020—2025 年）》，提出构建粤港澳中医药共商共建共享体制机制，加快形成中医药高地建设新格局。2021 年推出《2021 年广东省中医药文化传播推进行动方案》中要求推进中医药健康旅游示范基地建设，积极推动中医药文化对外传播，携手港澳开展中医药文化对外传播活动、建设一批中医药文化对外传播线上线下平台，打造中医药文化走向世界的新支点。

---

① 王君卿，思想政治教育硕士，广州中医药大学助教，研究方向：思想政治教育及中医药文化发展。
② 郑洁丹，社会医学与卫生事业管理硕士，广州中医药大学研究生，研究方向：中医药文化传播。

2022 年 1 月国家中医药管理局、推进"一带一路"建设工作领导小组办公室联合印发了《推进中医药高质量融入共建"一带一路"发展规划（2021—2025 年）》，围绕着大湾区中医药发展制定推进发展和对外合作交流的政策，对大湾区中医药健康旅游产业发展具有重要的促进作用。2022 年 6 月，广东省做出进一步部署，省人民政府印发了《广东省建设国家中医药综合改革示范区实施方案》，提出要以人民健康为中心，以提升服务能力为重点，以体制机制改革为动力，全力建设中医药医疗、创新、人才、产业、国际化"五大高地"，建成引领全国、服务粤港澳大湾区、辐射"一带一路"的综合改革示范区。通过中医药综合改革示范区建设，加强中医药旅游发展的基地建设和服务质量提升。《广东省贯彻落实〈全国生态旅游发展规划（2016—2025 年）〉实施方案》《广东省促进全域旅游发展实施方案的通知》《广东省加快推进文化和旅游融合发展三年行动计划（2020—2022 年）》《关于加快发展森林旅游的通知》《广东省促进中医药健康养老服务发展的实施方案》等规划和文件，在政策方面对大湾区中医药健康旅游进行了制度保障和引导。依托岭南地区中医药文化、岭南健康及养生理念，以中医药适宜技术体验为核心，结合多元体验旅游方式实现健康促进、治未病、中医药文化传播和教育研究方面形成了特色的大湾区中医药健康旅游。

## 一、大湾区中医药健康旅游的基本概况

粤港澳大湾区包括广州、佛山、肇庆、深圳、东莞、惠州、珠海、中山、江门九市及香港、澳门两个特别行政区。粤港澳大湾区地理区位优势明显、医药产业资源丰富、学术科研基础夯实、国际交流合作多元。

粤港澳大湾区具有丰富的滨海旅游资源。大湾区具有自然形成的生态海岸线，海岸沿线城市具有丰富的滨海旅游资源[2]，如深圳的大小梅沙旅游区、惠州的巽寮湾、珠海的外伶仃岛和东澳岛、中山的神湾磨刀岛以及江门的舟山群岛。

粤港澳大湾区具有丰富的历史文化资源。广州作为广府文化发源地之一，具有丰富的国家级非物质文化遗产，同时也拥有南越国宫署遗址、中山纪念堂、陈家祠等众多名胜古迹。肇庆是岭南土著文化的发源地，历史悠久、风光

秀丽。佛山作为黄飞鸿的故乡，其武术文化及民间艺术也远近闻名。惠州作为国家历史文化名城，遗存丰富，城区传统格局和风貌保存完好，其客家文化也独具特色。东莞作为岭南古邑，名胜古迹甚多，如中外闻名的林则徐销烟池、威远炮台等抗英古战场遗址，以及鸦片战争博物馆、海战馆等爱国主义教育基地。

香港与澳门的东西方文化碰撞十分明显，传统与现代相融合，吸引了大量游客。香港拥有迪士尼、维多利亚港、太平山顶、高升街（药材街）、香港医学博物馆等代表性旅游资源，其国际化都市旅游特色也十分鲜明。澳门的博彩旅游业也被塑造成城市旅游名片，澳门医灵庙、澳门中西药局旧址、镜湖医院等具有中西方特色融合的医疗历史环境的科普载体。

粤港澳大湾区具有先进的医疗研究技术。香港地区有以现代医学与传统医学相融合的医药医疗机构，辐射带动海外中医药医疗现代研究和技术服务。澳门地区以中药现代科技研究为重点方向，建设粤澳产业合作园，推进中医药现代化和传统文化科普。粤澳产业合作园从产品的研发、检测，到注册、审批、海外销售，形成产业聚集式发展服务。

## 二、大湾区中医药健康旅游的发展现状

根据"开放广东"全省政府数据统一开放平台数据统计，2019 年大湾区九市旅游外汇收入达到 1921710 万美元，占广东省外汇收入的 93.64%。2019 年大湾区九市旅游外汇收入达到 1327.82 亿元，同比增长 20.43%，国内旅游收入 8758.86 亿元，同比增长 103.54%。足以证明新冠肺炎疫情前大湾区旅游业的发展水平和服务能力。2021 年度广东省入境旅游 320.43 万人次，外国人入境 64.48 万人次，香港同胞 178.58 万人次，澳门同胞 26.87 万人次，其中内地旅游者达到 25380.63 万人次。新冠肺炎疫情影响同比外国人及港澳台同胞入境旅游过夜接待游客数量下降 31.66%，同比国内游客增长 12.35%。中医药健康旅游将在新冠肺炎疫情后会成为大湾区旅游的重要驱动力。

中医药健康旅游是以中医药的文化、健康理念及养生、康复、医疗技术方法体验为核心，通过多种旅游活动的方式，达到健康促进、疾病防控、文化传

播目的的专项旅游。[3]本报告根据粤港澳大湾区中医药健康旅游现状，从中医医疗健康旅游、中医药文化旅游、中医药康养休闲旅游三方面进行分析。

## （一）中医医疗健康旅游

中医医疗健康旅游是指以体验中医医疗服务和特色中医医疗项目为目的的旅游，多为患有慢性病或其他疾病的病人，主要是为了治疗疾病和改善健康状况，提供服务的主要机构为中医（中西医结合）医院、中医馆、中医门诊部等中医药医疗服务机构。[4]粤港澳大湾区拥有丰富的医疗卫生资源，为中医医疗健康旅游打下坚实基础。根据"开放广东"全省政府数据统一开放平台数据，截至2020年大湾区九市医疗机构数量为1044家，执业（助理）医师202116人，医疗机构诊疗47820.2人次，卫生技术人员549762人；截至2021年12月统计广东省公立医院服务效率，公立医院床位使用率75.1%，其中三级医院床位使用率77.9%，公立医院医师日均担负诊疗8.5人次，公立医院医师日均担负住院床位数为1.8，出院者平均住院日为8.5日。《2020年广东卫生健康统计信息简本》数据显示，大湾区中医医院达到107家，占55.72%；中医医院床位数达到39964，占63.8%；中医医院卫生技术人员达到52994人，占69.94%；中医医院执业（助理）医师达到18376人，占70.6%；中医医院的医院病床使用率达到73.1%，接近广东省各市中医医院各项项目总和的平均水平以上，为港澳地区大湾区养老和医疗供给提供了较好的中医医疗旅游服务的基本条件，对大湾区医疗对外服务提供中医药健康医疗类服务的旅游项目和健康服务提供了基本支持。广东省中医药管理局积极推进港澳中医师内地医师资格认定工作，促进大湾区中医药健康医疗服务政策和资质认定、中医执业资格的标准和规范工作。

基层医疗中的中医适宜技术遍地开花，各类特色中医医馆逐渐规模化和连锁化，特色中医、名医工作室等国医馆，丰富了粤港澳大湾区特色中医医疗基层服务体系。十三行国医馆饮誉港、澳、台地区，依托中医药大学专家教授资源，开设治未病健康管理中心，提供养生药膳、靓汤、炖品以及保健食品。固生堂作为第一家连锁现代科技赋能中医连锁医馆，于2010年创办，从中医医疗健康服务提供商发展为线下医疗机构及在线医疗健康平台，为客户提供中医医疗健康服务及产品，包括诊前准备、问诊与诊断、理疗、中医处方及煎药服务等，给传统中医插上互联网和人工智能的翅膀。深圳和顺堂提倡"名药配名医，名医驻名店"的运营模式，初步实现了"让老祖宗高兴，让老中医高兴，让老百姓高兴"的远大理想，其品牌效应在深圳、香港地区显现。新南方集团紫和堂以中医药服务和健康养生服务健康驿站、社区中医小儿推拿等中医适宜技术连锁模式覆盖大湾区地市。汉古中医馆以"汉古中医联合本草咖啡馆"推出的一种全新的古中医服务体验模式，是为了响应建设"健康中国"的号召，满足广大客户，尤其是 90 后和 00 后群体对健康养生需求的一个重大创新举措。汉古中医通过结合中医量化诊断——五行体质辨析、经络检测、舌像检测、红外热成像，为人们"量身订制"出个性化的治疗与养生方案，在咖啡中加入相应的保健药材，兼顾口感之余，还能实现个性化的养生效果。木棉花致力于打造高效、优质、高性价比的不孕不育专科就诊中心，打造大湾区中西医结合不孕不育特色门诊医疗体。

中医药领域传承传统医药非物质文化遗产，结合现代医药产业守正创新。以传统医药非物质文化遗产为基础，大湾区各市中医医疗发展各具特色。广东省中医院为岭南传统天灸疗法传承基地，各地市具有独特的中医适宜技术和中医药工艺，广州市的西关整骨，荔湾区中医药非遗街区，采芝林、潘高寿、陈李济传统医药文化，白云山小柴胡制剂、保滋堂保婴丹制作技艺、佛山冯了性风湿跌打药酒制剂工艺、源吉林甘和茶，深圳平乐郭氏整骨法、骆氏腹诊推拿术、贾氏点穴疗法，珠海韩竞生一指禅推拿中医诊所、惠州罗浮山百草油制作技艺、江门罗氏柑普茶制作技艺、新会陈皮制作技艺等。广州中医药大学国医堂特聘教授、中国蟒针传人龙国日教授日常在东莞市松山湖国医馆出诊。

粤港澳大湾区作为中国开放程度较高、经济活力较强的区域之一，在其培育发展的中医医疗机构创新应用技术和媒体文化传播在对外宣传、对内服务中发挥了重要作用。大湾区 9 市 2 区基本涵盖了优质中医药对外服务能力的医疗机构和特色基层中医药诊所，固生堂等医药健康上市公司基本也在港股上市，实现资本化运营现代中医药医疗服务供应链、产业链一体化的输出和服务。潜在的互联网中医诊疗服务，在新冠肺炎疫情背景下能更稳定提供互联网远程中医服务的技术支持，通过智慧药房等能够配套大湾区远程中医诊疗服务的整体产业链和广东省内各地域中医药健康治疗服务。

广东省中医院作为全国年门诊量第一、对外服务示范医疗机构，在广州市服务贸易出口基地建设成效新闻发布会公布了 2021 年中医药对外服务贸易发生金额约 3000 万元，同比上涨 22.9%。开展特色的中医药传统疗法培训、特色活动、医疗服务教育，与互联网医院签约合作，开展线上线下混合式互联网医联体，结合海外互联网就医模式开展疫情防控中医药诊疗服务。2021 年，广东省中医院统计境外人员来院进修学习 759 月人次，境外人员来院就医 1.8 万人次，同比大幅上涨。下一步，广州市将加快南沙中医药国际医疗保健中心、大湾区中医药科研高地的建设，打造中医药服务出口示范基地，以南沙健康驿站为试点，开展中医药国际化的防疫和服务方案。以项目实施为抓手，从质量上寻求新突破，以高起点谋划、高标准要求、高质量推动中医药国际化。

### （二）中医药文化旅游

中医药文化旅游是以参观、游览体验与中医药相关的历史文化遗产、文博展览、文化创意、品牌推广等服务为目的的旅游，提供服务的主要机构包括中医药博物馆、文化园等。

大湾区中医药文化旅游以中医药文化为核心载体。广州市作为大湾区省会城市，中医药工业旅游发达。如广药集团陈李济药厂，是具有四百多年历史的中医药行业老字号，该药厂开设有陈李济中医药博物馆。广州市还拥有三元宫鲍姑祠、神农草堂、香雪制药中医药博物馆、国医小镇、从化温泉小镇等丰富的中医药健康旅游资源。佛山市毗邻广州市，以"岭南药祖"享誉全国[5]，独具岭南武学渊源特色，武术、醒狮等传统文化与岭南骨伤、佛山跌打同宗同源。例如洪拳宗师黄飞鸿开设宝芝林，武馆自创跌打伤科药也各具特色。肇庆市具有丰富的自然旅游资源，以鼎湖山、七星岩为康养湾区"绿肺"定位的森林康养旅游带，结合广宁武术等体育健康旅游产业资源，以点带面，打造一批康养与旅游、体育、文化等相融合的产业集聚区。

东莞市以中医药医疗建设和基层国医馆建设为目标，现代中医药产业和科技为基础驱动。2021 年东莞市委、市人民政府印发了《关于促进中医药传承创新发展实施方案（2021—2025 年）》，提出加快推进名中医药专家传承工作室和名中医师承项目建设，预计到 2025 年建设不少于 80 个名中医药专家传承工作室，打造中医药传承品牌。通过中医药文化进校园，开展中医药文化教育服务。惠州着力发展中医药健康产业和养生文化康养旅游等项目，打造青蒿非遗文化长廊、青蒿文化园等中医药特色融合道家养生文化的旅游资源。珠海市建设粤澳中医药科技产业园，以科技驱动中医药发展，产业化资源丰富。中山市以三级中医药医疗建设为基础，结合特色中医药科室的建设，融合香山药用植物园、中医健康养生基地、养生小镇、中医文化广场、中医药文化馆，发展形成能够辐射湾区的中医药健康旅游资源城市。

## 1. 中医药文化旅游分类

（1）中医药博物馆旅游资源

大湾区依托中医药院校、中医药制药企业、文化馆等，形成多元化的中医药文化博物馆旅游资源。以广东中医药博物馆、岭南中医药文化博物馆、广州神农草堂中医药博物馆、陈李济中药博物馆、广东省凉茶养生博物馆、中山市中医药文化馆、佛山市中医药文化馆、江门中医药职业学院中医药展览馆为主要中医药文化博物馆，形成中医药健康旅游文化内容学习和沉浸式体验的载体。

广东中医药博物馆坐落于广州中医药大学，作为华南地区最大的中医药博物馆、全国第一家综合性国家二级中医药博物馆，是广东省及粤港澳大湾区宣传中医药文化的重要阵地。建筑面积 1.42 万平方米，附属室外药用植物园区面积达 5.5 万平方米，馆藏文物万余件，其中 5931 件文物收入国家文物数据库，中药标本 2000 多种、1 万多瓶（份），室外药圃栽种中草药 2200 多种，充分展示了中国传统中医药的起源、发展和传承。广东中医药博物馆开设有中药馆、中国医史馆、岭南医史馆、液浸标本馆、针灸养生馆、岭南中药馆等，不仅利用传统展示方式，还通过文物、景观、绘画、图表、照片和文献资料展示中医药的魅力和精髓，让参观者感受到中医药发展中广东省地方特色，还充分利用现代科技，为情景教学、实践教学提供了场所，并设有专门体验区，如利用多媒体设施教学八段锦、五行小游戏、时光相机等，让参观者身临其境，流转于千百年的中医历史长河，感受中华医药的神奇魅力。

陈李济中药博物馆位于广东省广州市海珠区，是岭南地区首家中药行业博物馆，由具有 400 多年历史的广州陈李济药厂投入 1000 多万元打造，总面积 2000 多平方米。在光、声、电交错的现场，再现了许多已经失传的中药传统制作流程，让参观者切实体会到中华传统中医药的底蕴和魅力。

佛山市中医药文化馆位于佛山市图书馆五楼北区，占地 500 平方米，其中馆内面积 300 平方米，百草园 200 平方米，全面展现了佛山中医药文化一脉相承的发展脉络和新时代中医技术的创新突破，是集"历史性、文化性、知识性、趣味性、科学性"于一体，集多媒体互动设施、户外百草园体验区与知识展板多种展示方式的中医药文化迎客厅。佛山中医药文化馆将以吉祥物——

贰　区域发展篇

佛药狮为主角，讲好佛山中医药文化故事，让公众认识到，佛药的标准，佛药的用心，佛山的品质，助力佛山市建设全国中医药强市，推动中医药走向世界。

（2）中药企业工业旅游和种植基地旅游

①中药企业工业旅游。受岭南医药文化的影响，大湾区拥有多家全国乃至世界闻名的中医药企业，文化催生企业，企业反哺文化，大湾区中药企业通过传统制药技术展示打造专业化中医药文化平台，成为大湾区中医药文化旅游的新展台。

广药集团是全球最大的中成药生产基地，拥有陈李济、王老吉等12家中华老字号，10家百年企业，9件国家级、省级非遗，拥有白云山医院、西藏林芝藏式养生古堡、神农草堂养生旅游等平台。"采芝林"创立于清朝嘉庆年末，已有180多年的历史，目前是广州采芝林药业有限公司属下的一家大型药品零售企业。采芝林中药文化博物馆，涵盖中药文化、中药炮制、中药鉴定、中药应用等多个领域，是荔湾区中医药文化浓缩的瑰宝，是集文化、教学、娱乐于一体的中药文化大观园，现已成为广州市科普基地、荔湾区教育基地。

②种植基地旅游大湾区属于亚热带季风气候，独特地理环境使其成为多种地道药材的生产基地，依托种植基地，大湾区开发种植、科研、生产、销售全产业链中药产业园。如中山市国林三香药材种植科研基地，研发、推广、种植、销售沉香、降香、檀香。德庆南药产业园规划面积703.46平方千米，围绕"中药材种植－中药饮片生产－中成药制造－医药流通"的"医药大健康产业链"的全产业链布局，打造标准化繁育基地、种植基地、加工基地、仓储物流、精深加工及销售为一体的产业园。

③凉茶特色文化体验广东省凉茶文化历史悠久，数百年来，林立于广东、香港、澳门的大街小巷的凉茶铺，成为岭南中医药文化的独特风景线；以王老吉品牌作为代表，包括邓老凉茶、黄振龙斑砂凉茶、徐其修凉茶、东莞的杏林春、佛山健生堂、香港鸿福堂等品牌。"中华老字号"王老吉创立于清道光年间（1828年），创始人王泽邦，被公认为凉茶始祖，采用本草植物材料配制而成，有"凉茶王"之称，2006年王老吉凉茶列入"国家珍贵非物质文化遗产名录"。

（3）特色乡村振兴中医药小镇

中医药小镇作为新兴旅游方式，在大湾区中医药文化旅游发展中发挥重要作用。中医药特色小镇能够满足民众对于健康和休闲的需求[6]。

国医小镇项目（前身为岭南中医药文化博览园），位于广东省从化市太平镇，建筑面积 7.5 万平方米，开发面积约 677 万平方米（10000 亩），投资预算 40 亿元，是以继承与弘扬中华民族中医药历史传统文化为主题，以振兴祖国中医药建设事业为使命，融合中医药文化与旅游、生产与加工、产品与技术、商业与流通、教育与科研于一体的综合性项目。小镇以"三大主题""五大板块""八个基地"为建设出发点，探索中医药产业创建与商业、文化、金融、科技等相关产业融合性发展的新机制。国医小镇根据市场需求，以中医药文化旅游为特色、以中医药健康养生为体验，充分发挥中医药资源优势，使旅游资源、商业服务业资源与中医药资源有效结合，形成体验性强、参与度广的中医药健康旅游产品和服务体系。

**2. 中医药旅游对外贸易**

大湾区作为广东省对外贸易的重要交流平台，充分发挥其科技优势，对外提供中医药健康服务。《粤港澳大湾区医药健康综合试验区建设总体方案》指出设立广州国际医药港，设立医药类小额商品交易市场，港澳合法上市的非处方类药品可在市场内限额销售；争取将广东自贸区贸易投资有关支持政策延伸到广州国际医药港。

粤港澳大湾区国际智慧健康城，又称广州国际医药港，项目主体共分为四个区域，分别是健康方舟、粤港澳国际合作区、医药创新谷和智慧健康生活区。健康方舟将构建全链条、全场景、全渠道、国际化、标准化、智慧化的国际大健康产业综合体。医药创新谷以医药科技创新和中医药振兴发展为使命，重点建设国际（粤港澳）医药联合研发中心、现代医药双创孵化园、中医药健康文化体验园等项目，成为现代医药"产学研用"一体化的创新孵化园区，中医药标准化、国际化、品牌化的先锋示范区。

广东医谷是专注于生物医疗和医疗器械的投资孵化平台，业务主要涵盖医疗产业孵化器的开发运营、医疗项目股权投资及医疗产业综合配套服务。广州国际生物岛以中医药现代化和功能基因研究为重点内容，发掘中医药和基因组、后基因组研究的两大战略资源，建立将两大资源转化为科技成果的高度集约化先进医药生物技术平台，形成具有高度技术开发能力的研究产业群。中新广州知识城，是新加坡以及广东省政府共同倡导创立的广东省经济转型的样板和广东省战略发展新平台。中国进出口商品交易会展馆（简称广交会展馆）

每年开设医药健康、医疗器械、大健康产业、医疗用品博览会、中国诊博会等系列展会，通过博览会形式促进中医药健康旅游交流合作。

### （三）中医药康养休闲旅游

《广东省中医药康复服务能力提升工程实施方案（2021—2025年）》明确提出，到2022年广东省中医康复中心和广东省中医康复示范单位初步建成，实现三级中医医院设置康复科全覆盖的目标，二甲以上中医医院设置康复科比例不低于80%，为粤港澳大湾区中医药康养休闲旅游提供政策保障。2019年印发了《关于加快发展森林旅游的通知》，通过开发"森林＋"新业态旅游产品和线路，推出一批国际国内一流的森林旅游基地，促进森林旅游持续健康发展。

中医药康养旅游作为新业态，未有明确的分类标准，根据已有康养旅游的普遍分类研究标准，一些学者认为中医药康养可分为中医药文化康养、中医药温泉康养、中医药森林康养和中医药小镇康养四大类。粤港澳大湾区重视中医药文化的传承与发展，拥有国家级中医药文化宣传基地，从博物馆到医院、风景名胜区，再到公司厂园基地，有力地促进了中医药文化建设，起到带动和辐射作用，同时为中医药文化康养奠定了坚实的基础。广东省作为温泉大省，粤港澳大湾区21家温泉企业获得全国温泉旅游泉质等级评定，形成一定规模的温泉康养产业。2020年广东省林业局、广东省民政厅、广东省卫生健康委员会、广东省中医药局联合印发《关于加快推进森林康养产业发展的意见》（以下简称《意见》），截至2022年年底全省建成国家级、省级森林康养基地超过50个；到2025年年底，全省国家级、省级森林康养基地达到100个。在广东省林业局公布的省内第一批森林康养基地名单中，粤港澳大湾区拥有五家，同时拥有五家建设试点单位。

广东省罗浮山风景名胜区位于惠州市博罗县长宁镇，古树名木大量分布，植物种类多达3000种，其中罗浮山药用植物达1200种，占比67%，是天然中草药宝库。东晋著名道学家、医药学家葛洪携妻隐居在此33年，广东省罗浮山风景名胜区根据历史渊源打造葛洪博物馆，并配合周边中医药宣教基地园，成为岭南弘扬中医药文化的一扇重要窗口。

博罗县南药产业园计划总投资2亿多元，创建范围包括罗浮山管委会和罗阳街道、长宁镇、观音阁镇、柏塘镇，面积938.68平方千米。通过产业园建设，到 2023 年，园区计划实现南药产业链总产值 100 亿元，产业种植面积 8 万亩以上，农副产品加工率达到 70%。截至 2020 年，5 个实施主体、22 个建设项目已全部开工，开工率达 100%。罗浮山还开发了各种文旅产品，如由葛洪研制而成的罗浮山百草油，其制作技艺于 2011 年被评为国家级非物质文化遗产，苏东坡亲自酿造的"罗浮春酒"的制作技艺已成为市级非物质文化遗产。罗浮山充分利用其丰富的自然资源和厚重的历史底蕴，已形成融中医药文化科普宣传教育、养生保健体验、健康旅游于一体的粤港澳大湾区养生旅游基地。

## 三、大湾区中医药健康旅游的前景

（一）政策启动，形成示范基地，促进大湾区中医药健康旅游标准化

当前广东省有 40 家"广东省中医药文化养生旅游示范基地"、18 家"广东省中医药文化养生旅游建设单位"，广州神农草堂中医药博物馆、广东省罗浮山风景名胜区等两家单位被原国家旅游局、国家中医药管理局批准为第一批国家中医药健康旅游示范基地。2018 年广东省人民政府办公厅印发的《广东省促进全域旅游发展实施方案的通知》提出，整合南药、中医药和气候旅游资源，对接国际标准，打造中医药健康旅游、膳食养生、保健康复等大健康旅游品牌。依托广东省丰富的南药和温泉资源，省内旅行社推出符合广东省特点和大众需求的养生保健、暖冬养老等旅游产品，参与医药健康旅游人数大幅增长，珠海海泉湾、清远聚龙湾等示范基地的年接待游客人数超过 350 万人次；围绕养身养心等主题，以药膳调养、针灸、推拿、按摩通畅经络、益气调息为重点，打造健康旅游服务产品体系。

2020 年广东省文化和旅游厅联合广东省林业局公布了 100 条森林旅游特色线路和 100 个森林旅游新兴品牌地。截至 2021 年年底，全省共有医养结合机构 338 家，其中"养办医"的有 212 家，"医办养"的 96 家，提供嵌入式医疗卫生服务的养老机构 30 家。截至 2021 年年底，全省 598 家 A 级旅游景区中有近 100 家为温泉、森林、滨海等主题的度假康养型景区。

（二）品牌驱动，形成康养线路，丰富大湾区中医药健康旅游规范化

以建设广东省中医药强省为契机，依托丰富的中医药医疗资源，推进中医药健康旅游品牌，医疗旅游服务提供强有力的依托。弘扬岭南中医药文化，发展"文旅＋康养""森林＋康养""体育＋康养""养老＋康养"等特色的休闲康养旅游。伴随着休闲康养旅游基地建设，例如东莞市华阳湖景区、云浮市衍生健康医药旅游景区、江门市台山颐和温泉养生度假区等一批温泉、森林、滨海建设成康养类国家评级的旅游景区、旅游度假区，以德庆南药（香雪）产业园、怀集粤港澳大湾区大南药产业园等一批康养旅游综合体建设，将有效推动国家康养旅游示范基地、中医药文化养生旅游示范基地等康养旅游品牌的建设和打造。

（三）港澳带动，提高服务质量，提升大湾区中医药健康旅游国际化

粤港澳大湾区国际智慧健康城、广州生物岛、中新知识城等现代科技与中医药产业发展相结合，通过广交会等展览服务，医药行业的专题贸易博览会、香港贸促会、澳门贸易投资促进局搭建粤港澳大湾区区域合作交易贸易博览会等平台，加强中医药健康旅游服务合作交流，通过粤港澳大湾区区域交流合作，拓展海（境）外文化和旅游平台，进一步推进大湾区中医药健康旅游国际化。

## 参考文献

［1］阙志兴．加快打造粤港澳大湾区国家全域旅游示范区［J］．中国发展观察，2021（21）：58－60.

［2］李城，林蠡，李磊．粤港澳大湾区旅游经济发展路径分析［J］．当代旅游，2019（02）：39－40.

［3］刘思鸿，张华敏，吕诚，等．中医药健康旅游的概念界定及类型探析［J］．中医药导报，2019，25（19）：9－12.

［5］陈志广.佛山中医药旅游的发展举措［J］.旅游纵览（下半月），2019（02）：93 – 94.

［6］高志飞.中医药特色小镇的发展研究［J］.黑龙江人力资源和社会保障，2022（09）：34 – 36.

［7］赵恒伯，吴海波，肖笑飞，等.近20年国内中医药康养旅游研究进展［J］.江西中医药大学学报，2022，34（01）：115 – 119.

贰　区域发展篇

# HB.04 东北地区中医药健康旅游发展现状与对策

张　雪[①]　王昱智[②]

**摘　要：**中国东北地区有着发展中医药健康旅游得天独厚的资源禀赋，具有良好的地缘优势和经济组合优势，拥有巨大的中医药健康旅游发展潜力。然而中国中医药健康旅游相关产业仅发展了二十多年，各方面的建设发展都不够成熟，东北地区发展中医药健康旅游虽前景广阔，但在发展过程中存在许多问题与不足。本报告通过对东北地区中医药健康旅游资源及发展现状进行梳理，在此基础之上发现问题并给出对策，以期为东北地区中医药健康旅游提质升级提供参考。

**关键词：**东北地区；中医药；健康旅游

随着 2014 年《国家旅游局和国家中医药管理局关于推进中医药健康旅游发展的合作协议》的签署，为我国"中医药＋旅游"发展拉开序幕。随后，国家又陆续颁布《中医药健康服务发展规划（2015—2020）》《关于促进中医药健康旅游发展的指导意见》《中医药发展战略规划纲要（2016—2030 年）》等政策文件，力促中医药资源与旅游产业相结合，促进中医传统文化的发展，促进中国旅游业的转型升级，传播中医药文明，树立中医特色养生旅游新品牌与新标志。2022 年，国务院办公厅颁布了《"十四五"中医药发展规划》，强调发展中医药健康服务业，提出进一步完善和规范中医药养老及健康服务发展、优先发展中医老年健康业务、扩大中医药健康旅游市场、增强中医药健康产品的供给四大方面的内容。

---

①　张雪，博士，辽宁中医药大学，硕士研究生导师，副教授，研究方向：中药药事管理，中药市场营销。

②　王昱智，硕士研究生在读，辽宁中医药大学，研究方向：中药药事管理。

自 2020 年新冠肺炎疫情出现以来，尽管我国旅游业曾遭受巨大冲击，甚至出现过短暂的下行态势，但经过全国上下一心抗疫之后，随着经济的全面回暖，旅游市场也迎来了复苏。中医药在新冠肺炎救治中大放光彩，充分体现了中国传统生命医药的历史人文内涵，彰显中医药文化特色。

据国家旅游局及国家中医药管理局统计的数据显示，2018 年，中国有 2000 多家从事中医药健康旅游服务的机构，其中包括中药温泉、中医针灸、特色医美以及中药养生膳食等，中国健康产业生产总值约占 GDP 的 5%。预估到 2025 年，中医药健康旅游者将占全国游客总数的 5%，中医药健康旅游收入将达到 5000 亿元[1]。中国人口老龄化程度在不断加深，中青年亚健康人群也正急剧增加，在诸多因素的综合影响之下，人们越发重视健康，使得中医药健康旅游或将发展成为国内重要的新兴战略性支柱产业之一[2]。

中国东北地区又称为关东，是指山海关以东，包括今辽宁省、吉林省、黑龙江省、内蒙古自治区东部五盟市（呼伦贝尔市、通辽市、赤峰市、兴安盟、锡林郭勒盟）[3]。其地处东北亚的核心位置，东与朝鲜为邻，北面接壤俄罗斯，位于大、小兴安岭和长白山脉之间，北起嫩江中游，南至辽东湾。东北地区包含寒温带和中温带两个热量带，温带季风性气候，具有明显的四季特征，夏热多雨，冬冷干燥，由西北向东南，年降雨量为 300 ~ 1000mm。东北地区有广泛的森林植被，森林积雪对农业和林业的发展起着重要的作用。我国东北地区的独特的天然资源孕育出特有的中药资源，中医药历史悠久、地域文化独特、生态和人文丰富。近年来，东北地区积极响应国家对于中医药健康旅游发展的政策安排，依靠东北地区特有自然地理资源、中医药资源以及特色旅游资源，发展各具特色中医药健康旅游，带动中医药保健、养生、养老等相关产业发展，推动中医药健康旅游示范区（基地、项目）的建设，促进经济发展。

# 一、东北地区地理环境与中医药资源概况

东北地区东、西、北部分别是长白山及千山、大兴安岭山脉、小兴安岭山地，东北平原则处在三面环山的环抱之中，同时地区水系发达，东北地区南部面向黄海、渤海二海，地区内部有黑龙江、乌苏里江、图们江、鸭绿江四江交

错流淌，四江二海的错杂相连，呈现山环水绕、平原辽阔的地形地貌。而东北地区由于地理位置的独特造就了丰富且特殊的旅游资源，如长白山地区独特的北国风光、冰雪风貌、林海、火山、飞瀑、温泉等；临海而生的海滨城市大连，气候宜人，是中国热门的旅游城市，亦是疗养、静养胜地；中国最大的火山湖——长白山天池，也是中国和朝鲜的界湖；地处黑龙江省西北部的五大连池以及周围的火山群地质景观，素有"火山博物馆"之称；世界上最好的呼伦贝尔大草原，也被美誉为"世界美丽的花园"；还有被称为"九曲银河"的本溪水洞，以及镜泊湖、吉林雾凇、凤凰山等著名景观，同时还有少数民族集聚地等人文旅游资源。

东北地区大多位于中温带，仅大兴安岭以北区域处于寒温带，大多处于湿润和半湿润地区，少部分为半干旱地区。得天独厚的自然地理环境，孕育了特有的中药材资源[4]，因此东北地区是我国重要的林区以及我国北方主要药材产区，被称为"世界生物资源金库"[5]。东北地区有药用价值的植物2000余种[6]，药用动物300余种，矿物类50余种[5]，拥有辽细辛、辽五味、关龙胆、北苍术、关黄柏、人参、鹿茸、蛤蟆油等诸多东北地区道地药材。目前，通过中药材生产质量管理规范认证的中药材种植基地有22家。由于东北地区寒凉气候，相较于川药、云药等来说中药材品种不多，但名贵珍稀药材众多。

## 二、东北地区中医药健康旅游发展现状及存在的问题

### （一）东北地区中医药健康旅游发展现状

#### 1. 辽宁省中医药健康旅游发展现状

2015年《辽宁省健康服务发展规划（2015—2020年）》、2016年《促进中医药发展实施方案（2016—2020年）》等政策文件的颁布，明确了辽宁省对中医药健康服务进行全面部署。辽宁省积极开展中医保健、康复、健康旅游等项目，扶持相关企业发展，扩大政府和企业的合作规模以及范围，加强中医药健康旅游景点设施的建设，鼓励企业提供多样化的服务模式。

2018年，首批"国家中医药健康旅游示范基地"辽宁省有2个基地成功

入选。2017 年、2019 年及 2021 年，辽宁省分别确定了三个批次中医药健康旅游示范单位共 66 个。截至 2020 年，辽宁省有国家 A 级旅游景区 566 个，其中 5A 级旅游景区 6 个（见表 1）。

据《辽宁省"十四五"服务业发展规划》公布，辽宁省"十三五"期间旅游业高速增长，剔除新冠肺炎疫情影响，接待游客总量年均增长率 9.2%，旅游总收入年均增长率 10.2%，旅游供给不断丰富。根据 2021 年辽宁省统计年鉴显示，2020 年辽宁省接待国内外旅游者 30170 万人次，其中，接待国内旅游者 30150.2 万人次，接待入境旅游者约 19.8 万人次。全年旅游总收入约 2720.3 亿元，其中国内旅游收入 2712.2 亿元，旅游外汇收入约 1.2 亿美元。旅游收入、接待人次持续增长，旅游市场繁荣，旅游行业展现出一种蓬勃发展的态势。随着全域中医药健康旅游创建工作的深入推进，旅游产业保持了平稳发展的良好态势，需求增加，市场环境不断优化，为辽宁省经济和社会发展带来积极的推动作用。

**2. 吉林省中医药健康旅游发展现状**

2016 年《吉林省人民政府关于加快推进全省中医药发展的意见》、2017 年《"健康吉林 2030"规划纲要》、2022 年《吉林省中医药发展"十四五"规划》等各项政策文件，明确指出吉林省要发挥特色，结合各类优质资源，拓展中医药健康产业新业态，设计出具备中医药康复理疗、养生保健、文化体验等特点的创新型、集成型的中医药健康旅游系列产品及路线等。

2017 年，在首批 15 个"国家中医药健康旅游示范区"名单中，吉林省通化市国家中医药健康旅游示范区入选。2018 年，首批"国家中医药健康旅游示范基地"包括吉林长白山—山—蓝康养旅游基地和吉林盛世华鑫林下参旅游基地 2 个基地。目前，吉林省省级中医药健康旅游试点基地有 6 个。截至 2020 年，吉林省有国家 A 级旅游景区 231 个，其中国家 5A 级旅游景区 7 个（表 1）。

**3. 黑龙江省中医药健康旅游发展现状**

黑龙江省在 2020 年颁布了《黑龙江省全域旅游发展总体规划（2020—2030 年）》，2021 年颁布了《黑龙江省"十四五"中医药发展规划》等，这些发展规划表明黑龙江省大力扶持中医药健康旅游相关产业发展，全新打造康养旅游，创新发展中医药健康产品，弘扬中医药文化。利用森林氧吧、温泉、冷泉、湿地等黑龙江省浑然天成的天然资源，开发"中医药＋"旅行项目，提供体验性强、参与性高的优质旅行服务。

2018 年，首批"国家中医药健康旅游示范基地"中包含黑龙江中国北药园和黑龙江伊春桃山玉温泉森林康养基地 2 个基地。截至 2021 年年底，黑龙江省级中医药健康旅游示范基地有 10 个，黑龙江省有国家 A 级旅游景区 393 个，其中国家 5A 级旅游景区 6 个（表1）。

### 4. 内蒙古自治区东部五盟中医药健康旅游发展现状

内蒙古自治区拥有特色蒙药文化，多年来，致力于宣传蒙药，发展蒙医蒙药，响应国家政策，大力开发蒙医蒙药特色旅游、疗养等项目。内蒙古自治区 2018 年发布了《内蒙古自治区振兴蒙医药行动计划（2017—2025 年)》、2022 年颁布了《内蒙古自治区"十四五"中医药（蒙医药）规划》，指出要发展中医药（蒙医药）特色健康旅游，推动中医药（蒙医药）健康服务与旅游业深度融合，创建中医药（蒙医药）健康旅游示范基地，制定带有蒙医药特色的旅游路线，宣传蒙医药文化，吸引国内及海外游客感受中医药新体验，完善蒙医药高质量发展。

截至 2021 年，内蒙古自治区拥有国家 A 级旅游景区 406 个，国家 5A 级旅游景区 6 个，其中，蒙东五盟国家 A 级旅游景区有 175 个，国家 5A 级旅游景区 3 个。2018 年，内蒙古自治区 3 个基地入选了首批"国家中医药健康旅游示范基地"，属于东北地区范围内有 2 个，分别为内蒙古呼伦贝尔蒙医药医院、内蒙古呼伦贝尔蒙古之源蒙医药原生态旅游景区（表1）。

表 1 东北地区中医药健康旅游主要概况

| 名 称 | 东北地区 | | | |
|---|---|---|---|---|
| | 辽宁省 | 吉林省 | 黑龙江省 | 蒙东五盟 |
| 国家中医药健康旅游示范区 | 0 个 | 1 个（通化市） | 0 个 | 0 个 |
| 国家中医药健康旅游示范基地 | 2 个（辽宁大连普兰店博元聚中医药产业基地、辽宁天桥沟森林公园） | 2 个（吉林长白山一山一蓝康养旅游基地、吉林盛世华鑫林下参旅游基地） | 2 个（黑龙江中国北药园、黑龙江伊春桃山玉温泉森林康养基地） | 2 个（内蒙古呼伦贝尔蒙医药医院、内蒙古呼伦贝尔蒙古之源蒙医药原生态旅游景区） |
| 省级中医药健康旅游示范单位 | 示范单位 66 个（辽宁中医药大学附属医院等） | 试点基地 6 个（长春净月潭凯撒森林温泉旅游度假区等） | 基地 10 个（香炉山国家森林公园等） | 未公示 |

续表

| 名　称 | 东北地区 | | | |
| --- | --- | --- | --- | --- |
| | 辽宁省 | 吉林省 | 黑龙江省 | 蒙东五盟 |
| 国家 A 级旅游景区 | 566 个（丹东凤凰山风景区等） | 231 个（北湖国家湿地公园等） | 393 个（太阳岛风景区等） | 175 个（呼和诺尔旅游景区等） |
| 国家 5A 级旅游景区 | 6 个（鞍山千山景区等） | 7 个（净月潭国家森林公园等） | 6 个（黑河市五大连池景区等） | 3 个（阿斯哈图石林景区等） |

## （二）东北地区中医药健康旅游存在问题

### 1. 中医药与旅游融合深度不够，地方特色挖掘不够

中国作为中医药的起源地，中医药医疗体系发展成熟，中医药文化发展历史悠久，但是，中医药健康旅游是近十年兴起的"中医药 + 旅游"的新业态，与其他旅游发展形势相比，目前的发展尚不成熟，中医药与旅游融合深度不够。此外，中国东北地区的人文风情独具特色，道地药材知名度高，但对东北地区的中医药历史、文化、资源等地方特色挖掘不够，导致缺乏展现东北地区中医药文化的旅游路线与旅游产品[7]。

### 2. 市场竞争激烈，项目开发缺失多样性

在中国政府及各地方政府政策的大力宣传与扶持下，中医药健康旅游国内市场前景广阔。中国各地都在积极响应国家号召，创建各类与中医药健康旅游相关的项目，积极促进中医药与旅游的深度产业融合，如火如荼地建设之下，中医药健康旅游市场竞争格外激烈，各地纷纷追求展现专属地域特点的中医药健康旅游。此外，人们在生活上也逐渐追求更优质的发展，对于旅游的需求更大，要求更高，综合性的旅游方式相较于单一旅游更能吸引人们[8]，而东北地区的中医药健康旅游目前发展不够成熟，项目体验单一，中医药主题不够突出，综合性不强，这些都阻碍了东北地区中医药健康旅游的发展。

### 3. 缺乏相关配套法规政策保障

法规政策作为中医药康养旅游发展的重要支撑，关乎中医药健康旅游的质量，从而影响到游客的健康。到目前为止，关于中医药健康旅游等的"健康 + 旅游"的各项新兴业态尚未形成统一的、可区分的概念，这造成众多项目、产品开发时定位模糊，特别是针对区域性的在投资、财政、土地等方面的相关政

策法规，应当有所加强，以适应相关的管理体制和运行机制新形势的发展要求，完善中医药健康旅游产业价值链。

**4. 宣传力度不够，没有形成良好的口碑效应**

东北地区虽然中医药资源丰富，打造了众多中医药特色旅游景区，但缺乏宣传，在各大热门旅游网站及其他新媒体平台上，很少见到东北地区中医药旅游资源及项目的介绍。另外，社会各界普遍对中医药旅游定义、发展模式、运营理念等缺乏了解，游客体验中医药健康旅游参与度不高，这样没有形成良好的口碑效应，不利于东北地区中医药健康旅游的蓬勃发展。

**5. 缺少专业管理人才，管理效率较低**

中医药健康旅游是集中医学、中药学、健康管理、旅游管理等学科于一体的交叉综合性产业，对高素质人才的需求极大[9]。但由于目前东北地区中医药健康旅游开发工作尚处在萌芽时期，且从业者专业技能水平不齐，或是不具备中医药专业知识，或是不能熟练掌握旅游专业知识，二者不能兼顾，人才供应不足且没有标准化对口人才培养计划。这些都严重阻碍中医药健康旅游行业整体运营质量以及整个产业的发展。

# 三、东北地区中医药健康旅游发展对策建议

## （一）深挖中医药内涵，创建特色品牌

中医药资源作为开展中医药健康旅游的基础，是发展中医药健康旅游的核心要素之一。在保护中医药资源的基础之上，深入挖掘东北地区中医药文化内涵，建立中医药健康旅游特色品牌，保持地域特色，推动中医药服务与疗养、饮食、文化等相结合，融入旅游形态，开展多种多样的中医药健康旅游项目与产品，建立综合的旅游体系，倡导中医药健康旅游发展新观念，强化中医药事业基础以及技术的推广，创建东北中医药健康旅游特色品牌。

## （二）创新开发丰富多样的东北地区中医药健康旅游项目

东北地区要想在竞争激烈的中医药健康旅游市场占有一席之地，必须开发出彰显地域特色的中医药健康旅游项目。以天然资源为基础，分区而创，形成

一地一特色、一处一风情，丰富多样的中医药健康旅游，例如温泉养生、森林氧吧游、冬季冰雪游、医药文化游等，凸显东北特色。

### （三）进一步完善相关政策，强化政策法规保障

第一，应建立一套完备的中医药健康旅游行业标准体系，规范市场经营行为，规范中医药健康旅游服务行业标准，强化旅游市场综合监管，加快旅游体系建设，打造优质中医药健康旅游服务环境。

第二，东北地区虽不缺乏中医药旅游开发的优势资源，但由于不同省、市、乡镇之间资源禀赋差异，所以应科学地利用不同区域中药旅游资源，各取所长，发扬优势，制定出针对区域性的相关政策法规，为产业发展提供完善的法治保障。

### （四）加大宣传力度，鼓励引导游客参与中医药健康旅游

首先，可以充分运用网络媒体，扩大信息传播途径，深入地进行中医药健康旅游推广，通过公众号、短视频等互联网渠道宣传东北中医药健康旅游的特点、模式及内容等信息，加深人们对中医药健康旅游的认识和了解。其次，可以通过各类活动刺激旅游需求，充分发挥优惠活动对需求的刺激作用，鼓励引导游客深度参与中医药健康旅游，促进新需求的诞生。

### （五）培养和引进中医药健康旅游复合型人才

人才是中医药健康旅游发展的强劲推动力。首先，应鼓励并支持中医药类高等院校开设相关专业，培养具有中医情怀，掌握中医药知识和旅游专业技能的复合型专业服务人才。其次，加强校企联合，建立对口实习基地，以市场需求为导向，兼顾中医药特色，合理配置培训课程，有效培养复合型人才的专业能力，为中医药健康旅游的发展奠定基础。最后，要形成完善的人才引进制度，真正吸引人才，留下人才，为整个东北地区中医药健康旅游发展提供人才智力保证[10]。

## 四、总结与展望

目前，东北地区依靠特有自然地理资源、中医药资源以及特色旅游资源发

展了独具特色中医药健康旅游，促进了产业融合和经济发展。但是，我们也意识到东北地区中医药健康旅游产业还处于启动阶段，存在着许多问题，如地方特色挖掘不够、项目开发缺失多样性、缺乏相关配套法规政策保障、宣传力度不够和缺少专业管理人才等。因此，要创建特色品牌、创新开发健康旅游项目、强化政策法规保障、加强宣传力度、注重相关人才的培养，以此来促进东北地区中医药健康旅游的高质量发展。未来，东北地区中医药健康旅游需求将会不断扩大，源源不断的旅游资源将会为中医药健康旅游等相关产业的发展带来巨大动能，带动健康养生、养老、中医药保健等核心产业发展，健康旅游必将会成为一种新的流行生活方式。

# 参考文献

［1］国家旅游局国家中医药管理局．关于促进中医药健康旅游发展的指导意见［N］．中国中医药报，2015－11－26（003）.

［2］赵希勇，黄家璇，房建磊．黑龙江省中医药健康旅游产业发展方略研究［J］．中国林业经济，2022，2（173）：22－25.

［3］朱建华，修春亮．1949 年以来东北地区行政区划演变格局与成因分析［J］．地理科学，2019，39（04）：606－615.

［4］郭慧敏，丛薇，孟祥才．中国东北地区药材发展历史与前景［J］．中国现代中药，2017，19（09）：1326－1330＋1349.

［5］张贵君，等．中药商品学［M］．北京：人民卫生出版社，2017.

［6］崔正刚．东北地区木本中药资源综合开发利用现状及技术发展趋势［J］．黑龙江科技信息，2013，（17）：274.

［7］杜佳蕾，于朝东，刘津序，等．"旅游＋健康"黑龙江省中医药旅游发展研究［J］．产业研究，2020，（12）：17－18.

［8］高润喜．内蒙古呼伦贝尔市旅游产业发展战略研究［D］．呼和浩特：内蒙古大学，2013.

［9］时洪洋，陈磊．基于 RMP 模式下的江西省中医药旅游提质升级研究［J］．产业研究，2021，33（5）：110－113.

［10］石定乐．将荆楚文化纳入湖北旅游人才培养的思考［J］．武汉职业技术学院学报，2013，12（2）：32－34.

# HB.05 华中地区中医药健康旅游发展报告

王　平[①]　鲁海菲[②]　张旖旎[③]　陈雨萌[④]

**摘　要：** 本文对华中地区中医药健康旅游的现状、优势、制约因素进行报告与分析，提供了特色的中医药旅游路线与发展建议，在此基础上提出多方位的华中地区中医药文化旅游产业的构想与策略，充分挖掘当地旅游文化发展资源、提高发展潜力，以实现中医药文化、旅游产业和国民健康三者的有机融合和良性发展，以期对华中地区和全国的中医药健康旅游业发展起到积极的示范作用。

**关键词：** 华中地区；中医药健康旅游；发展战略

## 一、引言

中医药健康旅游作为一种新兴健康服务产业，既具中国特色，又有其特有传统文化底蕴。中医药健康旅游以独特且底蕴深厚的中医药资源为载体，旨在继承弘扬、创新发展传统中医药的同时，实现与传统自然观光旅游产业、健康服务产业的统一和融合发展，集旅游、度假、休闲、购物、文化文娱、养生、保健、疗养、康复、科普、科考等于一体。

十九大报告提出，中华民族五千多年文明历史所孕育的中华优秀传统文化

---

① 王平，湖北中医药大学老年医学研究所，教授、主任医师，研究方向：中医老年病、中医脑病。
② 鲁海菲，湖北中医药大学老年医学研究所，医师，研究方向：脑病及老年脑病中医药防治规律研究。
③ 张旖旎，湖北中医药大学老年医学研究所，医师，研究方向：脑病及老年脑病中医药防治规律研究。
④ 陈雨萌，湖北中医药大学老年医学研究所，医师，研究方向：中医药防治老年病。

是中国特色社会主义文化的优势所在。传统文化的发掘是国家和地区"软实力"的重要体现。随着文化产业、旅游业和康养产业融合不断深化，产业体系更加完善，产品和服务供给能力显著提升，城乡居民文化消费持续增长。中医药健康旅游产业，包括中医药农业旅游、中医药工业旅游、中医药商业旅游和中医药文化旅游，已成为涵盖多种元素，联系众多产业的综合产业，成为华中地区国民经济的支柱产业和第三产业的龙头[1]。

华中地区凭借丰富中医药资源发展中医药健康旅游，既符合国家对发展中医药健康旅游的扶持政策，更有利于转变单一的旅游形象，探寻中医药健康旅游开发新理念和新模式。普及应用互联网技术、率先进行产业化改革创新，促进旅游业和养老的结合、中医药健康服务业的融合发展，成为特色鲜明，优势突出，综合实力较强，有示范辐射作用，有一定影响的全国中医药健康旅游示范区建设基地，促进中医药健康旅游整体快速发展。

## 二、华中地区中医药健康旅游发展现状

### （一）河南省中医药健康旅游

**1. 中医药特色旅游路线**

（1）南阳市医圣祠（张仲景博物馆）

医圣祠是我国东汉时期伟大的医学家、世界医史伟人、"医圣"张仲景的墓祠纪念地。2007 年申报"河南省非物质文化遗产"；2008 年国家中医药管理局命名为"全国中医药文化宣传教育基地"。医圣祠是一座历史的丰碑，铭刻着人类与自然疾病作斗争的拼搏精神。古往今来，人们深切地怀念着医圣张仲景，到南阳医圣祠参谒的游客络绎不绝。每年农历正月十八会在此举办张仲景诞辰大型纪念活动；每年举办一次"中国南阳张仲景医药科技文化节"。为传承弘扬医圣文化，南阳市政府在医圣祠的基础上成立张仲景博物馆，2021年南阳市医圣祠更名为张仲景博物院，进一步发挥医圣故里仲景文化优势，推进了打造集文物保护、收藏展览、文化交流、中医诊疗、研学体验、观光旅游等功能为一体的中医文旅综合体。

（2）邓州市张仲景展览馆

邓州有两千多年的中医药发展历史，中医药人才济济，专科纷呈，名家辈出，从业人员两千多人，盛产中药材达千种，有着雄厚的发展基础。邓州市张仲景展览馆内容丰富、资料翔实，把中医药文化的思想性、艺术性融为一体，弘扬中医药文化，传承仲景学说，是"全国中医药文化宣传教育基地"之一，2020年获评"河南省康养旅游示范基地"称号。展馆突出反映了张仲景学说和千百年来中医药发展的史实成就，形象地展示出中医药灿烂辉煌的发展历史，是浩瀚的中医药文化的缩影，是中医药文化宣传教育阵地，已成为中医药工作者、院校学生接受中医药传统文化和医德、医风教育的课堂，成为向社会大众普及中医药知识、加强中医药对外交流展示窗口。

（3）大宋中医药文化博物馆

大宋中医药文化博物馆是集北宋针灸铜人、惠民和剂药局、中医药械、中医遗迹、名中医博览、中医药文化学术等为一体的综合性博物馆。2015年入选"全国中医药文化宣传教育基地"，2018年成为首批国家中医药健康旅游示范基地创建单位。大宋中医药文化博物馆旨在弘扬中医药文化，为大众普及中医药知识，再现了中医药光辉灿烂的发展史，是博大精深的中医药学和中医药文化的缩影，人们可以在参观过程中感受大宋中医药文化的深刻内涵。其雅致、新颖、大气的办馆风格，向世人展示着大宋中医药文化的风采。大宋中医药文化博物馆的建成，在中医药科研教学、普及中医药知识、传播中医药文化、促进对外交流、扩大开封影响、助推开封中医事业快速发展等方面发挥重要作用，具有深远的历史意义和重要的现实意义。

（4）嵩山少林寺

佛教文化对中医药影响深远。佛教起源于印度，自汉末传入中国后很快本土化，并与原有的文化思想融合。佛学七情：喜、怒、忧、惧、爱、憎、欲（北宋释道诚编著的《释氏要览》）与中医七情有相同之处[2]。诸多医家受佛教五戒的影响，认为唯有在饮食、起居、劳动、休息等方面有了应有的节制和安排，才能达到祛病延年之效，由此逐步形成了以"治未病"为核心的中医特色养生思想体系[2]。佛教医学"天下物类，皆是灵药"的观点，也丰富了中药学的内容，如丁香、龙脑、豆蔻、乳香、郁金等佛典中载论药物，伴随佛经传入中国。佛教"慈悲""平等""爱人""行善积德"等观点，经历代消化吸收，已经成为中国传统伦理道德的重要组成部分，同样是传统医德的重要依据。河南嵩山少林寺是中国功夫的发源地之一，是世界著名的佛教寺院，是汉传佛教的禅宗祖庭，在中国佛教史上占有重要地位，被誉为"天下第一名刹"。少林寺历代高僧大都法、武、医兼通，效国利民，闻名于世（《少林寺秘方集锦》），昙宗、惠易善于伤科医术，开创了少林武术伤科。少林药局僧医把禅、武、医相结合，共同发扬促进了彼此的融合与壮大，是大众了解佛教医学的重要旅游景点。

（5）河南中医药博物馆

河南中医药博物馆位于河南中医药大学，旨在传承和弘扬中医药文化，全面展示河南省中医药的厚重历史，展示中医药文化的精深内涵，展示河南省中药材的丰富资源，展示医圣张仲景的杰出贡献。在河南中医药博物馆可以领略到中国文化根在中原，中医药文化源出河南，展示了千秋医圣、经方鼻祖张仲景为世界医学发展、为中医药事业的发展做出的杰出贡献和丰功伟绩。

（6）河南中药植物园

河南中药植物园亦位于河南中医药大学，是一个集教学、科研、学生实践、种子种苗繁育，濒危中药资源保存，中医药知识普及等多功能为一体的植物园[3]。"河南中药植物园"几个大字，是由中国药用植物及中药研究的主要奠基人肖培根院士所题。园区的每种植物都拥有自己的"身份证"，即每个植物标牌都有植物的简介以及二维码。通过手机扫描二维码，可以了解到植物的生活特性、形态特征以及其他多种与该植物相关的信息，便于大众学习。

（7）焦作市药王庙

焦作市药王庙，具有悠久的历史，以纪念药王孙思邈为主，是孙思邈往来于太行山和王屋山之间行医的久居之地，有"药王祖庭"的美誉，虽历经千年变迁，几经修葺，但依旧保存了早期的建筑风格，富有宋元的韵味。2005年被定名为河南省"药王孙思邈国际中医药文化苑"景区，2013年批准成为"河南省中医药文化宣传教育基地"。

（8）新郑市黄帝故里景区

新郑市黄帝故里景区，位于河南省郑州市新郑市轩辕路1号，为汉籍史书中记载有熊氏的族居地，故有熊国之墟。汉代建轩辕故里祠，历代迭修；明隆庆四年（1570年）于祠前建轩辕桥，清康熙五十四年（1715年），新郑县令许朝柱于祠前立"轩辕故里"碑。新郑市黄帝故里景区是海内外炎黄子孙拜祖圣地之一。黄帝故里至今保留的传说和历史痕迹，表明河南是岐黄文明的发源地。

（9）邓州市张仲景故里

张仲景故里位于邓州市穰东镇张寨村东南，纪念地内建张仲景纪念塔及医圣宫。纪念塔内耸立医圣汉白玉塑金雕像，医圣右手握《伤寒杂病论》，左手持中药灵芝，像前设敬拜医圣台。医圣纪念塔下，建医圣宫两层。第一层为地宫，内设医圣：从小立志、茅山求教、研究中草药、针灸传统治疗、发明人工灌肠术、发明人工呼吸术等20尊学习、创作、发明塑像，宫壁皆绘汉画图。医圣宫第二层内设医圣长沙大堂行医塑像五尊，晚年著《伤寒杂病论》塑像两尊。一宫壁记载医圣故里简介及医圣宫简介。宫外围，三面建仿古式单层仲景医院。医圣雕像正面一侧，设左右石梯，可拾级而上至宫顶纪念塔，石梯有石柱、石狮、石栏板构成。两梯下端正中立"医圣故里碑"一通。

**2. 发展优势和现状**

（1）优越的地理位置和资源优势

河南省条件得天独厚，地处中国中东部、黄河中下游，联系南北，贯通东西，东接安徽省、山东省，北接河北省、山西省，西连陕西省，南临湖北省，呈望北向南、承东启西之势，地理位置优越，境内交通便利，并有百泉、禹州、卢氏等历史悠久的中药材集散地。河南省在历史上曾经是重要的中医药物流集散地。河南省四季分明，山水、阳光、温度、湿度、新鲜空气、降雨量、区位等构成的综合生态优势，成为其最重要的地理优势。

河流资源：在河南省境内，合计共有1500多条河流，流域面积100平方公里及以上河流560条；流域面积1000平方公里及以上河流64条；流域面积10000平方公里及以上河流11条。动植物资源：现有省级以上森林公园129个，其中国家级森林公园33个；全省已知陆生脊椎野生动物520种，国家重点保护野生动物156种。矿产资源：河南省地层齐全，地质构造复杂，成矿条件优越，蕴藏着丰富的矿产资源，是全国矿产资源大省之一，全省已发现的矿种144种，已查明资源储量的矿种110种，已开发利用的矿种93种。

（2）深厚的文化内涵

河南省是中医药文化的重要发祥地和根源，河南省自古以来名医辈出，孕育了灿烂的中医药文化，具有得天独厚的中医药文化旅游资源，具备发展中医药文化旅游产业的天然优势。医圣张仲景的故里位于河南省南阳市，张仲景

"勤求古训，博采众方"，著有《伤寒杂病论》流传于世。河南省医史文化积淀深厚，古代名医扁鹊、华佗、王唯一等曾在中原地区长期行医[4]。河南省文物古迹众多，旅游资源丰富。河南省具有代表性的中医药文化建筑众多，例如南阳的医圣祠、药王庙、十三帮会馆、开封的"针灸铜人"等，这些流传至今的建筑瑰宝无不佐证了河南省中医药文化的发展与辉煌[5]。

（3）丰富的中药资源

河南省拥有丰富的中医药自然资源，河南省位于华中地区，气候条件适宜，降水量充足，这都为河南省成为重要的中药材产区奠定了基础。河南省有众多中药材种植基地、中药植物园等。《河南省中医药学科与中药材产业发展研究报告》中指出，河南省第四次中药资源普查（试点）不完全统计，河南省中药资源 2700 余种，有蕴藏量的种类 236 种，栽培品种 99 种。其中植物类 2000 多种，动物类 270 种，矿物类 49 种，其他 25 种，发现新品种 10 种。河南省的一大优势是道地药材资源丰富，共有 37 种[6]。例如豫东地区有禹州白芷、禹州白附、新密白芷和鲁山辛夷花等，豫西地区有渑池丹参、灵宝杜仲、孟津芍药、栾川连翘和汝阳柏木枕等，豫南地区有信阳败酱草、南阳山萸肉和南阳辛夷等，豫北地区有济源冬凌草、焦作四大怀药、濮阳金银花和新乡山楂等[7]。其中产于焦作（古代为怀庆府辖区）的"四大怀药"（地黄、牛膝、山药、菊花）栽培历史悠久，闻名中外，距今已有 3000 多年[5]。河南省的中药材种植业亦发展迅速，以河南省道地药材种植为基础，相继成立了中药饮片加工、中药制药等企业，如宛西仲景制药、羚锐制药、太龙药业、辅仁药业等，已是河南省内及国内知名企业，在业内享有良好的声誉和口碑，在全国医药市场，它们的产品均占据一定比例[8]。

（4）人才资源优势

河南省现已建成以河南中医药大学为首的具有高质量的中医学院校。河南中医药大学引进了众多中医药高级知识技术人才，学校高度重视特色校园文化建设，深深根植于河南省丰富的文化土壤，以弘扬仲景文化为核心，将仲景的仁心仁术渗透在医疗、教学、科研等各项工作中，形成了"突出仲景，注重传承"的专业教育特色，并培养了众多素质优良的中医药人才[9]。现河南省独立设置中医药学类高校 2 所，5 所本科高校开设中医药学类专业，另有 16 所高校开设 24 个中医学、中药学、中医骨伤等中医药相关专科专业点。"十三五"期间，河南省高校中医药类专业招生 3.69 万人，培养毕业生 2.36 万人。

实施国家中医药传承与创新百千万人才工程（岐黄工程）、省中医药传承与创新人才工程（仲景工程），培养高层次中医药人才，拥有 4 名国医大师、7 名全国名中医、6 名岐黄学者、81 名河南省名中医、134 名全国老中医药专家学术经验继承指导老师、98 个全国名老中医药专家传承工作室。

（5）政策支持

2017 年《河南省中医药发展战略规划（2016—2030 年）》（豫政办〔2017〕34 号）[10]中提到要发展以中医药文化传播和体验为主线，集中医诊疗、康复、养生、休养、文化传播、商务会展、中药材考察等为一体的中医药健康旅游项目。建设若干中医药生态休闲旅游景区、休闲养生养老基地，打造中医药主题的健康旅游示范基地和健康旅游综合体[10]。2020 年《中共河南省委河南省人民政府关于促进中医药传承创新发展的实施意见》（豫发〔2020〕4 号），调整完善河南省中医药工作领导小组，建立健全中医药工作各级、各部门联动机制，中医药发展环境持续优化。2022 年河南省政府印发《河南省"十四五"中医药发展规划》提到要壮大中医药健康产业新业态，支持各地结合实际情况，规划更多沉浸体验感强、群众广泛参与的中医药健康旅游路线，并研发出更多群众喜闻乐见的中医药健康旅游产品。2022 年 6 月《河南省中医药条例》正式公布，明确了河南省中医药发展的必由路径，循章依法地推进中医药的传承创新发展，致力于建设中医药强省。这些都为发展河南省中医药健康旅游提供了强有力的支持。

（6）独特的市场优势

闻名中外的四大怀药（山药、牛膝、地黄、菊花）就是来自河南省焦作，是有名的道地药材[11]。因为其主产于焦作辖区温县、沁阳、武陟、孟州境内，且有着栽培历史悠久、品种优、产量多、炮制精、疗效佳等特点，故被誉为"怀山药""怀菊花""怀地黄""怀牛膝"。这四味药均为上品（《神农本草经》），久服可以祛病延寿，历代名医皆对其十分推崇[11]。与此同时，河南省还盛产诸多药食同源的药材，如个大、皮薄、肉厚、味美的大枣，有健脑效果和丰富的营养价值的核桃，色泽美、质地细、口感好、含糖量高的板栗等，在国内皆具有一定的知名度。河南省的中医药有着深厚的群众基础，一是名老中医众多，二是中药材种植基地、制药有限公司、药店、医科院校等林立。河南省中医药健康旅游资源具有天然的和天时、地利、人和的优势，为打造新兴中医药健康旅游产业奠定了坚实的基础。

贰 区域发展篇

### 3. 发展的制约因素

近年来河南省中医药旅游发展迅速，但是存在诸多问题：

（1）整体发展片面、分布不均衡，和当地旅游发展不协调。

（2）旅游产品相对单一，医旅融合度不够。

（3）未明确规划中医药健康旅游产业发展方向，未及时出台《中医药健康旅游规划》等文件。

（4）中医药健康旅游产业市场散乱无序、缺乏标准。

（5）缺乏信息化大平台。

（6）已公布的21家中医药健康旅游示范区（基地）多为观光性项目，参与性、体验性不足，与旅游产业融合深度有限。

（7）中医药健康旅游产业链尚不完整，缺乏强大的中医药健康旅游品牌。

（8）人才队伍素质相对偏低等问题[5,12]。

## （二）湖北省中医药健康旅游

湖北省是文化大省，荆楚文化是中华地域文化的重要组成部分之一[13]，湖北省位于我国中部，因处长江中游的洞庭湖之北故称为湖北，简称鄂。历史上湖北曾属于荆州（夏代）和楚国（春秋战国），清康熙三年设湖北省至今，故又称为楚或荆楚并称。历史悠久、博大精深的楚文化在当今仍然具有弥足珍贵的时代价值。楚人筚路蓝缕的奋斗精神、开拓有为的创新精神、博采众长的包容精神，以及九死不悔的爱国精神等，这些优秀精神与特质是荆楚文化、长江文化乃至中华文化的重要组成部分，值得我们一代代传承下去，以使荆楚文化发扬光大。优秀的传统文化与丰富的中医药资源相结合孕育了丰富的中医药文化旅游资源。

### 1. 湖北省中医药特色旅游线路

（1）黄冈市蕲春县李时珍故里中医药文化游、黄梅禅修养生文化游

蕲春，"医药双圣"李时珍故里。湖北蕲春县李时珍纪念馆拥有藏品万余件（种），内容丰富，生动形象地展示了中国历代名医对李时珍的推崇，纪念馆同时拥有大量珍贵的文献资料及博物馆所收藏的本草药标本，充分展现了中华医药文化的魅力。展览区以展示中医药文化为主线，向游人普及实用养生知识[14]。二者之间相辅相成，相得益彰。近年来，随着旅游业在我国发展迅速，

各地政府都把大力发展旅游业作为促进地方经济增长、增加财政收入的重要途径之一。而中医药作为传统特色优势产业，更是得到了前所未有的重视与关注。因此，开发中医药旅游产业势在必行。蕲春县延伸"药旅"产业链，将一批制药企业，药材种植园和艾灸培训学校提升为景区景点，并引进了数条中医药健康旅游路线，深受游客欢迎。

唐宋是佛教最兴盛的时期，仅在黄冈市就分布着300多座大大小小的佛寺。迄今我国禅宗祖庭有6处，黄冈市所辖黄梅县凭借四祖寺和五祖寺独占鳌头。五祖寺又称为"东山寺"，是中国禅宗第五代祖师弘忍在唐永徽五年（654年）创建的。唐朝时期，五祖寺曾遭兵毁，近现代又进行了翻新，其飞檐、门窗等都经过精心修饰，显得十分精美，更增添了佛教的神圣与庄严。在这片土地上，有一座被称为"禅林圣地"的千年古刹——黄梅佛国山，它位于湖北省东北部的黄梅县境内，距县城约30千米，海拔728米，面积达10平方千米，拥有丰富的自然资源和人文资源，风景秀丽，气候宜人，环境优美，空气清新。来此进行一次修禅养生之旅，将体会人生真谛。

（2）神农架神农中草药文化游

神农架以神农氏搭架采药命名，有"中草药王国"之美誉，神农尝遍百草的传奇故事一直传为佳话。神农架山清水秀，气候温和，四季分明，雨量充沛，土壤肥沃，植被繁茂，野生动植物资源十分丰富，具有发展中药种植得天独厚的自然环境和资源优势。在此可以体验到回归自然、绿色健康生活的感觉。神农架有四大名草药，即"江边一碗水""头顶一颗珠""七叶一枝花"（重楼）、"文王一支笔"。神农架民间草药种类繁多，如天麻、延龄草、猪苓、灵芝草、冬花、柴胡、桔梗、旱半夏等，加之其宜人的自然条件使其真正成为中医药养生旅游之地。

（3）十堰武当山道家养生文化游

"问道武当山养生太极湖"，武当山是我国著名的世界文化遗产和全国重点风景名胜区之一，也是举世闻名的道教圣地，被称为"亘古无双胜境，天下第一仙山"；历代高真逸士云集于此成为千百年来人们顶礼膜拜的"神峰宝地"，被誉为"仙山琼阁"。武当山已被联合国教科文组织确定为全球重要遗产和中国重点风景名胜区。经过多年发展，其知名度不断提升，并得到社会各界广泛认可，近年来武当山风景区发布"武当369"新品牌，"过几天神仙生活"作为推广口号，注重道家文化，综合人文景观、生态资源和康养度假为一体，已成为适合身心旅游的新坐标。并吸引国内养生团队来此深入感受武当武术，打坐静心，道茶夜话，道家斋菜等文化旅游产品。

（4）宜昌屈原故里文化旅游区、夷陵大老岭中草药养生游

大老岭国家森林公园为湖北省三峡地区首家国家级森林公园，距离宜昌中心城区78千米，距离三峡大坝50千米，森林公园面积达10万亩，森林覆盖率高达98%。区内有红豆杉、珙桐等38种国家重点保护植物和林麝、豹等多达26种国家重点保护动物，素有"植物宝库""动物乐园""绿色基因库"的美誉。这里山清水秀，气候宜人，植被种类丰富多样，素有"天然大氧吧"之称。其主要景点有原始森林野趣区、古树名木园、珍禽鸟岛和湿地自然保护区等，走进林区就会看到古树参天郁郁葱葱的景象，美不胜收。景区名贵药材较多，有"药王溪"的美称，相传神农在此地曾采药尝百草。

屈原故里文化旅游区坐落在秭归县新县城内，紧邻三峡大坝，直线距离600米，面积多至500亩，高峡平湖之美一览无余，与此同时，屈原祠、江渎庙等24座峡江地面文物也在这里集中迁移，并于2006年5月经国务院批准列入第六批全国重点文物保护单位。

（5）恩施硒都养生游

恩施有世界上唯一发现的面积为0.88平方千米的独立硒矿床，有面积超过2万平方千米的世界上最大的天然富硒生物圈，境内多为富硒环境，适合于多种动植物的生长，所产农产品多含有丰富的有机硒。硒是人体必需的微量元素之一，被誉为"抗癌之王"，在土壤中含量丰富，对各种癌症有很好的预防作用，因此补充硒元素对于提高人体免疫力、保护心脑血管具有重要意义。

（6）荆门钟祥长寿之乡游

钟祥地处鄂西南中部，历史悠久，特色独具，境内长寿人口较多，被誉为"世界长寿之乡"。莫愁村作为湖北省民俗民艺第一村，拥有着魅力无穷的饮食文化，小城里有100多种特色美食风味，有非物质文化饮食老店近50家，有20多名民间小吃传承人，有十大传统生态作坊，还有荆楚本土戏曲演艺、长寿贡品食材博览等都汇聚在很有荆楚风味的古市集与老街巷中，能为游客带来吊古寻幽，寻长寿奥秘的观光感受。

（7）罗田万密斋故里中医药文化游

罗田位于湖北省东北部、大别山南麓，与安徽交界，素有吴头楚尾之称。境内锦天绣地、名山胜水、物华天宝、人文荟萃。在这片土地上，孕育出了无

数享誉古今的风流人物，万密斋就是其中的一位。万密斋墓为湖北省文物保护单位，位于罗田县大河岸镇枫树垸村万家岗。在大别山百里生态画廊入口、省级文物保护单位万密斋墓园相邻处建一座万密斋纪念馆，配套建设中草药、保健品为主的旅游商品市场，中草药种植示范基地等项目，使之成为集爱国主义教育基地，旅游参观景点、旅游商品市场和科普示范为一体的综合性观光旅游场所。

大别山国家森林公园位于罗田县北部山区，总面积300平方千米，分设天堂寨大别雄风自然风光游览区、青台关古关名胜游览区、薄刀峰避暑休闲游览区、九资河大别山田园风光游览区、天堂湖水上乐园等五个景区。大别山森林公园素以雄、奇、险、幽著称，具有中山山岳地貌和原始森林景观，集民俗风情，农艺景观和历史人文景观为一体，是进行避暑度假和旅游观光及会议，科教休养和健身的综合性国家森林公园。同时，九资河还是茯苓富产地，九资河地处大别山南山坡，竹苞松茂、日丽风清、云交雨合、天朗气清，此地茯苓品质在全国首屈一指，产量在全省首屈一指，素有"茯苓之乡"的美誉。

（8）湖北省药用植物园

湖北中医药大学药用植物园于2012年筹建，坐落在新校区图书馆东，与黄家湖毗邻，占地100多亩，是一所集教学、科研、展示与科普教育于一体的综合性药用植物园，注重资源保护，对普通常用药用植物进行引种栽培，繁育播种，将之打造成弘扬中医药文化特色平台和华中地区药用植物栽培与保存，科学研究与科普教育基地。目前乔木与灌木的引进种类有160种左右，草本区的引进种类有430种左右，在以后的研究中将重点加强对植物的保护，在引进的同时，对植物进行精细分区，突出特色景点、品种的信息化建设，科研平台的建设以及实习基地的建设。

华中药用植物园即长岭岗稀有药用植物园，地处恩施市新塘乡境内，总占地1300亩，为华中地区面积最大，采集种类最全的药用植物园。该园现存药用植物1400余种，其中属国家珍稀濒危植物35余种。与此同时，该园还进行了各种珍稀药用植物野生转嫁植技术的研究工作，承担着"鄂西南山区珍稀濒危药用植物的保护及利用"等多项国家、省级科技计划项目。华中药用植物园是湖北省中药材研究所的主要科研基地，是研究所与中国药科药用植物研究所、中国中医科学院中药研究所联合建立的武陵山区野生中药材资源工作站及厚朴种植资源库的基础平台，更是与湖北省多所高等专科学校等单位开展科研合作的重要场所，成为推广"华中药库"，服务中药材产业化发展，推进恩施市中药材现代化建设的一个窗口。

（9）武汉黄鹤楼公园、东湖景区文化游

武汉黄鹤楼公园坐落在武昌蛇山上，有"天下绝景"之美誉，和湖南省岳阳楼、江西省滕王阁并称"江南三绝"。黄鹤楼建于三国时期吴黄武二年（223年），隋唐时期成为文人墨客欣赏风景和游宴的场所，孟浩然、崔颢、李白等均有咏黄鹤楼佳句，多次被毁，今存黄鹤楼建于1985年。黄鹤楼的传说源远流长，神秘莫测。黄鹤楼的传说源于民间，包含着深刻丰富的仙道文化、民间智慧和文人流韵，是武汉民间文化中的一颗明珠。

武汉东湖生态旅游风景区（以下简称东湖风景区）位于湖北省武汉市中心城区的东部，为国家5A级旅游景区，全国文明风景旅游区的示范点和第一批国家重点风景名胜区。东湖生态旅游风景区总面积88平方千米，包括听涛、磨山、落雁、吹笛、白马、珞洪六大区域。华中科技大学、武汉大学等国家重点大学都位于东湖湖畔。武汉东湖生态旅游风景区作为一个以大型自然湖泊和湖光山色为主，融旅游观光、休闲度假和科普教育于一体的旅游风景区，年接待国内外游客上百万人次，成为华中地区第一梯队风景游览之地。

**2. 发展优势和现状**

（1）优越的地理位置和资源优势

湖北省有其独特的自然条件与物质基础，因而得以成为中华文化与中医药文化发源地之一，地理环境复杂多变、气候温和，资源丰富。湖北省东邻安徽省，南界江西省、湖南省，西连重庆市，西北与陕西省接壤，北与河南省毗邻，东西长约740千米，南北宽约470千米。全省总面积18.59万平方千米，占全国土地总面积的1.94%。湖北省地势大致为东、西、北三面环山，中间低平。土地资源：林地和耕地占主导，城乡建设用地和水域也有较大分布，呈现"五分林地三分田，一分城乡一分水"格局。河流：湖北省境内除长江、汉江干流外，省内各级河流河长5千米以上的有4229条，河流总长6.1万千米。植物资源：天然分布维管植物292科1571属6292种，其中，苔藓植物51科114属216种，蕨类植物41科102属426种，裸子植物9科29属100种，被子植物191科1326属5550种，天然分布的国家重点保护野生植物162种（国家Ⅰ级保护的11种，Ⅱ级保护的151种）。动物资源：湖北省在动物地理区划系统中属东洋界、华中区，全省有陆生野生脊椎动物875种，其中，兽类128种，鸟类 577 种，爬行类 82 种，两栖类 88 种，属于国家重点保护陆生野生动物有 186 种（其中，国家Ⅰ级保护的 44 种，Ⅱ级保护的 142 种）。地质矿产：湖北省已发现 150 个矿种（不含亚矿种，下同），其中已查明资源储量矿种 91 个，分别占全国已发现 173 个矿种和已查明 162 个矿种的 86.7% 和 56.2%。

（2）深厚的文化内涵

就文化资源总量来说，湖北省是当之无愧的"文化大省"。在历史的纵向度上，湖北省有四处世界文化遗产（神农架古建筑群、武当山古建筑群、钟祥明显陵和唐崖土司城旧址）和五个国家历史文化名城（武汉、荆州、襄樊、随州和钟祥）；具有代表性的人文景观有 500 多处，其中有古人类遗址、古文化遗址、古战场遗址、古塔石窟、古墓皇陵、古代建筑、古刹道观等[15]，应有尽有。湖北楚文化有着深厚而悠久的积淀，并形成了以编钟、漆器、青铜器、玉帛织品等为代表的楚文化文物特色[16]，优势明显，特色突出。在历史上，神农尝遍百草、李时珍采药等均为湖北省丰富的中药资源提供了证据，也增加了人文色彩。湖北省涉及中医药的非物质文化遗产较多，拥有神农、李时珍传说等 5 个国家级和 27 个省级文化遗产。

（3）丰富的中医药资源

以中医药资源为基础，开发具有独特地域特色的荆楚中医药文化，不失为一种可行的途径。湖北省中医药文化底蕴丰厚，湖北省历史悠久、物阜民丰、中药材资源丰富，被誉为"华中药库"。据统计，湖北省具有植物药味的主要栽培品种是黄连、党参、贝母、当归、天麻、茯苓、绞股蓝，具有动物药味者主要是麝香、牛黄、龟板、蜈蚣、鳖甲、全蝎，还有一些矿物药，其中名贵中药材有黄连精品"鸡爪连"，党参上品"板党"，厚朴名品"紫油厚朴"等众多精品享誉国内外[17]。现已形成以武陵山、秦巴山、大别山等为中心的道地中药材栽培基地。据统计，湖北省中药资源类型数量为 3970 多种[18]，位居全国第 5 位。

湖北省作为我国中药资源大省和中药材生产大省，就中药生产而言，湖北省有马应龙药业、武汉健民、中联药业等多个老字号中药生产企业培育了像龙牡壮骨冲剂、麝香痔疮膏、金刚藤胶囊、中联强效及"劲牌"保健药酒此类销量上亿的优势明星产品。

（4）人才资源优势

近年来，湖北省切实贯彻新发展理念，中医药事业迅速发展，已形成比较

贰　区域发展篇

完整的医、教、研、管体系，中药产业格局已初步形成，对保障湖北省人民身体健康，推动经济社会发展起到了举足轻重的作用。湖北省已形成发展中医药的良好局面，湖北省中医药多元化发展的格局初步形成。"三名战略"提升湖北省中医药业的实力，湖北省长期以来实施"建设名院、打造名科、培养名医"战略，湖北省中医医院、武汉市中西医结合医院等多家中医院和中西医结合医院已经成为综合服务能力强、中医特色优势突出、管理规范全国知名的中医特色医院。湖北省中医医院还被列为"国家中医临床研究基地"建设单位国家分批投入巨资建设进一步发挥该医院的龙头作用[19]。湖北省还设有湖北中医药大学，湖北中医药高等专科学校2所具有厚重历史文化背景的中医药研学殿堂。湖北省的中医药人才优势在国内处于领先地位，湖北省内共有61所普通高校（含武汉12所）设有医药专业且人才储备丰富。除中医学外，还包括土家族医学、苗族医学和侗族医学在内的少数民族医学[13]。为产学研及中医药文化研学活动的开展打下坚实基础，给湖北省中医药文化旅游产业带来机遇，保障中医药健康旅游的繁荣振兴。

（5）政策支持

伴随着康养旅游在全国范围内如火如荼地展开，中医药旅游作为康养旅游中最主要的一个分支也渐渐引起了政府及行业的重视，政府出台了多项扶持中医药健康旅游发展的相关政策。湖北省委省政府确立了建设中医药强省的发展目标，2018年6月1日湖北省政府印发《关于促进中医药振兴发展的若干意见》[20]，为湖北省中医药振兴发展指明方向和目标。意见指出要发展中医药文化，加强中医药文化保护与传承，唱响李时珍中医药文化品牌，建议放宽中医药服务准入以推动中医药健康旅游事业的发展，发挥中医药特色资源优势，支持中医药示范区（基地）建设，培育多位一体的中医药健康旅游品牌，创建中部地区健康旅游基地并力争建成2个左右国家中医药健康旅游示范区和10个左右全国中医药健康旅游示范区，规划"中医药"和"健康旅游服务"融合发展理念。2018年6月5日，国家中医药管理局与湖北省人民政府在湖北省武汉市签署了《推进湖北建设中医药强省合作框架协议》。根据协议，双方将在中医院建设发展、中医药服务能力提升、中医药人才队伍建设、中医药产业发展、中医药文化五个方面进一步深化战略合作。2020年12月15日湖北省推进中医药强省建设三年行动计划（2020—2022年）为贯彻落实《中共中央国务院关于促进中医药传承创新发展的意见》精神[21]，加快推进湖北省中医药强省建设，打造中部地区"中医药服务高地"、"中西医结合高地"和"中医药健康产业高地"，促进中医药强省建设迈上新台阶。对此，湖北省采取一系列举措，如培育以李时珍为代表的医药文化，打造以武当山养生为代表的中医药养生旅游品牌，打造以咸宁温泉为代表的养生旅游品牌。加强与鄂西生态旅游区建设对接，打造湖北省特色养生休闲度假旅游目的地和"中国药都"。发挥武汉城市圈核心增长极作用，促进区域经济协调发展。另外，要积极促进湖北省具有悠久中医药文化历史的名胜古迹和中药材种植基地以及中华老字号企业将中医药资源纳入旅游产业区开发范围，鼓励酒店、景区和其他旅游企业向旅游者研究开发和提供中医药健康服务项目等，使得湖北省成为特色鲜明、功能完备、质量优良、旅游者满意的一流旅游目的地。

（6）独特的市场优势

新冠肺炎疫情防控期间，中医药发挥着独特优势与作用，给中医药产业发展带来历史性机遇[22]。从目前市场上已发展起来的中医药旅游产业及学术界对中医药健康旅游理论研究来看，中医药旅游产业已受到政府部门及相当数量旅游企业的高度重视，中医药旅游产业在带来较大经济和社会效益的同时，也促进了旅游业的发展与创新，面对广阔的市场发展前景，中医药健康旅游发展势如破竹。中医药旅游业的崛起离不开政府部门及旅游企业对中医药的肯定和关注，而政府部门及旅游企业的肯定和关注又为中医药旅游行业在经济、社会和环境等方面价值的实现提供强有力的保证。

**3. 发展的制约因素**

（1）就湖北省现存文化资源地理分布和行业分布状态而言，湖北省文化资源虽然较为丰富，却仍表现出自发性和零散性。文化资源零散，文化资源开发再生效应弱、效益不高，不少具有"特色"和"优势"的文化项目投入多、产出少，甚至造成了某种程度的闲置和虚空，并长期处于低效负效的状态下保持和运行。

（2）地域文化资源优势不够明显。近年来，随着旅游业的快速发展，文化旅游已经成为中国经济增长新引擎之一，在经济社会中发挥着越来越重要的作用。文化产业要发展，就必须发掘文化资源。荆楚地区有着悠久而丰富的文化历史，有许多具有娱乐性与变现能力的资源，比如神农尝百草神话传说、李时珍人生传奇、叶开泰金字招牌。但是相对于其他省而言，湖北省整体文化资源综合竞争力较弱，文化软实力还需要进一步挖掘和提高。

（3）历史文化资源优势较难突出。近年来，湖北省文化产业发展迅速，但发展仍不够充分。当前，中国优秀文化作品中具有明显荆楚地域标签者仍显匮乏，对湖北地域文化资源挖掘和利用仍需加强。

### （三）湖南省中医药健康旅游

湖南省拥有丰富的旅游资源、中草药资源和民族医药等资源，如何在新时期、新阶段抓住机遇，实现丰富的旅游资源与中医药资源融合，促进湖南省中医药健康旅游的发展，以拉动湖南省经济增长，值得我们深思。

**1. 湖南省中医药特色旅游景点**

（1）长沙马王堆汉墓

马王堆汉墓位于长沙市东郊的马王堆乡，是西汉长沙国丞相、轪侯利苍及其家属的墓葬，共出土了三千多件珍贵文物，是 20 世纪世界最重大的考古发现之一。为研究汉初时期的政治、经济、科技和文化提供了非常翔实的资料[23,24]。马王堆汉墓陈列展中所展示的与医药相关的文物主要有导引图，为迄今我国考古发现年代最早的一件导引图谱。这幅图说明导引在西汉早期就具有祛疾养生的作用，通过揉畅筋脉，通利关节，进而祛病延年，是一种集治疗与养生于一体的中医疗法[25]。出土的中草药及彩绘陶熏炉是具有实物的现存较早的草药，其中有茅香、佩兰、辛夷、高良姜、桂皮、花椒、藁本、姜、朱砂等具有芳香气味的中药材。出土的书籍有《五十二病方》《养生方》《足臂十一脉灸经》等。《五十二病方》是现已发现的我国最古的医方，涉及内科、外科、妇产科、儿科、五官科等，收录药物 247 种，反映了当时医学和方药学发展的水平。《养生方》以养生方药为主要内容，对于养生学、方药研究具有一定参考意义[26]。《足臂十一脉灸经》主要论及的是十一条经脉的循行和其异常时产生的病候，是我国最早的论述经脉学说的文献[27]。马王堆汉墓出土的这些医药文物，是对中国汉代之前医学药学发展情况的真实反映。

（2）龙山药王殿

龙山位于涟源市西南边陲，山脉横亘涟源、新邵、邵东、双峰四县（市），主要部分在涟源市境内。龙山现存历代古迹数处，其中以药王殿最为著名。该殿坐落在岳坪峰顶部，是为纪念唐代名医孙思邈而建。1972 年全国中草药重点县市调查统计，龙山中草药有 2384 种，不乏人参、灵芝、天麻、黄精、何首乌、七叶一枝花等珍贵药材，位列全国之冠。常年生长的有 1400

多种，栽培种植的有 50 多种，其中黄精、天麻、厚朴、杜仲、淫羊藿、丹皮尤佳。龙山药王殿、株洲炎帝陵、长沙张仲景祠并称湖南省中医药文化胜地，排在首位的是药王殿，这里有药王井和孙思邈石等遗迹。传统的医药产业、医药种植业和医药制造业已经发展成为地方产业。龙山的休闲基地位于龙山国家森林公园，森林覆盖率达 91.06%，有 60 多种鸟类和 40 多种动物。中医文化博物馆、中医抗衰老基地、药王朝圣地、养生度假区等一批项目正在龙山镇启动。

（3）株洲炎帝陵

炎帝陵位于湖南省株洲市炎陵县鹿原镇鹿原陂，西濒斜獭水，炎帝陵自宋乾德五年（967 年）建庙之后，已有千余年历史，随着历代王朝的兴衰更迭，炎帝庙也历尽沧桑，屡毁屡建。炎帝陵核心景区面积 5 平方千米，总规划面积102.5 平方千米。炎帝陵是中华民族始祖炎帝神农氏的安息地，享有"神州第一陵"之誉，是全国重点文物保护单位、国家 5A 级旅游景区、国家级风景名胜区。炎帝陵有祭祀区、拜谒区、缅怀区等三大功能区，由炎帝陵殿、神农大殿、神农园、阙门、华夏广场、福林、圣德林、皇山碑林、炎帝陵牌坊等 80多处自然和人文景观组成。株洲境内的罗霄山脉被誉为"华中地区中药基因宝库"，动植物资源丰富，尤其适宜中药材种植。以炎帝陵为核心，周边开发万亩中药材种植，打造炎帝神农中医药健康旅游区。建设了一批将中药种植、生态观赏、教学实践、文化旅游、健康养老等融为一体的基地。在神农文化健康科技体验室里，还可以体验到传统的中医文化，如品尝药膳、药酒、制作保健茶饮，辨别中药产品的真假，参观中药材的炮制流程。

（4）长沙张仲景祠

东汉张仲景官至长沙太守，拜南阳郡地方名医张伯祖为师，后成为名医。张仲景十分同情人民的遭遇，立志"勤求古训，博采众方"，现在流传的中医四大经典中的《伤寒论》与《金匮要略》都是张仲景所书，总结了汉代以前民间医疗经验，对中医事业发展做出了重大贡献。

（5）彭山景区

彭山景区位于湖南省澧县澧水南岸，是国家 4A 级旅游景区，全国森林康养试点建设基地，湘北佳致，九澧名胜，集观光旅游、休闲度假、科普研学、禅修养生、森林康养、中医药康养旅游等于一体。66 公顷湿地，133 公顷水域，2000 公顷山林，集山、水、洲之大成，享"生态胜景，大爱彭山"之美誉。彭山景区连片山林 3 万多亩，山林植被丰富，生态环境优良。林下种有铁皮石斛、黄精、玉竹等药食同源中药材约 1000 亩。古有神农尝百草，彭山景区秉承着森林康养与中医草药康养深度融合，开发出以森林康养、中医药康养、药食同源等结合特色中医药养生康养旅游特色路线产品，如饮九蒸九晒黄精茶、吃药食同源养生药膳等。

（6）张家界景区

武陵源是张家界的主要旅游景点，植被茂密，河流湍急。百草园中医养生基地就坐落在这里，占地约 1000 亩，境内高等植物有 3000 多种，药用植物 700 多种，负氧离子含量充足，誉为"养生天堂"。该景区正在投资建设中药材科技培训中心、种苗繁育基地、中药材生产示范区和中药材观光园区等。

**2. 发展优势和现状**

湖南省人杰地灵，人口众多，历代名医辈出。湖南省的中医药旅游文化资源有马王堆汉墓、药王庙、炎帝陵、仲景祠和张家界景区等著名古迹和遗址。为了配合中医药旅游的发展和购物需求，湖南省加快发展中医药加工产业，将进一步丰富中医药文化旅游资源内容。虽然湖南省的文化旅游资源十分丰富，但目前还没有系统的调查报告可供政策制定参考，对中医药旅游资源的开发也没有明确的思路。

（1）优越的地理位置和资源优势

湖南省位于长江中游，省境绝大部分在洞庭湖以南，故称湖南；湘江贯穿省境南北，故简称湘。介于东经 108°47′ ~ 114°15′，北纬 24°38′ ~ 30°08′。东以幕阜、武功诸山系与江西省交界；西以云贵高原东缘连贵州省；西北以武陵山脉毗邻重庆市；南枕南岭与广东省、广西壮族自治区相邻，北以滨湖平原与湖北省接壤。省界东到桂东县黄连坪，西至新晃侗族自治县韭菜塘，南起江华瑶族自治县姑婆山，北达石门县壶瓶山[28]。东西宽 667 千米，南北长 774 千米。土地总面积 211829 平方千米，占全国土地总面积的 2.21%。土地资源：湖南省耕地面积 414.88 万公顷，约占全国耕地总面积的 3.1%；林地面积 1221.03 万公顷，约占全国林地总面积的 4.8%；牧草地面积 47.48 万公顷，约占全国牧草地总面积的 0.22%。丰富的土地资源这为湖南省发展农业、林业、牧业、渔业等提供了有利条件[29]。

河流湖泊资源：湖南省河网密布，流长 5 千米以上的河流 5341 条，总长度 90000 千米，其中流域面积在 5000 平方千米以上的大河 17 条[30]。湖南省内除少数属珠江水系和赣江水系外，主要为湘江、资江、沅江、澧水四水及其支流，顺着地势由南向北汇入洞庭湖、长江，形成一个比较完整的洞庭湖水系。湘江是湖南省最大的河流，也是长江七大支流之一；洞庭湖是湖南省最大的湖泊，跨湘、鄂两省[31]。植物资源：湖南省属亚热带常绿阔叶林区，主要自然生态系统类型为森林和湿地生态系统。森林生态系统拥有 5 个森林类型、12 个植被型组、23 个植被型亚组、63 个群组、143 个群系。湿地生态系统分为江河、湖泊、沼泽湿地[28]。湖南省的武陵雪峰山脉和罗霄山脉跨北纬 20° ~ 30°，在国际上具有高度代表性和典型性，被认为是世界上同纬度地区最有价值的生态区。植被丰茂，四季常青。2020 年，省级以上自然保护区 53 个，面积 91 万公顷。其中，国家级 23 个，省级 30 个。省级以上风景名胜区 71 个，面积 68.1 万公顷。其中，国家级 22 个，省级 49 个。世界地质公园 2 个，国家地质公园 14 个。动物资源：湖南省生物资源丰富多样，是全国乃至世界最有价值的生物基因库之一，有 13 种国家一级保护动物，包括华南虎、云豹和麋鹿。矿产资源：湖南省被誉为"有色金属之乡"和"非金属矿之乡"。2021 年，湖南省已发现 7 种能源矿物 146 种矿产，111 种探明资源。

（2）丰富的中医药文化资源

湖南省是中医药资源大省，拥有多种中药材资源。丰富的自然资源是湖南省中医药旅游业发展的基础，使得湖南省的中医药旅游具有独特的风格。中医药文化旅游是建立在深厚的文化内涵和中医药理论之上的，已形成了马王堆汉墓、炎帝陵、仲景祠、药王庙和湖南中医药大学博物馆等为代表的湖南省湘中医药文化旅游风景线，是发展中医药健康生态旅游的风水宝地[32]。将尽快建成功能齐全、特色明显、环境优美、情调别致，集养生保健、休闲旅游为一体的中医药健康生态旅游产业体系。

（3）政策支持与市场优势

湖南省大力发展文化旅游业，将进一步促进湖南省旅游业的发展。中医药文化旅游业是将旅游景点、设施、产品和中医药文化内涵融为一体的文化产业，具有较大的潜力。根据当代人们生活文化活动的需求变化，医疗护理与保健、康复与养生为主要内容的旅游服务的医疗旅游将受到更多人的喜爱。中医药文化旅游以中医药的深厚文化内涵、独特理论体系和内容为基础，以各种医疗和健身方法、药材观赏、购买和使用为基本吸引物而产生的一种新的旅游方式，是将中国丰富的药物资源和博大精深的传统中医药文化与旅游相结合的旅游项目[33]。因此中医药既可以满足人们不断变化的旅游需求，又符合旅游产品开发的前景规律。

（4）人才资源优势

湖南省有2名青年岐黄学者、15名全国中医药创新骨干人才培养对象；高层次卫生人才"225"工程中，来自中医药单位的领军人才9人次、学科带头人40人次、骨干人才56人次；计划在中华人民共和国国民经济和社会发展第十四个五年规划和2035年远景目标纲要（"十四五"）期间实施中医药"神农人才"工程，在全省遴选培养10名中医药领军人才、100名中医药学科带头人，打造中部地区中医药人才聚集高地。建立立体多面的进修、交流和培养体系，着力提升中医药人才的创新能力；重用有创新思路和培养前景的人员，鼓励专家、骨干承担各级各类科学研究课题并给予配套经费。湖南中医药大学加强中医药领域高校优势特色学科群建设，着力打造高水平学术团队、构建高水平创新平台；湖南中医药大学积极开展特色育人工程，加强本、硕、博各阶段中医药拔尖创新人才后备力量的培养。

**3. 发展的制约因素**

（1）湖南省中医药旅游资源丰富，但尚未得到充分开发。中医药旅游项目较少，项目数量较多，中医旅游的优势尚未得到充分利用。

（2）中医药旅游产品开发较少，尚未形成大规模。湖南省药用生物资源丰富，且具有独特的文化、民族医药保健，但在现阶段，发展中医药健康旅游相对较弱，且很少有中医药健康旅游产品。

（3）湖南省中医健康旅游发展的特点是较为分散并未结合当地的中医药资源进行开发，缺乏总体规划也没有旅游团。

（4）人才是中医药文化旅游产业发展的基本保障[34]，但目前湖南省缺乏掌握中医文化旅游知识的人才。人才短缺将会限制湖南省中医文化旅游产业的市场的发展。

# 三、对策与建议

## （一）制订发展规划，完善法律法规

政府应对中医药健康旅游给予有力的支持，妥善地弘扬中医药文化，保障中医药健康旅游的繁荣蓬勃发展，并制订相应的发展规划[35]。从实际出发，对本地中医药资源及旅游资源进行了充分发掘，并对中医药健康旅游开发现状、存在的潜在问题及开发前景进行分析，应在基于开发现状的基础上，将中医药资源及其他旅游资源具体特征作为现实基础，并在此基础上确立华中地区中医药健康旅游开发的近、中、远三期发展目标，积极推进华中地区中医药健康旅游带核心区建设，构建中医药文化和旅游产业发展布局建设等[35]。加大资金投入力度和支持力度，建立有效的利益协调与补偿机制，加快人才培养步伐，积极开拓国际市场。在政策方面对中医药事业进行再振兴策略，增加财政投入、提高中医药地位、强化中医药基础理论研究等。鼓励单位或个人以合资、合作或独资方式参与中医药产业的发展。

完善的法律法规体系，是实现旅游业良性发展的先决条件。目前中国已有一些省（市）制定了专门的中医药文化健康旅游方面的地方立法和地方性法规，但这些法律在具体执行过程中还存在着诸多问题。为激励华中地区中医药文化健康旅游市场良性竞争，各省应分别根据省情制定统一规范化法规体系。主要内容有中医药文化养生旅游产品质量标准，旅游项目等级制度及相应收费和服务标准，中医药养生旅游从业人员遴选和培养体系等[36]。同时旅游管理部门与中医药管理部门要共同监督、强化执法。

### （二）创建专业服务体系，注重服务培训

旅游吸引力中的软实力即服务水平。中医药旅游示范区要尽快确立高要求，人文景观及其他旅游资源要与中医药资源梳理整合，挖掘自身本地特色，把示范区当前丰富而又独具特色的旅游资源纳入中医药养生旅游产品开发创新之中。强化服务人员专业素养，提高服务水平。

### （三）加强营销推广，创建优势品牌

品牌产业经营中的一个重要策略，只有形成品牌，方能深挖内涵，具备总结的优势和独到的核心竞争力，打造"时珍、仲景品牌"，充分发挥中医药文化在育人中的作用。通过制订和实施行之有效的营销方案，强化品牌，打造强势品牌。加大对消费者群体宣传推广力度。示范区应紧跟时代步伐，利用"互联网＋"对产品销售模式进行创新，建立线上、线下一体化推广模式[37]，借助于基于互联网的新型信息技术搭建信息交流平台来维护示范区形象和吸引

潜在消费者。通过相关的培训及组织主题文化节，高端论坛来提升知名度。为了提升消费者对示范区忠诚度，提出示范区应积极推广体验式营销手段，立足消费者，并结合其特色优势发展诸如中草药沐浴，中草药种植，中药膳食制作等有体验性活动项目，开发特色药膳及香囊、书签类文创产品，走出一条差异化之路。加大茯苓面条、怀川养生宴、养生茶等地方特色美食的推广力度，在提升产品附加值的同时提升消费者的趣味性，从而深化消费者对于品牌的感知，持续提升示范区品牌资产。

### （四）创建产业集群，多领域融合发展

找准"宜融则融、能融尽融"的策略与原则，进一步落实"中医药＋旅游"战略，积极推进中医药文化，旅游及相关产业融合，以培育城乡新型旅游业态为重点，着力拓展旅游发展空间，大力发展"文化体验游""乡村民宿游""中医药康养游"。示范区可以充分结合当地优美的自然环境，设计多种个性化的中医药特色旅游线路，通过特色植物文化建设，将传统中医药文化与现代旅游业相结合，打造以观光、休闲、度假、康养为特色的文化旅游产品，加快打造资源整合共享，要素互融互享，优势叠加释放为主要特征的产业融合模式。打造集休闲娱乐、养生保健为一体的中医药健康产业新模式。

中医药健康旅游引导中医药机构与旅游风景区开展多元合作、探索新型商业模式[38]，从多个角度倡导中医药健康服务和旅游产业"跨界"发展，扩大市场空间，结合并发挥华中地区独特的文化背景、中医药资源优势、健康产业两者同频共振等优势[39]。可通过产品研发活动来创新中医药学旅游产品形态和丰富中医药学旅游产品内涵，打造多元化和多层次的旅游产品体系以适应现代人多样需求。在中药旅游产品开发环节中，可以根据各省各自的实际，挖掘中医药旅游资源、医疗旅游资源，"武当太极体育康复"以及"中医疗养"，"炎帝神农"以及名医李时珍、张仲景等具有特色的医疗服务产品[40]。

### （五）加快人才培育和中医药文化知识的传播

培养具有扎实旅游专业知识与中医药知识的复合型人才，各高等院校可考虑是否进行课程改革以培养出市场需要的综合性、复合型人才，中医药健康旅游也可作为独立专业进入高等院校培养计划。组织开展丰富多彩的中医文化宣传活动，例如：一年一度的张仲景医学科技文化节、中原中医中药文化节、中

医峰会和科普宣传。以各地中医药大学为依托，拍摄如《苍生大医》《精诚大医》等中医药文化产品。广泛发动和呼吁公众参与中医药知识和文化的科普宣传，设立专门专栏和邀请众多名医名家向公众宣传中医药基本文化常识，以提升公众的中医药文化素养[41]。

## 四、总结与展望

前进之路一波三折，中医药健康旅游作为旅游业中一个崭新的分支，中国特色浓郁，文化底蕴深厚，发展前景广阔，发展空间很大。新时代，我国主要矛盾已经转化为人民对美好生活的需要与不平衡不充分的发展这一矛盾。中医药健康旅游应围绕着人人都能享受中医药服务的宗旨，实现华中地区中医药健康旅游优质发展，提高中医药健康旅游对"健康中国"战略以及华中地区经济社会发展贡献度，使华中地区丰富的中医药资源与旅游资源优势向市场优势再向经济优势转化，推动产业经济结构转型发展，同时遵循可持续发展原则在保护中求发展，大力提升中国经济文化软实力与国际竞争力，为中国中医药健康旅游创造最大社会效益，对于地方乃至国家中医药健康旅游发展起到重要的经济价值与示范作用。

## 参考文献

[1] 王天琦，侯胜田，李享，等．基于 IPA 分析的国家中医药健康旅游示范区创建工作研究［J］．中国医院，2022，26（01）：32－34. DOI：10.19660/j. issn. 1671－0592. 2022. 1. 10.

[2] 朱爱松．从儒道佛中国传统文化认知中医"治未病"［J］．中华中医药杂志，2017，32（10）：4470－4473.

[3] 宰炎冰，裴莉昕，纪宝玉，等．中药植物园对推进中药类专业实习实训的作用探析［J］．中国教育技术装备，2017（10）：13－14.

[4] 李卫，夏祖昌，张振强．利用优势资源发展中医药事业［N］．河南日报，2006－03－24（014）．

[5] 张玉峰，叶坤英，张依，等．河南省中医药文化旅游资源发展探析［J］．中

国中医药现代远程教育，2022，20（01）：182 – 184.

［6］常征，李中心．论河南中药资源现状和可持续利用［J］．中国农业信息，2015（15）：153 – 154.

［7］任智勇．河南中药材资源开发利用与保护［J］．河南林业科技，2003（03）：48 – 49 + 56.

［8］苗祯，章亚东，陈彦亮．河南省中药材产业 SWOT 分析及对策建议［J］．北方园艺，2021（24）：142 – 148.

［9］朱建光，李汉伟，刘保庆．弘扬仲景文化实施以文育人工程——河南中医药大学的探索与实践［J］．中国中医药现代远程教育，2018，16（05）：52 – 54.

［10］河南省人民政府办公厅关于印发河南省中医药发展战略规划（2016—2030年）的通知［J］．河南省人民政府公报，2017（13）：21 – 27.

［11］吕沛宛．日常食用的四大怀药［J］．中医健康养生，2022，8（05）：26 – 29.

［12］田广增，田皓宇，王毅彰．河南省中医药健康旅游发展研究［J］．旅游纵览，2020（16）：102 – 104.

［13］熊斌，丁文珺，陈淑如，等．深入推进荆楚中医药文化发展对策研究［J］．亚太传统医药，2021，17（01）：154 – 157.

［14］刘卫．湖北省首次发布 8 条中医药健康旅游线路［EB/OL］．（2018 – 05 – 29）https：//www. hubei. gov. cn/zwgk/rdgz/rdgzqb/201805/t20 180529_ 1291645. shtml

［15］湖北文化发展战略研究课题组．从文化大省到文化特色强省——新世纪湖北文化发展战略论纲［J］．江汉论坛，2003（05）：125 – 127.

［16］毛和荣．"一带一路"背景下荆楚中医药文化对外传播研究［D］．武汉：湖北中医药大学，2021.

［17］刘迪，吴和珍，王平，等．湖北省中药材产业现状及战略发展思考［J］．中国现代中药，2016，18（06）：696 – 702.

［18］吴刚，等．中国中医药年鉴 – 2004［M］．北京：中国中医药出版社，2005.

［19］郭新农．中医药文化在湖北述略［J］．湖北中医学院学报，2010，12（04）：67 – 70.

［20］湖北省政府办公厅．省人民政府关于促进中医药振兴发展的若干意见［EB/OL］．http：//www. hubei. gov. cn/govfile/ezf/201806/t20180616_ 1300324. shtml.

［21］湖北省人民政府关于印发湖北省推进中医药强省建设三年行动计划（2020—2022 年）的通知［J］．湖北省人民政府公报，2021（05）：20 – 25.

［22］章程鹏，吕文亮，刘大会，等．新冠肺炎后加快湖北省中成药产业发展的策

贰　区域发展篇

略［J］．时珍国医国药，2020，31（02）：436－438.

［23］肖新云，赵先平，谭周进，等．马王堆汉墓中医药文化旅游价值分析［J］．中国中医药信息杂志，2015，22（04）：4－6.

［24］屈迟．游印象长沙，赏湘江风采［J］．地理教学，2022（16）：2＋65.

［25］赵丹，许峰．"健身气功·马王堆导引术"处方的文献研究［J］．中医文献杂志，2022，40（02）：11－17.

［26］戴子凌，雷霆，赵群菊，等．马王堆医书方剂用方特色及其价值研究［J］．中医药学报，2019，47（06）：13－17.

［27］欧阳八四．《足臂十一脉灸经》与《阴阳十一脉灸经》经脉循行比较研究［J］．中医药信息，2016，33（05）：98－101.

［28］和阳．湖南省生态文明建设水平综合评价研究［D］．长沙：中南林业科技大学，2018.

［29］聂国卿，易志华．区域生态系统服务价值的评估研究——以湖南省为例［J］．商学研究，2019，26（03）：67－73.

［30］赵铁蕊．中国杜仲产业发展态势、生产效率及优化策略研究［D］．北京林业大学，2015.

［31］赵廷斌．惟楚有材，于斯为盛——试析"一部近代史，半部湖南书"的形成［J］．佳木斯大学社会科学学报，2022，40（02）：193－196.

［32］虢剑波，冯进．湖南中医药旅游的研究现状及意义［J］．中国医药指南，2012，10（06）：211－213.

［33］李时，宋明．中国特色旅游——中医药旅游开发与发展对策研究［J］．中国科技信息，2008（02）：165＋167.

［34］万宠菊，于博，肖丽萍．云南省发展中医药健康旅游的思考［J］．当代经济，2016，（34）：102－104.

［35］鲁延召，赵钰莹，陈清清．焦作中医药健康旅游发展对策研究［J］．三门峡职业技术学院学报，2021，20（02）：121－126.

［36］邰蕾蕾，沈思瑜，荆巧玉．安徽中医药文化与健康旅游融合现状及发展路径研究［J］．安徽理工大学学报（社会科学版），2022，24（01）：38－44.

［37］王天琦，侯胜田，李享，等．基于IPA分析的国家中医药健康旅游示范区创建工作研究［J］．中国医院，2022，26（01）：32－34. DOI：10.19660/j.issn.1671－0592.2022.1.10.

［38］梁胜．关于地方性中医药文化产业构建的思考［J］．卫生职业教育，2017，

35（12）：153 – 155.

［39］姚学旺，杨中杰，郭爱菊，等．河南省中医药发展概况及展望［J］．中国中医药现代远程教育，2021，19（05）：197 – 199.

［40］葛锦浩．南阳市中医药旅游开发及对策探究［J］．旅游纵览，2022（07）：175 – 177.

［41］鲍鹏．中医药健康旅游创新型高端人才培养机制研究［D］．南昌：江西中医药大学，2020.

贰

区域发展篇

# HB.06 天津市中医药健康
# 旅游发展现状及对策

刘　彩① 韩雪飞② 郭　燕③ 郭依婷④

**摘　要：** 天津市因地理位置优越、资源丰富且具有人才优势，具有发展中医药健康旅游的便利条件。本研究通过实地考察和问卷调研，从中医药健康旅游市场环境、基地现状、需求特征三个方面对天津市中医药健康旅游产业进行调查和分析，发现存在着政策法规实施效果不好、资源开发利用程度不高、营销策略影响力度不够、复合专业人才数量不足、产业发展规划体系不全的问题。针对这些问题，提出以下建议：加大政策扶持力度，完善监督管理体系；整合地方特色资源，开拓健康旅游路线；科学制定营销策略，普及健康旅游优势；建设人才培养体系，培养复合专业人才；发掘地方文化底蕴，开发多元产业链条。

**关键词：** 中医药；健康旅游；资源优势；人才建设

中医药健康旅游作为中医药与旅游融合发展的新业态，对弘扬中华传统文化、提升社会经济效益、推动中医药全面发展具有重要意义。天津市具有丰富的中医药旅游资源，天津中医药大学具有科研优势和人才优势，域内有数量众多的中医医院、中医医馆、中医药研发机构及生产企业，这些都为发展中医药健康旅游提供了便利条件。然而相对于国内其他地区，天津市中医药健康旅游发展较为缓慢[1]。本报告通过实地考察和问卷调研，从市场环境、基地现状、需求特征三个方面对天津市中医药健康旅游产业进行调查和分析，探寻目前发

① 刘彩，管理学博士，天津中医药大学副教授，研究方向为中医药健康管理与政策。
② 韩雪飞，管理学博士后，天津中医药大学讲师，研究方向为区域经济、中医药创新管理。
③ 郭燕，天津中医药大学研究生，研究方向为卫生管理与政策。
④ 郭依婷，天津中医药大学研究生，研究方向为卫生政策与健康行为。

展中存在的问题，提出相关对策和建议，为推进天津市中医药健康旅游产业的发展提供决策依据。

## 一、天津市中医药健康旅游市场环境

### （一）政策环境

2013年，国务院颁布《关于健康服务业发展的若干意见》，提出要结合中医药特色资源，大力发展健康旅游。2016年，天津市颁布《天津市加快推进中医药健康服务发展实施方案（2016—2020年)》，提出由天士力等工业旅游示范基地牵头，拓展中医药特色旅游路线；打造中医药文化创意产业基地，以中医养生相关内容为主题，建设中医药产业园等中医养生体验和参观基地，逐渐推动中医药特色产品的开发，打造中医药健康旅游品牌。此后又颁布了一系列政策文件来推动中医药健康旅游发展。表1为天津市颁布的中医药健康旅游相关政策文件。

表1 天津中医药健康旅游相关政策文件

| 发文时间 | 文件名称 | 主要内容 |
|---|---|---|
| 2016年 | 《天津市加快推进中医药健康服务发展实施方案（2016—2020年)》 | 发挥工业旅游示范点的带动作用，开发中医药特色旅游路线。逐步推进中医药特色旅游商品的开发，打造中医药健康旅游品牌 |
| 2017年 | 《天津市贯彻中医药发展战略规划纲要（2016—2030年）实施方案》 | 发展中医药健康旅游服务。推动中医药健康服务与旅游产业有机融合 |
| 2017年 | 《关于进一步扩大旅游文化体育健康养老教育培训等领域消费的实施方案》 | 促进健康医疗旅游。研发中医药健康旅游产品 |
| 2017年 | 《天津市支持社会力量提供多层次多样化医疗服务实施方案》 | 促进医疗与旅游融合，发展健康旅游产业；发展健康旅游，相关市场。开发具有地域特色的中医药健康旅游商品 |
| 2018年 | 《关于促进全域旅游发展的实施意见》 | 推进大健康产业与旅游的结合，大力发展中医药养生旅游，继续推进中医药特色健康旅游项目 |

续表

| 发文时间 | 文件名称 | 主要内容 |
|---|---|---|
| 2019 年 | 《天津市促进旅游业发展两年行动计划（2019—2020 年）》 | 支持中医药养生游，形成"景点—产品—产业"的链条 |
| 2020 年 | 《健康天津行动实施方案》 | 实施大健康产业发展行动。发展区域性健康产业项目 |
| 2021 年 | 《天津市中医药事业发展"十四五"规划》 | 积极探索中医药多业态融合发展 |
| 2022 年 | 《天津市中医药强市行动计划（2022—2025 年）》（征求意见稿） | 推进中医药健康文化和生态旅游深度融合，开发 4～6 种中医药健康旅游产品，将中医药健康旅游示范基地纳入旅游线路 |

## （二）经济环境

中医药作为中国特有的卫生资源和具有巨大潜力的经济资源，在经济社会发展大局中的参与度和贡献率日益提高。预计到 2025 年，中国中医药健康旅游人数将达到旅游总人数的 5%，收入达 5000 亿元[2]。中医药健康旅游作为旅游产业与中医药产业融合发展的新业态，对改善旅游产业结构、传播中华传统文化、提升社会经济效益、推动中医药全面发展具有重大意义。根据《中国文化文物和旅游统计年鉴（2020 年）》数据显示，2019 年国内旅游总人次 60.06 亿，同比增长 8.4%。国内旅游收入（旅游总消费）5.72 万亿元，同比增长 11.7%，从业人员 542.3 万人；天津市文化和旅游事业费 17.06 亿元，与 2018 年相比降低 4.8%。虽然全国旅游总人次和旅游收入有所上升，但是天津市的相关数据却呈下降趋势。天津市要想提高旅游业的收入水平，可以依托中医药资源地域优势，发展中医药健康旅游业，以推动天津市经济发展[3]。

## （三）资源环境

在自然资源方面，天津市域内中医药品种高达 800 余种，涉及动物类、植物类、滋补菌类等 176 科品种。天津市蓟州区野生中草药资源丰富，品种多样，质量较高；静海区天津中医药大学内建有"如意药岭"，药岭现有中草药资源 300 余种，为天津地区特色中草药种植园基地。在商业资源方面，天津市拥有多家中医药健康旅游示范基地，其中天津天士力大健康城、天津乐家老铺沽上药酒工坊为首批国家中医药健康旅游示范基地，此外还有西青区药王庙、静海中日（天津）健康产业发展合作示范区等一系列中医药健康旅游示范基地和项目。

### （四）文化环境

天津市悠久的中医药文化底蕴为中医药健康旅游的发展奠定了坚实的基础。在文化资源方面，现有并规划建设一批中医药文化宣传基地、中医药类非物质文化遗产保护示范基地、工业旅游示范基地与中医药文化研究与传播中心。在文化交流活动方面，每年举办中医药科普宣传周、健康文化节、专业知识竞赛、中医药文化科普等文化活动来促进中医药文化的发展，满足人民群众多层次多样化的中医药健康服务需求。

### （五）人才环境

人才资源是中医药健康旅游行业发展的重要部分。天津中医药大学设有健康服务与管理专业，培养具有专业的健康管理知识与技能的人才，在中医专业中还设包含保健、养生、美容相关内容的课程；天津市综合类院校例如天津商业大学设有旅游管理专业，培养具有旅游管理知识的人才。天津中医药大学培养了一批药岭讲解员，在开放日陪同游客进行如意药岭内药材的讲解，同时天士力等中医药健康旅游基地也培训出一批可带顾客进行体验式或者观光式中医药健康旅游的人才，推动中医药健康行业的发展。

## 二、天津市健康旅游基地调研

2018 年 3 月，国家旅游局协同国家中医药管理局联合颁布了《关于公布第一批国家中医药健康旅游示范基地创建单位名单的通知》，天津天士力大健康城、天津乐家老铺沽上药酒工坊两家单位位列其中，成为第一批国家中医药健康旅游示范基地创建单位。

### （一）基本情况

天津天士力大健康城是依托于天士力控股集团的实体产业，天津乐家老铺沽上药酒工坊由京万红公司管理,皆为天津市本地工业旅游示范基地。工业旅游是对于旅游资源的进一步开发,其将工业企业单位的生产经验、管理经验等作为旅游资源,使企业能够集生产、旅游、体验为一体,在能够满足旅客的多元化需求的同时,还能实现企业经济效益最大化[4]。两家单位对工业旅游模式的探索也有以下不同的表现形式。

天津天士力大健康城为综合性景区,景区内不仅设有现场参观项目,游客能够有机会参观世界唯一的超高速深冷微滴丸智能制造生产车间、现代中药数字化提取车间和数字控制系统,还有多个内含中医药文化和企业文化的景观建筑,让游客在休闲娱乐的同时,感受中医药源远流长的历史与天士力"追求天人合一,提高生命质量"的公司理念。天津乐家老铺沽上药酒工坊则是药酒主题博物馆,馆内共两层,一楼展示了药酒传统与现代的制作工艺与中医药历代名医的传承脉络,环境布置为乐家老铺店堂的老式摆设,更有彩塑的店员们,模仿抓药或问诊的情景;二楼为中国药酒历史展,主要展示了众多知名医药古籍、旧时行医者的物件、名贵药材等。

## (二) 企业背景

天士力控股集团创建于 1994 年,是一所以大健康产业为主线的国际化高科技企业集团。乐家老铺药酒生产基地由乐氏第十二代传人乐达仁在民国初年于天津创建,是天津仁达堂京万红有限公司的前身,其与北京同仁堂"乐家老铺"一脉相承,至今已有超百年的悠久历史(见表2)。

## (三) 特色活动

1999 年派恩二世和吉尔摩出版了《体验经济》一书,书中指出,体验经济是农业经济、工业经济、服务经济产生后的第四种经济形态。而体验经济的含义为以消费者为核心,创造体验环境并引导消费者从中获得良好体验,进而以此获得经济回报的一种经济模式[5]。天士力控股集团开发了一系列中医药文化研学课程,邀请当地中小学师生前来开展研学游活动,还通过举办"健康之星天士力行""重阳节主题旅游"等活动,邀请老年人走进大健康城,参观中医药现代化制造技术,增强服用中药产品信心。天津乐家老铺沽上药酒工坊于 2010 年 5 月正式对外开放,集药酒酿制、药酒文化、艺术品创作、中医药文物收藏、参观者品购为一体,通过展示特色虎骨酒的制作流程、允许参观者进入柜台体验药店工作等方式，不断探索着天津市中医药健康旅游体验经济的发展模式。

总体来说，天津天士力大健康城景区内容更加丰富，适宜承办大型活动，也更加适合有目的性的成团的参观团队或企业人员等游览；天津乐家老铺沽上药酒工坊主打药酒博物馆，承载着天津达仁堂深厚的历史文化，但内容单一，不具有复合性。

贰

区
域
发
展
篇

表 2　天津天士力大健康城与天津乐家老铺沽上药酒工坊对比

| 项目 | 天津天士力大健康城 | 天津乐家老铺沽上药酒工坊 |
|---|---|---|
| 依托企业 | 天士力控股集团 | 京万红有限公司 |
| 企业历史 | 创建于 1994 年 | 已有百年历史 |
| 内容 | 综合性景区 | 药酒博物馆 |

## 四、天津市中医药健康旅游的需求特征

### （一）调查方法

通过查阅大量文献，制定《天津市中医药健康旅游需求调查问卷》进行线上调查。问卷包括四部分内容：①调查对象个人基本信息；②中医药健康旅游的认知现状；③中医药健康旅游产品需求影响因素量表；④中医药健康旅游产品支付意愿调查。本次研究共回收问卷 520 份，剔除回答时间小于 60 秒的问卷，最终纳入有效问卷 515 份，问卷有效回收率为 99.04%。将问卷数据导入 Access 建立数据库，采用 SPSS25.0 软件进行统计学分析。

### （二）调查结果

**1. 调查对象基本信息**

515 份问卷中，男性 146 人，占比为 28.3%，女性 369 人，占比为 71.7%；20 岁以下有 166 人，占比 32.2%，20~29 岁有 246 人，占比 47.8%，30~49 岁有 44 人，占比 8.5%，50 岁及以上有 59 人，占比 11.5%（见表 3）。

表3 调查对象基本信息

| 变量 | | 人数 | 构成比（%） |
|---|---|---|---|
| 性别 | 男 | 146 | 28.3 |
| | 女 | 369 | 71.7 |
| 合计 | | 515 | 100 |
| 年龄 | 20 岁以下 | 166 | 32.2 |
| | 20~29 岁 | 246 | 47.8 |
| | 30~49 岁 | 44 | 8.5 |
| | 50 岁及以上 | 59 | 11.5 |
| 合计 | | 515 | 100 |

### 2. 中医药健康旅游认知现状

本次问卷调查中对于中医药健康旅游非常了解的占极少数，为 1.7%，了解的为 7.2%，一般了解的占 36.5%，不了解的占 41.2%，一点也不了解的占 13.4%（见表4）。因此，中医药健康旅游作为新兴业态，大多数的调查对象是不曾接触过且了解较少的。

表4 调查对象对中医药健康旅游的了解程度

| 选项 | 频数 | 比例（%） |
|---|---|---|
| 非常了解 | 9 | 1.7 |
| 了解 | 37 | 7.2 |
| 一般 | 188 | 36.5 |
| 不了解 | 212 | 41.2 |
| 一点也不了解 | 69 | 13.4 |

对于中医药健康旅游有一定了解的 234 人（了解程度为"非常了解"、"了解"和"一般了解"的人数）中，大部分是通过网络（微信、抖音、微博、旅游网站等）获取相关信息，占一般了解人数的为 69.2%。其次是通过电视广播（44.9%）、报纸杂志（40.6%）了解相关信息的，无渠道的占 6.0%（表5）。由此可知，调查对象了解的主要渠道就是网络，仍有部分调查对象无法获得相关信息。

贰 区域发展篇

表5　调查对象了解中医药健康旅游的途径

| 选项（多选） | 频数 | 比例（%） |
| --- | --- | --- |
| 网络（微信、抖音、微博、旅游网站等） | 162 | 69.2 |
| 电视广播 | 105 | 44.9 |
| 朋友介绍 | 101 | 43.2 |
| 报纸杂志 | 95 | 40.6 |
| 旅行社介绍 | 42 | 17.9 |
| 无渠道 | 14 | 6.0 |
| 其他 | 2 | 0.9 |

在调查对象中，对中医药健康旅游非常感兴趣的占12.4%，比较感兴趣的38.5%，一般的占38.1%，不是很感兴趣的占8.7%，一点也不感兴趣的占2.3%（表6）。由此可见，中医药健康旅游作为一种新兴的旅游方式，大部分的调查对象对其有兴趣。

表6　调查对象对中医药健康旅游的态度

| 选项 | 频数 | 比例（%） |
| --- | --- | --- |
| 非常感兴趣 | 64 | 12.4 |
| 比较感兴趣 | 198 | 38.5 |
| 一般 | 196 | 38.1 |
| 不是很感兴趣 | 45 | 8.7 |
| 一点也不感兴趣 | 12 | 2.3 |

对于全体调查对象来说，406人更愿意通过网络途径来获得中医药健康旅游的相关信息，占比达78.8%，希望通过朋友介绍获得中医药健康旅游信息的占44.9%，通过电视广播获得的占40.4%，通过报纸杂志的占31.8%，通过旅行社介绍的占23.7%，其他为0.6%（表7）。

表7　调查对象希望的了解中医药健康旅游的途径

| 选项（多选） | 频数 | 比例（%） |
| --- | --- | --- |
| 网络（微信、抖音、微博、旅游网站等） | 406 | 78.8 |
| 朋友介绍 | 231 | 44.9 |
| 电视广播 | 208 | 40.4 |

续表

| 选项（多选） | 频数 | 比例（%） |
|---|---|---|
| 报纸杂志 | 164 | 31.8 |
| 旅行社介绍 | 122 | 23.7 |
| 其他 | 3 | 0.6 |

对于中医药健康旅游的类型，养生型平均综合得分为 3.14，综合得分比例为 43.0%，观赏型平均综合得分为 2.14，比例为 29.5%，修学型平均综合得分为 1.38，比例为 18.9%，购物型平均综合得分为 0.63，比例为 8.6%（表 8）。可见，大部分调查对象倾向于以养生和观赏为目的的健康旅游。

表 8　调查对象喜欢的中医药健康旅游的类型

| 选项 | 平均综合得分 | 综合得分比例（%） |
|---|---|---|
| 养生型（药膳疗养、针灸疗养、保健运动等） | 3.14 | 43.0 |
| 观赏型（参观中草药植物园、博物馆） | 2.14 | 29.5 |
| 修学型（学习中医药疗养原理和方法等） | 1.38 | 18.9 |
| 购物型（购买药材、医疗器具、特产等） | 0.63 | 8.6 |

在调查对象是否有中医药健康旅游经历方面，515 位调查对象中有 488 位不曾有相关经历，占比 94.8%，仅有 27 人有过相关经历，占 5.2%。

在旅游形式的选择上，会选择年假（寒暑假）外出旅游的人数为 310 人，占 60.2%，会在"十一"等小长假旅游的为 196 人，占 38.1%，会在周末出去旅游的 118 人，占 22.9%，不旅游的 111 人，占 21.6%，选择其他（看自身心情，随时都可以）9 人，占 1.7%。在疫情之前，选择一年会有 1~2 次旅游的人数为 301 人，占 58.4%，不旅游的为 114 人，占 22.1%，一年旅游 3~5 次的为 76 人，占 14.8%，6 次及以上的为 24 人，占 4.7%（表 9）。

表 9　调查对象一般的旅游形式

| 选项 | | 频数 | 比例（%） |
|---|---|---|---|
| 旅游时间（多选） | 年假（寒暑假） | 310 | 60.2 |
| | "十一"等小长假 | 196 | 38.1 |
| | 周末 | 118 | 22.9 |
| | 不旅游 | 111 | 21.6 |

贰　区域发展篇

| 选项 | | 频数 | 比例（%） |
|---|---|---|---|
| 旅游时间（多选） | 其他 | 9 | 1.7 |
| 疫情前年旅游次数 | 1~2次 | 301 | 58.4 |
| | 不旅游 | 114 | 22.1 |
| | 3~5次 | 76 | 14.8 |
| | 6次及以上 | 24 | 4.7 |

### 3. 中医药健康旅游产品需求影响因素

中医药健康旅游产品需求影响因素量表包括 11 个指标，采用 Likert5 级评分法，依次将"非常重要""重要""一般""不重要""非常不重要"，赋值为 5~1 分。

11 个影响因素条目中，近六成的条目影响程度大于 4，其中影响程度最高的条目是个人以及家庭成员的健康状况，均值达到了 4.35；影响程度均值小于 4 的条目有 4 个，分别为产品的知名度、有专业团队定制旅游路线、亲朋好友的经历及评价以及媒体、专业人士对产品的报道与评价（表 10）。

表 10　中医药健康旅游产品需求影响因素基本情况

| 因素 | 平均数 | 标准差 |
|---|---|---|
| 个人以及家庭成员的健康状况 | 4.35 | 0.76 |
| 体验的便捷程度 | 4.23 | 0.79 |
| 获取直接的健康效益，提高健康素养 | 4.18 | 0.80 |
| 学习中医健康调理方法 | 4.06 | 0.83 |
| 国家、地方对中医药健康旅游消费的福利政策 | 4.06 | 0.83 |
| 产品的价格 | 4.03 | 0.82 |
| 社会上对中医药健康理念的认可 | 4.01 | 0.87 |
| 亲朋好友的经历及评价 | 3.89 | 0.88 |
| 产品的知名度 | 3.86 | 0.90 |
| 有专业团队定制旅游路线 | 3.83 | 1 |
| 媒体、专业人士对产品的报道与评价 | 3.74 | 0.90 |

### 4. 中医药健康旅游产品支付意愿

结果显示，有超过86%的调查对象愿意参加中医药健康旅游，人数为444

人。中医药健康旅游支付意愿方面：444 人中愿意接受人均消费费用（包含住宿、餐饮、门票等）为 500 元以下的占 5.0%，500～999 元的占 14.2%，分别有 23.9% 和 24.5% 的调查对象接受人均消费费用为 1000～1499 元和 1500～1999 元，2000～2499 元的占 9.5%，2500～2999 元的占 3.6%，19.4% 的调查对象接受 3000 元及以上的人均消费费用。在产品选择上，中医药养生旅游产品，支付意愿表现为最高占 444 人的 74.3%，其次是中医药文化旅游产品、中医药特色医疗旅游产品。除去疫情的影响以外，对于 71 人不愿参加天津市中医药健康旅游的原因，50.7% 的调查对象是因为无空闲时间，40.8% 对其内容不感兴趣，39.4% 认为天津市中医药健康旅游可能会存在强制消费现象，同时，还有一部分调查对象认为与性价比不高、交通不便、身体状态不允许等因素有关。针对天津市中医药健康旅游发展的不足，全体调查对象中超过 70% 认为其品牌知名度不高、媒体宣传力度不足，50.3% 认为其开发力度不足，还有一部分调查对象认为其存在产品性价比较低、产品同质化严重、服务质量太低等问题（表 11）。

**表 11　天津市中医药健康旅游支付意愿特征分析**

| 变量 | | 频数 | 构成比（%） |
|---|---|---|---|
| 是否愿意参加中医药健康旅游 | 愿意 | 444 | 86.2 |
| | 不愿意 | 71 | 13.8 |
| 支付意愿/元 | 500 元以下 | 22 | 4.9 |
| | 500～999 元 | 63 | 14.2 |
| | 1000～1499 元 | 106 | 23.9 |
| | 1500～1999 元 | 109 | 24.5 |
| | 2000～2499 元 | 42 | 9.5 |
| | 2500～2999 元 | 16 | 3.6 |
| | 3000 元及以上 | 86 | 19.4 |
| 支付项目（多选） | 养生旅游产品 | 330 | 74.3 |
| | 文化旅游产品 | 298 | 67.1 |
| | 特色医疗旅游产品 | 263 | 59.2 |
| | 美容类旅游产品 | 236 | 53.2 |
| | 都不愿意选择 | 18 | 4.1 |
| | 其他 | 1 | 0.2 |

贰　区域发展篇

| 变量 | | 频数 | 构成比（%） |
|---|---|---|---|
| 不愿意因素<br>（多选） | 没有空闲时间 | 36 | 50.7 |
| | 内容不感兴趣 | 29 | 40.8 |
| | 可能会存在强制消费现象 | 28 | 39.4 |
| | 性价比不高 | 23 | 32.4 |
| | 交通不便 | 12 | 16.9 |
| | 身体状况不允许 | 10 | 14.1 |
| | 其他 | 2 | 2.8 |
| 发展不足<br>（多选） | 品牌知名度不高 | 384 | 74.6 |
| | 媒体宣传力度不足 | 368 | 71.5 |
| | 开发力度不足 | 259 | 50.3 |
| | 产品性价比较低 | 187 | 36.3 |
| | 产品同质化严重 | 133 | 25.8 |
| | 服务质量太低 | 123 | 23.9 |
| | 其他 | 16 | 3.1 |

## 五、天津市中医药健康旅游存在的问题

### （一）政策法规实施效果不好

健全的法律法规是奠定行业发展的基石，中医药健康旅游作为一种新业态，尚处于起步状态，近几年天津市虽出台了较多政策文件来推动中医药健康旅游的发展，但是关于具体实施部分较少，中医药健康旅游涉及部门较广，由于未能出台规范性政策文件，缺乏统一的组织和管理，使得中医药健康旅游的发展流于形式。在问卷数据中我们发现四成以上人群因为可能出现强制消费现象而不愿意参加中医药健康旅游，中医药健康旅游作为一种新业态，目前缺乏政策以及行业法规的保护，导致出现恶性竞争等现象，扰乱市场正常秩序；同时又对游客进行不合理的收费和强制性消费现象，使得消费者对中医药健康旅游观感变差，不利于该行业的平稳发展。

## （二）资源开发利用程度不高

天津市虽然有较好的中医药文化资源、自然资源、商业资源，但是其开发利用程度不高。在自然资源方面，蓟州区和如意药岭有丰富的中草药资源，但是开发程度不高，大多数都是用来科研或者医用，很少作为旅游资源被开发利用；品牌意识不强，不注重向中医药健康养生相关产品的转化。在文化资源方面，虽然天津市设有能够体现出中医药健康的文化场所，但是大多数都是以观赏型、购物型为主服务，大多数消费者更倾向于养生型的中医药健康旅游服务，因此消费者的深层次的旅游需求没有得到较好的满足。在商业资源方面，天津市虽然有专门的健康旅游示范性基地，但是各个基地和场所之间的距离较远且没有交通专线，消费者虽然有较高的支付意愿，但是天津市中医药健康旅游市场未形成较为成熟的中医药健康旅游路线及产品，使得其无法获得更好的体验。

## （三）营销策略影响力度不够

中医药健康旅游作为新兴业态，在本次调研中，我们发现消费者对中医药健康旅游了解程度较高的人群占比较少，仅占 8.9%，大多数的受调查者是不曾接触过且了解较少的；针对天津市中医药健康旅游发展的不足，有 71.15%的人群认为其媒体宣传力度不足，从接触中医药健康旅游的途径来看，仍有6%的人群没有渠道获得。由此可以看出，消费者对于中医药健康旅游的认知程度不高，这可能是由于中医药健康旅游宣传力度不够大、宣传途径狭隘、宣传形式老套，没有体现出旅游康养以及中医药方面的特色，导致消费者对于中医药健康旅游的概念和形式等内容认知程度不高，这在一定程度上限制了中医药健康旅游的发展。

## （四）复合专业人才数量不足

中医药健康旅游是一门集中医学、中药学、健康服务与管理学，以及旅游管理学为一体的交叉性学科，与普通的旅游产业不同，中医药健康旅游产业对人才的要求比较高，要求其除了能够掌握一定的旅游专业相关知识以外，还需要有中医、中药、养生、健康管理等相关知识，天津市虽然依托高校和社会企业培养了大量具有中医药、旅游、健康管理知识和技能的人才，但是其对中医药健康旅游综合性专业人才的培养和培训不够，没有系统的培训体系，缺乏专业性、复合型人才。与顾客对于中医药健康旅游的需求相比，现有的中医药健康旅游的人员数量无法与其相匹配，具有较大的人力资源缺口。顾客无法获得专业的健康旅游服务，使其难以获得良好的体验，阻碍了天津市中医药健康旅游行业的可持续发展[6]。

### （五）产业发展规划体系不全

在中医药文化旅游市场方面，文化场所虽多，但彼此之间缺乏联系，文化、宣传、旅游、中医药等各个场所没有建立有效桥梁，文化活动开发有限，资源利用程度低，活动范围集中于健康服务领域，未能充分利用文化优势和文化场所，中医药的深厚底蕴缺乏创新内核，中医药文化资源未能得到较大的开发利用、文化传承、非遗开发程度不足；同时中医药健康产品缺乏创新性，产品附加值较低，产业结构不健全、市场消费意愿不高。

## 六、天津市发展中医药健康旅游的对策建议

### （一）加大政策扶持力度，完善监督管理体系

加大政策扶持力度，加速中医药行业和旅游业、大健康产业的融合发展。及时出台相关政策制度，规范中医药文化旅游景点、产品、服务等收费标准，避免出现违法乱纪行为，净化市场环境，稳定市场秩序。制定一套完善的监督管理体系，明确管理主体、管理标准及管理内容等，对中医药健康旅游行业的基础设施建设、环境建设和安全保障体系等进行统一监督和管理。同时加大对中医药健康旅游相关产品的检查力度，杜绝出现假冒伪劣产品。为天津市中医药健康旅游的发展提供政策扶持和法律保障，推动天津市中医药健康旅游高质量发展。

### （二）整合地方特色资源，开拓健康旅游路线

天津市中医药类高等院校、医疗场所、旅游行业相关单位密切合作，整合多种资源，提供养生型、观赏型等多形态的中医药健康旅游新模式，满足消费

者深层次的消费需求。中医药种植基地可以打造集科研、医用、学习、文化展示等多种形式为一体的中医药产业园；天津中医药大学与企业合作，凸显专业性与特殊性，研发系列中医药健康旅游品牌产品并推广，打造属于天津市特有的品牌产品；依托旅行社，规划出符合天津市当地特色的中医药健康旅游路线，开设中医药健康旅游专线，尽可能避免时间浪费；鼓励有发展中医药健康旅游想法的中医医馆进行中医知识讲座、中医药膳制作、搭建中医体验平台，让消费者能够体验中医药养生、艾灸、拔罐等特色服务，满足不同层次消费者的需求，打造特色化中医药健康旅游。

### （三）科学制定营销策略，普及健康旅游优势

大力发展中医药健康旅游需要加大宣传力度，采用多种渠道和方式进行宣传，加强内容建设，让更多的人了解这个新兴业态，才能推动中医药健康旅游的发展。

可以通过以下途径进行宣传：

（1）充分利用旅行社、中医药类高等院校以及其他相关机构的网站首页、宣传栏等资源对中医药健康旅游的概念、表现形式和内涵等内容进行宣传和展示。

（2）通过开设讲座、学术会议、组织参观等形式进行宣传交流活动。

（3）通过微信公众号推送、微博等媒体账号中医药健康知识科普，以提升居民对中医药文化健康认知度。

（4）深入推进中医药健康旅游进社区、学校、农村等公共场所，普及中医药养生相关知识，提高居民健康素养，倡导健康生活方式，培养其进行为健康进行消费的理念。

（5）加大中医药健康旅游的基础设施和内容建设，提供高质量的中医药健康旅游服务，提高消费者体验度，使得其能够与亲朋好友一起讨论中医药健康旅游相关经历，做到口口相传。

### （四）建设人才培养体系，培养复合专业人才

人才的缺乏是阻挡中医药健康旅游产业发展的重要原因之一，因此我们需要重视中医药健康旅游专业人才的培训。

可以通过以下渠道进行人才培训：

（1）健康旅游基地与中医药院校建立合作关系，开设实习基地，在提供就业平台的同时能够培养应用型中医药健康旅游人才。

（2）建立中医药健康旅游高等教育体系，天津高等院校、高职院校进行系统的中医药健康旅游教育，可以通过开设中医药健康旅游专业或者在相关专业开设中医药健康旅游选修课，例如中医专业的学生可以学习旅游管理等专业，综合类院校的旅游管理专业可以开设中医药、健康管理相关专业，鼓励学生进行选修。

（3）建立专门的培训机构，对社会上有该就业意向的人群及现有的相关专业从业人员的培训，增加中医药健康旅游人员数量，提升其专业水平。

（4）对接国内外中医药健康旅游发达地区，可以通过引进人才或者公派现有优秀人才进行学习、深造，缓解中医药健康旅游专业人才缺乏的现状。

通过以上方式培养出一批既有中医药文化知识，又具有服务意识的复合型人才，促进中医药健康旅游事业的发展。

## （五）发掘地方文化底蕴，开发多元产业链条

在中医药健康旅游文化市场方面，将多元素相互联系渗透，组成有机整体，促进产业内部要素均衡发展。建设中医药文化传播工程，支持新兴文化产业，通过数字、多媒体、动漫形式推广中医药文化逐步形成文化产业链。充分发掘天津市中医药文化底蕴，创新性发展天津市中医药文化品牌产业链，创作和推广独具特色、生动有趣的中医药文化创意产品。优化中医药相关产业布局，加快中医药产品研发转型。设计中医药文化特色知名品牌，提高中医药文旅产品附加值。兴建中医药文化宣传基地，举办健康文化活动，普及中医药知识，营造积极的中医药文化社会氛围。

## 参考文献

[1] 徐熙蔓，石家鑫，孟勐．天津市中医药健康文化旅游开发现状及对策研究[J]．教育教学论坛，2018（14）：92 - 93.

[2] 国家旅游局，国家中医药管理局．关于促进中医药健康旅游发展的指导意见[N]．中国中医药报，2015 - 11 - 26（003）．

［3］中华人民共和国文化和旅游部 . 中国文化文物和旅游统计年鉴（2020 年）
  ［M］. 北京：国家图书馆出版社，2021.

［4］代士雯 . 产业融合视角下石家庄工业旅游创新发展研究［D］. 石家庄：河北
  经贸大学，2022.

［5］张一 . 体验经济下品牌"博物馆式"消费空间设计研究［D］. 广州：广州
  美术学院，2021.

［6］司建平，王先菊 . 中医药健康旅游消费认知调查研究——以河南为例［J］.
  中国卫生事业管理，2020，37（03）：237 - 240.

贰　区域发展篇

# HB.07 四川省中医药健康旅游
# 现状与发展对策

陈小维[①]　黄昊飞[②]　李艺清[③]　王天琦[④]

**摘　要：**作为中医药和旅游休闲产业融合发展的新业态，中医药健康旅游最近几年发展态势良好。近年来，四川省中医药健康旅游产业快速发展，其独具特色的中医药资源和丰富多样的旅游资源为当地发展中医药健康旅游提供了坚实的发展根基。本报告以中国四川省为研究对象，从政策、研究与教育、典型项目等方面系统介绍了四川省中医药健康旅游产业发展现状。接着针对性地提出四川省中医药健康旅游发展对策：优化政策环境、加强产业引导、挖掘特色资源、培养专业人才，以此来推动中医药健康旅游产业可持续发展。

**关键词：**四川省；中医药健康旅游；发展现状；发展对策

## 一、引言

健康旅游产业作为新兴业态，发展态势良好，未来将是发展空间巨大的蓝海市场。根据 2022 年全球健康研究所发布的最新研究数据显示，预计到 2022 年年底全球健康旅游市场价值将达到 8170 亿美元。随着中医药国际影响力的提升，中医药健康旅游作为具有中国特色的健康旅游新方式，日益受到国内外

---

①　陈小维，硕士，四川中医药促进会健康旅游分会，主任医师，研究方向：中医药健康旅游。
②　黄昊飞，硕士，四川省彭州市中医医院，副主任中医师，研究方向：中医治未病、中医药健康旅游。
③　李艺清，北京中医药大学管理学院研究生，研究方向：中医药健康旅游、互联网医院。
④　王天琦，北京中医药大学管理学院研究生，研究方向：中医药健康旅游、健康产业竞争力。

消费者的青睐，中医药健康旅游具有广阔的发展空间。

近年来，国家给予中医药健康旅游产业政策红利，出台系列政策文件支持和指导中医药健康旅游产业的发展。地方政府也积极响应国家号召，深入挖掘当地特色的中医药健康旅游资源，积极开展先行先试，进行中医药健康旅游的开发与尝试。四川省拥有丰富的旅游资源、中医药资源和文化资源等，具有开展中医药健康旅游得天独厚的优势。[1] 发展中医药健康旅游，不仅是四川省旅游适应国际健康旅游产业发展的新趋势，应对国内旅游市场激烈竞争格局的需要，更是实现四川省旅游产业优化升级，推进中医药产业发展，实现中医药产业与旅游产业双赢的新举措。

目前，四川省积极出台相关政策文件推进中医药健康旅游产业的发展，将特色中医药、自然观光以及健康服务资源优势转化为产业优势，大力发展中医药健康旅游。本报告以四川省为研究对象，从政策、研究与教育、典型项目等方面系统分析四川省中医药健康旅游产业的发展现状，并针对性地提出发展对策，为四川省中医药健康旅游产业的发展提供一定的参考性建议。

## 二、四川省中医药健康旅游产业进展

### （一）基本概念界定

中医药健康旅游是中医药和旅游休闲产业融合发展形成的新业态。当前，学术界和产业界对于中医药健康旅游的概念和内涵尚未统一。本报告采用北京中医药大学侯胜田教授中医药健康旅游研究团队对于中医药健康旅游的概念，即中医药健康旅游是传统旅游休闲产业和中医药融合的新兴业态，指以中医药为基础，以良好的自然环境和优秀的人文资源为依托，以维护、改善和促进社会公众健康为目的，使其达到身体上、精神上的完满状态和适应力提升的产品（货物和服务）的生产活动的集合。[2]

### （二）相关政策支持

中医药健康旅游的发展离不开政策的支持。在国家的大力引导和推进下，四川省积极响应，因地制宜开展中医药健康旅游的探索与布局，相继制订了四川省中医药健康旅游发展规划，以推动中医药健康旅游可持续发展。现将近年来四川省颁布的相关政策进行汇总，详见表1。

表1　四川省中医药健康旅游相关政策

| 发布时间 | 发布部门 | 相关政策 | 相关内容 |
| --- | --- | --- | --- |
| 2008.09 | 四川旅游局 | 《四川省中医药健康养生旅游总体规划纲要》 | 开创中医健康养生旅游新模式，把四川省打造成为世界中医药文化与健康养生旅游目的地 |
| 2016.09 | 四川省人民政府办公厅 | 《四川省中医药健康服务发展规划（2016—2020年)》 | 构建集中医养生、医疗、康复、养老、文化、旅游融合发展的新理念和新模式；一批有品牌、有实力的中医药健康服务知名企业（机构）实现规模化发展 |
| 2016.11 | 四川省人民政府 | 《四川省人民政府关于进一步加快旅游业改革发展的意见》（川府发〔2016〕55号） | 以建设全国知名阳光康养休闲旅游度假胜地为目标，加快开发攀西旅游区。积极培育房车旅游、研学旅行、康养旅游、体育旅游、文化旅游、生态旅游、智慧旅游等旅游新业态 |
| 2017.04 | 四川省人民政府 | 《四川省贯彻中医药发展战略规划纲要（2016—2030年）实施方案》 | 充分发挥四川省旅游资源优势，推动中医药健康服务和旅游产业有机结合，创新旅游业与中医药健康服务业融合发展的新理念和新模式 |
| 2017.05 | 四川省人民政府办公厅 | 《四川省人民政府办公厅关于印发四川省中医药大健康产业"十三五"发展规划的通知》 | 依托中医药健康服务发展示范片、中医药健康服务业发展带，加快养生产业园、药膳食疗馆等中医药健康旅游示范区（基地）建设，开展森林康养、彭祖长寿、禅道养生等中医药健康旅游精品线路建设和峨眉、青城、洪雅七里坪等养生度假基地建设 |
| 2018.12 | 四川省人民政府办公厅 | 《关于开展"三个一批"建设推动中医药产业高质量发展的意见》 | 构建集中药种植、科研、生产、销售、医疗养老等为一体的四川省中医药大健康产业体系 |
| 2019.04 | 中共四川省委、四川省人民政府 | 《关于大力发展文旅经济加快建设文化强省旅游强省的意见》 | 发展国际高端医疗旅游，鼓励开发与中医药及藏羌彝等民族医药相结合的康养旅游产品，建设中医药健康旅游示范基地 |
| 2019.06 | 四川省中医药管理局、四川省文化和旅游厅 | 《关于加快四川省中医药健康旅游发展的实施意见》 | 打造一批具有国际知名度和市场竞争力的中医药健康旅游服务企业和知名品牌，基本形成结构合理、门类齐全、功能完善的中医药健康旅游产业体系和产品体系，全方位、全链条、一站式的中医药健康旅游服务体系 |

续表

| 发布时间 | 发布部门 | 相关政策 | 相关内容 |
|---|---|---|---|
| 2021.12 | 四川省人民政府办公厅 | 《四川省"十四五"中医药高质量发展规划》 | 构建"一核四区"中医药健康旅游发展格局，建设以成都为核心的中医药健康旅游创新发展核和川南、川东北、攀西中医药健康旅游发展区及川西北民族医药特色旅游发展区 |

数据来源：四川省政府网站文件整理。

整体来看，四川省出台多项政策文件推动中医药健康旅游的发展。四川省旅游发展委员会和四川省中医药管理局于 2018 年 4 月分别发布了《四川省中医药健康旅游示范基地管理办法（试行）》和《四川省中医药健康旅游示范基地规范与评价（试行）》两项规范性文件，推进中医药健康旅游示范基地的建设。自 2018 年以来，经四川省中医药管理局、四川省文化和旅游厅联合组织中医药、旅游等方面专家实地检查、资料核查、现场打分、评审总结等环节，连续 5 年共评选出 36 家四川省中医药健康旅游示范基地，储备一批优质项目，形成了具有四川省特色的中医药健康旅游新模式，为中医药、文旅产业融合创新和转型升级增添新动能。

### （三）四川省中医药健康旅游产业研究与教育情况

伴随着四川省中医药健康旅游产业实践如火如荼地开展，与四川省中医药健康旅游相关的学术研究与教育工作也取得了重大进展。学术研究方面，通过对知网、万方等中文数据库进行检索，共检索出数十篇对四川省中医药健康旅游产业进行研究的文献。现有研究成果主要采用定性研究方法，主要是对四川省中医药健康旅游的发展现状、发展策略等进行研究。

为了推动四川省中医药健康旅游高质量发展，四川省积极开展人才培养相关工作。四川省乐山师范学院在制订实施 2015 版旅游管理专业人才培养方案时，也积极响应健康旅游发展要求，以培养"厚基础、宽口径、应用型的康养休闲、旅游管理专门人才"为主旨，同时开设了旅游资源开发与规划、旅行社经营管理、旅游康养度假等专业。乐山师范学院还积极与峨眉山乐山大佛工商管理大学生综合实践基地、眉山市洪雅县七里坪度假区、乐山市餐饮协会等组织机构开展合作，建立康养旅游行业协作体系。[3] 此外，四川省中医药管理局等组织也积极开设中医药健康旅游培训班，培养了一批又一批熟悉市场管理规则、了解行业新知识和新动态的高素质复合型人才，为四川省中医药健康旅游产业发展提供坚实的人才保障。

### （四） 四川省中医药健康旅游产业发展情况

四川省是全世界植被类型和生物多样性较丰富的地区之一，也是中国首屈一指的中药材产研地、中国道教文化发源地、佛教文化发扬地、太极养生起源地和茶文化发源地，同时还是中国休闲之都、美食之都，具有发展中医药健康旅游得天独厚的优势。[1]作为中国中医药大省，四川省拥有悠久的中医药历史、浓厚的文化底蕴和丰富的中药材资源。四川盆地复杂的地形地貌与显著的气候也孕育出了丰富的中药材资源，四川省中药材资源达 5000 种，道地和大宗药材品种数量居全国之首[4]，有四个"第一"（中药资源蕴藏量、常用中药材品种数、道地药材品种数量、国家 GAP 认证数量），素有无川（药）不成方的说法。四川省佛教、道教等宗教交融并汇，如贤菩萨道场峨眉山、道教祖庭青城山等，独特的养生文化氛围有利于四川省中医药健康旅游发展。

四川省中医药健康旅游资源富集、类型多样，拥有发展中医药健康旅游产业的独特优势。近年来，四川省人民政府、四川省中医药管理局等组织不断推动四川省中医药健康旅游产业发展，政策红利持续释放，项目建设不断推进、坚持错位发展、推动示范引领工作，不断优化四川省中医药健康旅游发展布局，强化品牌创建，丰富产品供给。目前，四川省形成了六大康养旅游片区，具体包括攀西康养旅游片区、大峨眉康养旅游片区、大巴山康养旅游片区、大成都康养旅游片区、大川南康养旅游片区和川西北康养旅游片区。四川省健康旅游产品也种类丰富，特色鲜明，目前主要有特色文化驱动型、优势资源依托型和康疗保健植入型三大模式。[1]四川省大力推进健康旅游产业发展，积极扩大健康旅游市场，目前已经取得显著成绩。据相关统计数据显示，自 2011 年以来，四川省中医药健康旅游者数量持续增长，国内客源市场占据主导地位，至 2015 年国内中医药健康旅游人数已增至 30 万人次，国际客源市场为 15 万人次。[5]

## 三、四川省中医药健康旅游典型项目

中医药健康旅游示范区的先行先试建设工作有利于探索中医药健康旅游发

展的新理念和新模式，创新中医药健康旅游体制机制。截至目前，中国已确定13家首批健康旅游示范基地、15家首批国家中医药健康旅游示范区和73家国家中医药健康旅游示范基地创建单位，这101家示范区（基地）遍及中国31个省（直辖市、自治区），其中四川省有4家，分别为四川都江堰国家中医药健康旅游示范区和3家国家中医药健康旅游示范基地：四川千草康养文化产业园、四川成都龙泉健康科技旅游示范中心和四川花城本草健康产业国际博览园。此外，四川省也积极储备中医药健康旅游优质项目，连续5年每年均推出省级中医药健康旅游示范基地。截至目前共有36个四川省中医药健康旅游示范基地（项目），成效显著。

### （一）国家中医药健康旅游示范区

都江堰市作为首批国家中医药健康旅游示范区创建单位、世界双遗产城市和国际旅游城市，受顶层设计的推动、消费市场的刺激，积极发展健康旅游产业，正在形成"康养+医养+旅游"的新模式。青庭国际精准康疗中心、孙思邈康养文化小镇、养老连锁机构兰苑养老中心等吸引省内外游客前来旅居。青庭国际精准康疗中心主要针对亚健康人群，构建十级联动的生命养护和生命品质改善的动态追踪服务系统，为客户提供全面的一站式全生命周期的健康服务。孙思邈康养文化小镇依托青城山道教文化资源和生态资源，将道医、道养、道药等元素进行融合，深度挖掘以"道文化""中医药"为主题的养生文化旅游资源，提升人民群众康体养生理念。兰苑养老中心为老年人提供亲情化、个性化、高品质的养老服务，主要服务范围包括养生养老服务、照护服务、国内旅游、食宿等。[6]此外，2014年，都江堰政府出台《都江堰市健康产业服务发展规划（2014—2028）》与《都江堰市大青城旅游区旅游产业发展总体规划（2014—2025）》，开始以中医旅游文化和道教文化为核心，培育国际康体养生度假目的地，现已建设中医药健康养生度假村群落，中医"冬病夏治"度假村、治未病（亚健康调养）度假村与老年颐养中心，中医药健康旅游市场发展前景广阔。[7]

### （二）国家中医药健康旅游示范基地

四川省有三家国家中医药健康旅游示范基地，分别为四川千草康养文化产业园、四川成都龙泉健康科技旅游示范中心和四川花城本草健康产业国际博览园。四川千草康养文化产业园是以中医药文化及其衍生出的传统养生文化为核心，以优秀的中国乡村传统文化和内江特色地域文化为补充，打造"一心、一带、四大片区"的空间结构。四川成都龙泉健康科技旅游示范中心是四川省中医药科学院和成都经开区科技产业孵化有限公司合作建设，总投资30亿元人民币，涵盖孵化器、加速器、产业园区等企业发展生命周期各阶段所需业态。目前，示范中心有企业270余家，约60%的大健康科技企业和40%的智能制造与第三方服务企业，此外园区汇聚包括诺奖得主，国家、省、市、区各类高层次人才20余人，全园大专以上学历占比90%以上。四川花城本草健康产业国际博览园是由国家重点审批的绿色环保中医药健康产业示范基地，致力于打造中药材种植加工、康养医养与文化旅游的三产融合。园区内涵盖了中药材种植、药材加工、康养颐养医院、涪翁文化府、涪翁书院、涪翁酒街、中华名医博览馆、青少年中医药科普中心、花城庙会、桃花潭等项目或景点，是中医药健康旅游探源的绝佳去处。

### （三）省级中医药健康旅游示范基地

四川省省级中医药健康旅游示范基地（项目）是四川省积极探索地方中医药健康旅游发展新模式的重要实践。四川省省级中医药健康旅游示范基地（项目）是在市（州）初审基础上，经四川省中医药管理局、四川省文化和旅游厅联合组织中医药、旅游等方面专家开展实地检查、资料核查、现场打分、评审总结等工作，自2018年起连续5年共认定36家四川省中医药健康旅游示范基地和16个四川省中医药健康旅游示范项目。这些示范基地（项目）结合地方特色资源，因地制宜，发展中医药健康旅游产业。本报告选取了峨眉半山七里坪度假区、彭州宝山温泉康养基地、孙思邈中医药康养文化庄园、越西芳香养生文化休闲园和普达阳光国际康养度假区5个典型示范基地（项目）进行介绍。

#### 1. 中国洪雅·峨眉半山七里坪

中国洪雅·峨眉半山七里坪为首批"四川省中医药健康旅游示范基地"之一，位于眉山市洪雅县境内的峨眉山中山段，森林覆盖率达90%，拥有丰富的动植物资源3700多种。目前峨眉半山七里坪形成了"峨眉半山与川产道地珍稀中药资源科考"和"中医药与传统养生文化体验"两大旅游区域；打造了集治未病、抗衰、禅修、武术、食疗、生态环境、文化艺术七大养生系列为一体的中医药特色的健康旅游综合体；依托"名山、名医、名药"的三名工程，构建了包含中医药旅游服务、技术产品、产业支持等中医药康养旅游产业体系；践行以治未病为主轴、满足人民群众个性化、多元化中医药健康服务需求的中医药健康旅游保障服务模式；依托丰富中药资源与旅游资源，树立独具特色的康体养生与温泉、武术健身结合的旅游品牌。此外，该旅游度假区依托峨眉山优越的自然资源，与国内外多家机构合作开发以温泉康养、中医药抗衰为主题，融合现代生物细胞科技和中医药科技的服务项目，营造"健康、长寿、快乐"的美好生活方式。

### 2. 彭州宝山温泉康养基地

在四川省中医药管理局大力的支持和悉心的指导下，依托四川省中医药发展促进会健康旅游分会，彭州市中医医院牵头开展宝山温泉康养项目。将彭州特有的川芎与温泉资源相结合，以中医药理论为指导，开发多种功效特色的中医药温泉浴，以及药膳、药酒、药茶，并将杵针、刮痧、推拿、艾灸等专业中医药健康服务及产品送到景区游客身边，深受游客欢迎。目前，该项目已被《四川省中医药健康服务发展规划（2016—2020 年)》列入了全省 8 个健康旅游基地建设规划之内，被授予了"四川省中医药健康旅游示范基地"。同时，以宝山温泉康养项目为推手，将中医药健康旅游的元素融入以宝山温泉康养项目为推手，将中医药健康旅游元素融入彭州康养生态圈及"天府中药城"的开发建设当中，为"乡村振兴"实施树立了典范，取得显著的经济和社会效益。

### 3. 孙思邈中医药康养文化庄园

孙思邈中医药康养文化庄园以其独特的道家养生文化资源为依托，致力于建成集康养、运动、娱乐、休闲、商务等为一体的复合型中医药健康旅游示范基地。目前，孙思邈康养文化庄园已建成紫薇三医堂、紫薇国学堂、凯兴文养、道林武养、德兴食养和道逸居养六大板块。其中紫薇三医堂邀请成都中医药大学教授、博士生导师钟森等专家入驻、坐诊，建立健康管理中心平台，打造集医疗、体检、远程会诊、康复疗养、度假养生、健康管理为一体的大青城道医、道养、道药品牌。在推广中医药文化的同时，紫薇三医堂利用冷浸萃取技术，选取青城山当地的川芎以及银杏叶、葡萄籽、蒲公英等中草药药用植物，开发中医药产品。此外，紫薇国学堂发展道医、道养、道药文化，开展相关研究、传承活动，学习孙思邈长寿养生之道，方便游客和当地居民就医和康养等需求。

### 4. 越西芳香养生文化休闲园

越西芳香养生文化休闲园由华鄂集团旗下农科芳香产业研究院与越西县政府在越西县南箐镇投资共同建设。目前，园区有 26 种中药材种植资源，如白芨、牡丹、玉竹、黄精、川明参、金银花、药菊等，是一个集芳香多功能植物品种展示及"赏花境、品花茶、酌花酒、尝花餐、沐花浴、购花物"等体验功能于一体的芳香产业沉浸式体验中心。园区围绕生态百花、饮食养生，配备各类开发的专属芳香疗养产品、芳香松弛产品、芳香安神制品和芳香床上用品，利用出产的生态原材料，推出与花有关的新奇菜品，花果酒类制品、芳香鲜花草茶饮品、无添加的花草饮料，以及花草烘焙制品。此外，园区还定期开设药材辨识、药材采摘、饮品调制、香囊制作等体验课程，极大地提高了游客的参与性，也让游客更深层次了解中医药传统文化内涵。未来，越西芳香养生文化休闲园将建设芳香及药用植物标准化立体栽培中试基地和芳香植物种植示范基地，配套芳香植物及中医药植物深加工工厂，推进芳香中医药产业从工程用苗到深加工的跨越式升级，打造一二三产融合的芳香及中医药经济全产业链。

**5. 普达阳光国际康养度假区**

普达阳光国际康养度假区是攀枝花市首个医养结合为主的复合型康养项目，总投资逾100亿元，项目遵循"国际阳光养生度假概念"的一流标准，将打造成康养、旅游、运动、休闲、度假、商务、居住等综合性产业发展的4A级阳光养生胜地。攀枝花市普达阳光国际康养度假区，开发包括阳光休闲旅游度假区、国际医疗健康管理、健康养生、老年群体退养持续性照顾的CCRC社区等在内的八大康养板块，缔造"游、乐、康、养、居"一体化的全时、全龄、全域康养生活服务体验。作为旅居板块的重要载体，度假区建有206间多种风格的房型，以"慢生活、清身体、疗愈身心"为服务初心，配以花园别墅、健康饮食、专业调理等康疗服务，为旅居会员提供全系康养服务。此外，普达阳光国际康养度假区开发系列中医药产品，如十全大补药膳汤包、三清玉颜（代用茶）、中药热敷包、中药防感香囊、中药驱蚊香囊、中药睡眠香囊、温阳祛寒浴足包、艾草香皂、生姜香皂、紫草油、三伏贴等。

# 四、四川省中医药健康旅游发展策略

## （一）优化政策环境

### 1. 推进中医药健康旅游市场准入政策

按照深化简政放权、放管结合、优化服务等原则，放宽市场准入。在行业准入、人才引进、执业环境等方面先行先试有关政策措施，研究不同类型健康旅游服务机构标准，鼓励各级各类公立医疗机构在保障国有资产保值增值的基础上设置健康旅游服务机构，充分发挥公立医疗机构在发展中医药健康旅游中的积极性和创造性。

### 2. 完善对中医药健康旅游产业发展的支持政策

加大对发展中医药健康旅游产业的政策扶持力度，在用地、人才引进、执业环境、投融资等方面给予政策扶持和倾斜。鼓励社会资本进入中医药健康旅游产业，鼓励金融机构创新适合中医药健康旅游服务业特点的金融产品和服务方式。鼓励各类创业投资机构和融资担保机构对健康旅游领域创新性业态、小微企业开展业务。提供财税扶持，发挥政府扶持资金和税收优惠政策的引导作用，合理利用中央预算内投资、专项建设基金，采取多种方式吸纳社会资本参与，建立健康旅游持续发展的长效机制。

### （二）加强产业引导

### 1. 建立中医药健康旅游部门协作机制

统筹协调中医药健康旅游工作，推动健康服务业与旅游业融合发展。做好中医药健康旅游产业链的整体布局规划，引导相关产业集聚发展。充分发挥地方政府的引导和推动作用，明确部门职责，科学规划，推进健康旅游产业发展。

### 2. 推进中医药健康旅游服务标准建设

初步建立中医药健康旅游认证体系，加强市场监督，进一步优化中医药健康旅游发展环境。充分发挥四川省中医药发展促进会健康旅游分会的作用，加强行业组织建设，不断完善政策引导、资源整合、经验介绍、项目孵化、产业基金等各项功能，构建培训平台，细化各类服务标准，提升管理和服务水平，并为省内外相关企业提供服务标准，帮助打造标杆企业。

### 3. 建立动态管理机制

以市场的视角对四川省中医药健康旅游服务进行年度动态评价，由无利益相关、中立的行业学会进行一年一度评估并排名，对各类健康旅游目的地、企业与机构进行公开、公平、公正和具有公信力的评价，是促进中医药健康旅游业持续提升质量、产业升级、推动健康旅游业持续发展的有力措施。按照《四川省中医药健康旅游示范基地规范与评价》《四川省中医药健康旅游示范

贰　区域发展篇

基地管理办法》，对现有四川省中医药健康旅游示范基地进行动态管理，原则上 3 年内进行复评一次，对复评不达标的予以摘牌退出。

### （三）挖掘特色资源

#### 1. 依托本地特色资源，创新产品开发

深入挖掘"医、养、药、游"资源，在借鉴国内外特色旅游品牌综合配套服务的开发模式的基础上，因地制宜，促进健康旅游产业与养生保健、健康养老、旅游休闲等产业的高度融合因地制宜，结合本地区资源特色以及旅游优势，整合医疗、旅游、养老与康复等各种资源要素，发展特色服务，开发特色产品，打造特色化、品牌化的健康旅游产业链；也要通过开发多样化的健康旅游产品和服务，满足消费者个性化的需求。

#### 2. 发挥四川省中医药资源优势，强化中医药特色

突破原有传统旅游的概念，由以"吃、住、行、游、娱、购"为主要目的，转变为突出中医药的"医、疗、养"特色，让旅游消费者体验到新形势、多元化、健康型的生活方式和旅游模式。依托中医药大学、研究所等科研机构，结合川芎、虫草、川贝母、雅连、天麻等川产道地药材，培育系列特色药膳品牌；推出辛夷、菊花、丹参等季节性赏花活动和中药温泉疗养，打造中医药健康旅游精品路线，打造强势品牌；依托各级非物质文化遗产名录，深入挖掘示范基地的中医药文化资源，尤其是川派中医药文化。

### （四）培养专业人才

人才是推动健康旅游产业发展的关键因素。依托相关会议等平台，定期组建由省内外行业专家、各系统业务精英组成的专家队伍，为四川省中医药健康旅游阶段性发展提供决策咨询和智力支持。相关行业应组织开展森林疗养师等中医药健康旅游人才从业资格培训，提升专业技能，提高服务水平，以保障中医药健康旅游的可持续发展。加强健康旅游从业人员的培训与管理，开展梯度培养模式，职业化培养中医药健康旅游高级人才和应用型人才，有效充实中医药健康旅游发展的内涵，提升新时期中医药健康旅游发展水平。

积极培养中医药健康旅游的复合型人才，针对目前在职人员的继续教育，应加强相关从业人员的培训，制订系统化、针对性强的培训方案，充分挖掘现

有人才资源的潜力，进一步提高服务和管理水平。对于未来人才的储备。各个中医药健康旅游示范基地通过与中医类院校、综合性院校建立长期紧密的合作关系，积极探索健康旅游专业人才培训模式，加快培养一批护理、康复治疗、健康管理、医学英语、营销运营等从业人员，为中医药游持续发展培养、储备一批兼具中医药文化和休闲旅游专业知识的高素质、复合型人才。

## 五、总结与展望

中医药健康旅游是中国原创的、极具中国特色的健康旅游产业新业态，发展中医药健康旅游不仅有利于推动旅游产业的转型升级，还对满足人们日益增长的健康服务需求发挥着积极作用。目前，中国中医药健康旅游产业虽处于起步阶段，但有着广阔的发展前景。

四川省多样的气候特征以及地貌特征使其拥有着丰富且独特的自然资源和人文景观，为健康旅游的发展提供了良好的环境与条件。四川天府之国是一块丰饶沃土，其在发展中医药健康旅游产业做了一些探索与尝试。四川省都江堰作为首批国家中医药健康旅游示范区，积极探索中医药健康旅游产业不同的发展模式和前进道路。四川省始终坚持以生态、健康、休闲、养生和旅游为发展方向，努力打造一批国际知名、国内一流的中医药健康旅游目的地，现已连续5年推出省级中医药健康旅游示范基地（项目）。

四川省未来在发展中医药健康旅游的过程中，应在优化政策环境、加强产业引导的前提下，充分挖掘各地中医药健康养生资源，因地制宜进行规划与布局，实施差异化定位策略，避免同质化。与此同时，也要为中医药健康旅游持续发展培养、储备一批兼具中医药文化和休闲旅游专业知识的高素质、复合型人才。

## 参考文献

［1］四川省统计局服务业处科研所四川康养旅游发展情况典型调查报告［J］．四川省情，2018（06）：30－31．

［2］刘娜娜．基于消费者视角的中医药健康旅游目的地评价指标体系研究［D］．北京：北京中医药大学，2020.

［3］邱云志，方海川．康养时代的高等旅游教育发展与人才培养研究——以乐山师范学院为例［J］．乐山师范学院学报，2019，34（03）：50－55＋73.

［4］谢新．西南地区森林旅游现状及发展研究［J］．西部林业科学，2020，49（04）：142－146.

［5］郑强，杨长平，冯贤贤，等．"十三五"规划下我国中医药养生旅游发展研究——以四川省为例［J］．四川旅游学院学报，2017（03）：47－50＋100.

［6］勾冬晴．构建"康养＋医养＋旅游"新模式，都江堰市大健康产业未来可期［N］．都江堰报，2020－5－15（3）

［7］陈远莉，沙莎．基于RMP理论下四川都江堰中医药旅游发展策略研究［J］．四川旅游学院学报，2019（06）：59－62.

# HB.08 陕西省中医药健康旅游目的地评价及发展报告

欧阳静[①]　郭　昆[②]

**摘　要**：本报告运用文献研究方法和定性研究方法对陕西省中医药旅游目的地进行评价。对陕西省中医药旅游目的地评价指标包括目的地环境（气候条件、水质量评价、空气质量评价），中医药旅游产品，中医药旅游设施，中医药旅游服务，中医药旅游费用，以及目的地的管理水平（管理监督机制、宣传教育机制、目的地形象、医疗服务品牌）。通过焦点小组访谈法，对中医药旅游目的地评价指标进行讨论，对陕西省旅游目的地进行评价。通过讨论，发现消费者对陕西省目的地环境和管理水平认可度较高，但对中医药旅游产品、中医药旅游设施及中医药旅游服务体验较少。本研究使用 SWOT 分析，分析陕西省中医药旅游的优势、劣势、威胁、机遇等方面，发现这些优势与劣势、机遇与威胁可以相互转化。进而提出陕西省中医药旅游的发展原则与建议，未来的陕西省中医药旅游发展应该明确中医药旅游产业的定位，合理进行产业布局，强化顶层设计，产业融合发展，进而实现陕西省中医药旅游的健康发展。

**关键词**：陕西；中医药旅游

## 一、引言

陕西省简称陕或秦，位于中国内陆腹地，黄河中游，北山和秦岭把陕西省

---

①　欧阳静，经济学博士，陕西中医药大学人文管理学院，教授，主要研究方向：卫生经济学，卫生政策。

②　郭昆，公共健康博士在读，陕西中医药大学人文管理学院，讲师，主要研究方向：健康管理，健康心理。

分为三大自然区：北部是陕北高原（陕北），南部是秦巴山区（陕南），中部是关中平原（关中）。陕西省境内主要河流有黄河、渭河、汉江、嘉陵江等。秦岭是陕西省境内最大的山脉，横贯陕西省东西。境内最高峰为秦岭主峰太白山，秦岭的华山、终南山、骊山、五台山（南五台）、翠华山都久负盛名[1]。因此，陕西省是中国旅游资源最富集的省份之一，资源品位高、存量大、种类多、文化积淀深厚，地上地下文物遗存极为丰富，被誉为"天然的历史博物馆"。

陕西省现有各类文物点3.58万处、博物馆151座、馆藏各类文物90万件（组），文物点密度之大、数量之多、等级之高，均居全国首位。浏览这座"天然历史博物馆"，随处可看到古代城阙遗址、宫殿遗址、古寺庙、古陵墓、古建筑等，如"世界第八大奇迹"秦始皇兵马俑，中国历史上第一个女皇帝武则天及其丈夫唐高宗李治的合葬墓乾陵，佛教名刹法门寺，中国现存规模最大、保存最完整的古代城垣西安城墙，中国最大的石质书库西安碑林，仅古代帝王陵墓就有72座。陕西省各地的博物馆内陈列的西周青铜器、秦代铜车马、汉代石雕、唐代金银器、宋代瓷器及历代碑刻等稀世珍宝，闪烁着耀眼的历史光环，昔日的周秦风采、汉唐雄风从中可窥一斑[2]。

陕西省以西安为中心，营建以人文旅游资源为特色，人文景观与自然景观相结合并具有国际影响力和市场震撼力的六大品牌旅游景区，即以秦风、唐韵为主题形象的世界级文化观光休闲旅游目的地的临潼旅游景区；融红色旅游、祭拜朝祖、黄土风情、黄河风光、民俗文化为一体的全国红色旅游首选目的地和北方区域旅游目的地的延安旅游景区；集山岳观光、宗教文化、休闲娱乐为一体的"天下第一险山"的华山旅游景区；以合十舍利塔建设为核心，逐步恢复盛唐风采，形成具有世界影响力的佛文化旅游目的地的法门寺旅游景区；依托秦岭独特的气候、动植物、地质、水文、生态以及人文等资源，建设国家公园品牌的秦岭生态旅游景区；以司马迁祠墓、古城元明清建筑、秦晋黄河峡谷所体现的历史文化、地方文化、民俗文化和自然风光为特色的国家历史文化名城韩城古城旅游区[2]。因此，陕西省旅游资源丰富，在陕西省发展中医药旅游意义重大。

旅游目的地是指在一个特定区域，拥有具备一定吸引力的旅游资源，能够吸引旅游者进行旅游活动[3]。侯胜田教授研究团队提出中医药旅游目的地是拥有中医药健康旅游相关的吸引物，能够对消费者产生一定的吸引力，同时具有一定尺度的地理空间。这里的尺度是指中国行政区划标准中的二级行政区、三级行政区，4个直辖市以及2个特别行政区。二级行政区划标准中的二级行政区、三级行政区，4个直辖市以及2个特别行政区。二级行政区即市，包括地区、自治州、盟等；三级行政区即县，包括市、市辖区、自治县、旗、自治旗等；4个直辖市，即北京市、上海市、天津市、重庆市；2个特别行政区，即香港特别行政区、澳门特别行政区[4]。本文目的地评价的对象是针对陕西省中医药旅游目的地进行探讨，对陕西省旅游资源分门别类，从众多旅游目的地中选取代表性的旅游目的地，进而对本文所提的评价方法进行验证。

中医药健康旅游是传统旅游业与中医药服务结合的产物，不仅具有一般旅游活动和中医药服务的特征，同时具有自身特点。张群认为中医药健康旅游的特点应该归纳为文化性、生态性、交融性、经济性和保健性五大方面[5]。刘娜娜等将中医药健康旅游界定为：中医药健康旅游是传统旅游休闲产业和中医药融合的新兴业态，是以中医药为基础，以良好的自然环境和优秀的人文资源为依托，以维护、改善和促进社会公共健康为目的，使其达到身体上、精神上的完满状态和适应力提升的产品（货物和服务）的生产活动的集合[4]。发展中医药健康旅游意义深远，中医药健康旅游可以推动中医药文化传播、推动经济发展、扩大就业范围与可持续发展。陕西省发展中医药旅游有利于旅游业、中医药的发展，有利于中医药知识在大众中的普及、能够促进中医药的现代化与国际化、可增加旅游目的地居民收入，能拓宽中医药院校毕业生就业渠道等。目前中医药健康旅游主要是以省或市为研究范围，对其开发与资源评价方面进行研究。

本研究将顾客感知价值理论作为中国医疗旅游目的地评价指标体系研究的理论基础。顾客感知价值理论为顾客所感知的利益与其在获取产品或服务时所付出的成本进行权衡后对产品或服务效用的评价[6]。顾客感知价值强调的是顾客对产品或服务的主观评价，顾客是评价的主体。另外顾客评价的主观性决定了顾客的感知是针对从决策、购买至购买后的整个体验过程的评估。本研究通过分析陕西省具备的中医药资源、旅游资源、顾客对陕西省中医药旅游资源的认知等方面，然后提出该地区的发展策略。

## 二、研究指标及方法

### （一）中医药旅游目的地评价要素

综合前人的研究成果发现，旅游目的地评价要素包括旅游目的地的吸引物、环境、设施、服务、目的地管理、活动等方面。吸引物是指旅游目的地的核心资源、旅游产品和重大事件或活动等；环境是吸引物的一种，同时也是目的地的支撑；设施包括有形的配套设施；服务是指无形的软环境、服务人员的水平；目的地管理主要指目的地的经营管理水平、监督机制、宣传机制等；活动是为游客创造的行为导向，比如娱乐等消费行为。

根据白琦瑶提出的中国医疗旅游目的地评价指标制定陕西省中医药旅游目的地评价的关键指标。对陕西省中医药旅游目的地评价的指标包括目的地环境（气候条件、水质量评价、空气质量评价），中医药旅游产品，中医药旅游设施，中医药旅游服务，中医药旅游费用，以及目的地的管理水平（管理监督机制、宣传教育机制、目的地形象、医疗服务品牌）[7]。

### （二）研究方法

本研究运用文献研究法，对陕西省中医药健康旅游目的地评价指标进行探索，选出陕西省中医药健康旅游目的地评价指标。评价指标确定后，构建陕西省中医药健康旅游目的地评价指标体系。然后通过定性研究的方法对陕西省中医药旅游目的地做出定性的评价或分级。定性研究的优点是从宏观上把握旅游资源的特点，缺点是没有量化，不易准确把握评价对象，评价结果受主观性因素的影响较大，容易产生偏差。定性研究的方法适用于从整体上把握评价对象，以及对中医药旅游目的地中的文化价值、历史价值等较难量化的因素进行评价。因此，本研究使用焦点访谈的方法对到陕西省旅游的游客进行访问，从而获得对陕西省中医药旅游目的地的评价。

## 三、陕西省中医药旅游目的地的评价

本研究通过焦点小组访谈法，对中医药旅游目的地评价指标进行讨论。参与焦点小组讨论的参与者共有 6 位，6 位参与者曾经有过到陕西省旅游的经历，对陕西省旅游目的地进行评价。

### （一）陕西省中医药旅游目的地评价结果

#### 1. 气候条件评价

陕西省内气候四季分明，但陕北、陕南、关中的气候有明显的区别，是因为陕西省横跨三个气候带，南北气候差异较大。陕西省气候的总体特点是：春暖干燥，降水较少，气温回升快而不稳定；夏季炎热多雨，间有伏旱；秋季凉爽较湿润，气温下降快；冬季寒冷干燥，气温低，雨雪稀少。陕南为湿润区，关中为半湿润区，陕北为半干旱区。

### 2. 水质量评价

陕西省水资源良好，陕西省横跨黄河、长江流域，西安自古以来便有"八水绕长安"的八水指的是西安城四周的八条河流：渭河、泾河、沣河、涝河、潏河、滈河、浐河、灞河。陕西省的水质良好，烧水后没有水垢，没有消毒剂味道，饮用水安全。

### 3. 空气质量评价

陕西省内陕北、关中、陕南空气质量有明显区别。关中地区以西安、咸阳为代表容易在冬天出现雾霾，产生雾霾的原因主要是西安、咸阳位于渭河盆地中心地区，北有黄土高原，南有秦岭，雾霾不易消散。陕北气候相对干燥，在秋冬季节风沙较大。陕南绿水青山，空气质量好。

### 4. 中医药旅游产品

陕西省旅游资源丰富，但中医药旅游产品相对较少。中医药旅游产品在旅游市场上多占的比重较少。在中医药旅游的发展中，应该丰富中医药旅游产品，并提高中医药旅游产品的顾客满意度。例如，韩国美容产业的发达迅速带动了韩国旅游业，最终成为韩国的经济增长支柱。中国的中医药旅游产品不仅可以提供治疗疾病，同时有良好的养生价值，应加大中医药旅游产品的开发，增强人民对中医药产品的市场认同。

### 5. 中医药旅游设施

陕西省内中医药旅游设施相对缺乏，中医药文化与中医药的旅游设施并未良好地结合。唐代著名医学家孙思邈长期隐居于陕西省铜川市的药王山，是著名的医宗圣地，药王山环境优美，森林资源丰富。结合当地的中医药文化资源完善相应的中医药旅游设施至关重要，例如增加中医药康养园等项目完善中医药旅游设施。

### 6. 中医药旅游服务

在陕西省旅游中体验的中医药旅游服务较少。中医药旅游服务包括中医药养生文化游、体验中医药按摩、针灸、推拿、刮痧等传统中医药保健治疗服务。在旅游中可以加入中医药文化普及讲座游、中草药园林科普游、中医食疗菜谱学习游等方面增强中医药旅游服务在旅游中的应用。

**7. 中医药旅游资源**

陕西省内旅游资源丰富，中药材种类多样。陕西省拥有优秀的中医师，有以陕西中医药大学为主的中医药类高等院校。陕西省是我国的天然药库，中药材年产量高。加强陕西省中医药部门和旅游行业的共同发展很有必要，陕西省除了拥有丰富的中医药资源外，同时具有很好的医疗资料，可以将医疗资源与旅游服务相结合。

**8. 中医药旅游费用**

陕西省内旅游费用相对合理，旅游交通便利。中医药旅游的费用主要包括交通、住宿、景区门票、食物等日常必需品，以及购买中医药旅游产品。景区门票相对合理，但景区内的商品价格相对较高，管理部门应该对景区的商品价格有效监管。

**9. 目的地管理水平**

目的地管理是医疗旅游活动的重要支撑，主要包括行政管理和市场管理两大方面。陕西省目的地管理水平相对较高，近几年西安市成为网红城市，吸引越来越多的游客到陕西省旅游。游客普遍认为陕西省旅游目的地管理水平相对较高，能够满足游客的各种需求。但在人性化管理方面需要进一步改善，例如旅游景区的残疾人专用道等设施完善。专业化的管理水平不仅有利于城市旅游的发展，同时有利于提升陕西省的旅游形象。

# 四、陕西省中医药旅游目的地现状及问题分析

## （一）陕西省中医药旅游目的地的 SWOT 分析

### 1. 优势因素分析

（1）旅游资源丰富

陕西省是中国旅游资源最富集的省份之一，资源品位高、存量大、种类多、文化积淀深厚，被誉为"天然的历史博物馆"。陕西省地上地下的文物遗

存极为丰富，不仅有秦始皇兵马俑、大雁塔、法门寺、乾陵，还有明代西安古城墙、碑林，以及古代帝王陵墓72座。陕西省内不仅文物古迹众多，境内的自然风光多样，如"秦岭"是中国的南北分界线，西岳华山的奇险峻秀，黄河壶口瀑布的激流澎湃。中医药传统文化与历史文物古迹有效结合，加强中医药文化在旅游中的传播，有利于增强人们对我国传统文化的认可程度，有利于提升民族自豪感。

（2）开发基础良好

陕西省是华夏文明最重要的发源地之一，早在100万年前就有蓝田人在此生息，全球华人每年均在这里祭祀"人文始祖"黄帝，是中国历史上建都朝代最多，时间最长的省份，先后有十三个政权在陕西省建都，时间长达1000余年。西安作为我国六大古都之一，文化积淀深厚。两千多年前，"丝绸之路"以古长安为起点，使陕西省成为全国对外开放的发源地。近代以来，中共中央在陕北领导了抗日战争和解放战争，奠定了中华人民共和国的基石，孕育了伟大的延安精神。因此，陕西省内旅游资源开发基础良好。

**2. 劣势因素分析**

（1）中医药旅游品牌未建立

旅游产品的开发日益多样化，但陕西省未建立中医药旅游品牌。陕西省内的旅游资源应该进行有效的整合，并将旅游资源有效分类，使旅游产品的结构越来越合理，旅游产品的内涵越来越丰富。建立中医药品牌，加强人们对于中医药的认可度，不仅可以推广中医药旅游文化，同时可以丰富陕西省的旅游形象。应该通过一系列的渠道对丰富中医药产品进行挖掘，建立中医药旅游品牌。

（2）规范的中医药文化宣传不足

宣传的目的是将产品或者服务交给公众，不仅仅传递信息同时也是传递产品。宣传渠道和宣传手段决定了文化宣传的程度，以及包括公众何时、何地、如何获得文化宣传。规范的中医药宣传不足主要是由于中医药文化的人才培养、政府支持、资金投入等方面引起，目前对中医药文化传承与传播的主体和客体分析、普遍功能、方式、模式、路径、策略、机制等方面研究都不足。中医药文化的发展有其自身的独特性，因此应该加大对中医药人才的培养，加强政府对中医药文化宣传的宏观指导。

（3）游客对中医药旅游认可度不足

中医药旅游的旅游者数量相对较低，中医药旅游在消费者中的认可度相对不足。中医药旅游是以健康为主题，以中医药护理、疾病与健康、康复与修养为主题的旅游服务。陕西省内独特的中药材产量丰富，但是由于游客对中药材的使用等方面知识不认可，不能将陕西省独特的中药材与疾病相结合，进而不能转化为经济效益。加大对中药材保健养生作用的宣传，不仅有利于改善游客的亚健康状态，同时有利于中医药文化的传播与传承。

### 3. 机遇因素分析

（1）中医药旅游发展的政策机遇

中医药旅游是传统旅游休闲产业与中医药服务相结合的一种新兴的旅游方式，国家大力支持中医药健康旅游的发展，例如《国家旅游局、国家中医药管理局关于促进中医药健康旅游发展的指导意见》《国家旅游局、国家中医药管理局决定联合开展"国家中医药健康旅游示范区（基地、项目）"创建工作的通知》等相继出台的一系列政策文件和措施，为中国中医药健康旅游产业特别是目的地的建设和发展提供了前所未有的巨大发展机遇[4]。

（2）陕西省支持中医药旅游的发展

陕西省政府重视和支持中医药旅游的发展。陕西省政府及各地区市政府对中医药旅游业的发展十分重视，把旅游业作为优势特色产业优先培育和发展。陕西省政府制定了一系列的政策支持和鼓励中医药旅游业发展。目前，陕西省对中医药旅游做大做强充满信心，中医药旅游成为全社会关注和投资的热点。

（3）旅游产业发展的市场机遇

旅游业在中国有较高的市场需求。世界旅游组织（WTO）研究表明，人均 GDP 超过 3000 美元，度假旅游逐渐兴起。中国上海、北京、大庆以及东南沿海等发达地区的人均 GDP 已达到或超过 3000 美元，这就意味着中国人民具备了大规模旅游物质条件已经具备。随着现代人生活压力的增大、嘈杂的生活环境等使中医药旅游度假将成为潮流，中医药旅游在中国市场潜力巨大，这必将给具有丰富中医药旅游资源的陕西省带来发展中医药旅游的良好机遇。

### 4. 威胁因素分析

（1）旅游资源丰富，树立中医药旅游资源优势

国际国内旅游资源丰富，中医药旅游的独特优势应当凸显出来。陕西省中医药旅游资源的开发要适应世界旅游的发展趋势，抢抓机遇，整合陕西省中医药资源与旅游资源，突出特色，创新产品，努力打造陕西省中医药旅游精品

游，迎接国际、国内旅游业发展的挑战。

（2）旅游开发带来的环境危害

随着旅游业的发展，旅游开发带来了一系列环境的危害。由于旅游开发，造成开发速度过快，建筑数量增加，呈现城市化趋势，单调的建筑与环境不协调，造成了对环境的危害。在中医药旅游开发过程中如果没有制定旅游发展规划或不执行规划的情况下进行中医药开发，将会使开发呈无序状态、随心所欲、杂乱无章、缺乏计划性以及对原始环境造成破坏。

从上述 SWOT 分析可知，陕西省中医药旅游的发展机遇与威胁并存，但这些优势与劣势、机遇与威胁可以相互转化。陕西省中医药旅游的发展应该抓住机遇，树立陕西省中医药旅游的形象，充分发掘巨大的市场潜力，建立科学的中医药旅游产品体系，打造中医药旅游精品游，提高陕西省区域内的中医药旅游的竞争力，推动陕西省中医药旅游业的发展。

## 五、陕西省中医药旅游的发展原则与建议

### （一）陕西省中医药旅游开发原则以及总体布局

#### 1. 中医药旅游开发的基本原则

（1）以人为本原则。在中医药旅游资源开发过程中要把本地居民利益和民生问题作为根本出发点和落脚点，把旅游开发和社区发展结合起来，满足人民的现实需求，给本地居民带来更多的实惠。

（2）市场导向原则。旅游产品的核心是对游客的吸引力，对中医药旅游资源的开发应结合市场需求为导向。通过对消费者对中医药旅游的动机和愿望，通过市场筛选最后确定产品开发方向。

（3）打造精品原则。中医药旅游精品工程是陕西省中医药旅游发展的战略项目之一。陕西省中医药旅游资源的开发必须精心策划、精心设计和精心建设，必须突出重点，打造龙头，优先和重点培育具有核心竞争力的中医药旅游产品，以点带线，以线带面。

（4）中医药资源共享原则。中医药资源共享是中医药旅游开发总体布局的基本原则，也是旅游功能分区的主要依据。中医药资源共享的一个基本目标

是在空间上形成不间断的连续区域，在功能上形成互补，在旅游开发上能有效合作。

（5）地域特色原则。地域特色主要是由旅游目的地的自然与文化等因素构成，是形成独特中医药品牌的关键。陕西省内中医药旅游资源丰富，在功能分区、项目创意以及标志性建筑设计上充分体现地方特色，打造中医药特色区域，开发独具特色的融中医药文化、中医药旅游养生为一体的旅游开发总体格局。

（6）主题鲜明原则。任何一个地区发展旅游业都必须具有鲜明而富有吸引力的主题，塑造主题鲜明的市场形象有助于中医药旅游资源的发展。确定地区的优势中医药旅游资源和优先开发中医药旅游的区域，明确中医药旅游产品的重点区域；根据中医药旅游资源的状况和分布特点，确定各中医药旅游区的优势资源和主打产品，构建风格各异、功能互补的旅游发展格局。

（7）协调发展原则。在推动中医药旅游开发时要注意不断调整旅游产业供给结构，使中医药旅游业中的行、住、食、游、娱、购六大要素协调有序发展。中医药旅游资源的开发应以陕西省的市场背景为依托，各景区的功能定位、项目布局应充分考虑与周边县市以及陕西省旅游业的配套，避免项目的盲目投资和重复建设。

### 2. 总体布局

陕西省旅游资源丰富，要开发的景点多，需要突出重点，打造龙头精品，树立陕西省中医药旅游资源的全新形象。通过对陕西省中医药旅游资源的开发现状进行分析，加大对中医药旅游资源的开发。根据上述中医药旅游资源开发原则，结合陕西省中医药旅游资源评价的结果和结论，陕西省中医药旅游资源开发总体格局确定为"一心、三区、四点"。

一个中心。以西安市为中心，因为西安市为陕西省的政治、经济、文化中心，将西安市作为陕西省中医药旅游发展的游客集散中心。

三个中医药旅游集合区。陕西省的地域分为陕北、关中和陕南，根据三个不同的区域建立中医药旅游集合区。陕北中医药旅游集合区、关中中医药旅游集合区和陕南中医药旅游集合区。

四个重点中医药旅游区。把药王山、秦岭商洛老君山中药材基地、陕西中医药大学为中心的中医药健康服务与文化宣传基地、秦药中药基地作为区域内重点发展的中医药旅游区，使它们发挥龙头作用，带动全区域旅游的发展。

### （二）陕西省中医药旅游的发展建议

#### 1. 明确中医药旅游产业的定位

现有中医药旅游开发不充分，应该加大中医药康养旅游与旅游业、酒店业、地产业的整合和融合，提升中医药旅游产业整体水平。确立中医药旅游业的主导产业地位，结合中医药服务、中医药康养、中医药美容、中医药健康管理等，培育和提升现有产业水平，形成以主导产业为龙头，配套产业和支撑产业为基础的产业集群，加大与科研院所、医院研究机构、公共机构等高科技研究机构的合作，促进技术创新和引领。同时应该促进中医药产业集群与科技集群相互联系互动的各类组织的中介组织、平台，形成中医药旅游服务业集群。

#### 2. 合理进行产业布局

以中医药旅游规划的空间布局为引导，合理布局中医药旅游产业。加强与世界顶级医疗旅游品牌的合作和交流，将医疗旅游与中医药旅游进行良好的结合。着力发展以中医药服务、中医药健康管理、中医药美容等方面的中医药旅游服务，促进陕西省中医药旅游产业的快速发展。

#### 3. 强化顶层设计

政府部门通过制定和出台相关发展政策，优化产业发展的环境，增强中医药产业发展的政策合力。坚持以政府为主导、市场化运作、国际化合作的发展方式，全面推动陕西省中医药旅游的发展。

#### 4. 产业融合发展

大力贯彻和实施产业融合发展的战略，促进陕西省中医药旅游产业与第一产业、第二产业和第三产业融合发展，特别是促进中医药旅游产业与旅游业、服务业等的深度融合，实现中医药旅游的纵向和横向延伸，实现综合经济效益。

## 六、结论

本报告在对陕西省中医药旅游目的地评价的基础上，并结合陕西省中医药旅游的 SWOT 分析，提出了陕西省中医药旅游的开发对策，确定了开发原则、

贰 区域发展篇

总体布局。通过本研究建议陕西省中医药旅游资源的开发应遵循一个中心、三个区域和四个重点中医药旅游集合区。进而提出陕西省中医药旅游的发展原则与建议，未来的陕西省中医药旅游发展应该明确中医药旅游产业的定位，合理进行产业布局，强化顶层设计，产业融合发展，进而实现陕西省中医药旅游的健康发展。未来陕西省将建成融合中医药文化、中医药特色产品、中医药康养、中医药美容为一体的中医药旅游。

## 参考文献

［1］陕西省概况［J］．陕西政报，1950（02）：1－4.

［2］杨欣．陕西省基本公共文化服务均等化评价及提升策略研究［D］．西安：西安建筑科技大学，2020.

［3］张红，席岳婷．旅游业管理［M］．北京：科学出版社，2006.

［4］刘娜娜．基于消费者视角的中医药健康旅游目的地评价指标体系研究［D］．北京：北京中医药大学，2020.

［5］张群．我国中医药专项旅游开发初探［J］．北京第二外国语学院学报，2002（06）：77－80＋85.

［6］周娟．学术会议目的地评价因素研究［D］．上海：华东师范大学，2011.

［7］白琦瑶．中国医疗旅游目的地评价指标体系研究［D］．北京：北京中医药大学，2018.

# HB.09 甘肃省中医药康养旅游业发展报告

杨敬宇[①]　张　飖[②]　腾佳杉[③]

**摘　要：** 中医药康养旅游作为一种新兴产业已越来越受到人们的重视。甘肃省既有优良的温泉、山林、森林等自然资源，又有一大批康养度假酒店、养生及药食同源农产品生产基地、中药材种植基地及中医医疗、中医药制药、中医养生文化遗存等人文资源。丰富的生态资源、悠久的历史文化资源和深邃的中医药资源为甘肃中医药康养旅游产业的发展奠定了基础。新时代，甘肃省要以新发展理念为指引，以政策制度为导向，持续推进中医药康养旅游产业人才培养，不断推进中医药康养旅游产业链的日益完善，着力打造具有甘肃省特色的中医药康养旅游产业，促进中医药与康养旅游产业协同发展。

**关键词：** 甘肃省；中医药；康养旅游；持续发展

## 一、概述

### （一）背景

习近平总书记指出，要倡导健康文明的生活方式，树立大卫生、大健康的观念，把以治病为中心转变为以人民健康为中心，建立健全健康教育体

---

[①]　杨敬宇，博士，甘肃中医药大学经贸与管理学院，硕士生导师，教授，卫生经济学。

[②]　张飖，博士，甘肃中医药大学经贸与管理学院，硕士生导师，副教授，社会医学、健康管理与健康产业。

[③]　腾佳杉，硕士研究生在读，甘肃中医药大学公共卫生学院，健康管理与健康产业。

系，提升全民健康素养，推动全民健身和全民健康深度融合[1]。随着经济社会的发展，人们对卫生健康的理解已不再局限于有药可医及病后的康复治疗，而是要充分体现形神共养、怡情益趣、寓治于养、寓治于防、内外兼修的大健康与休闲娱乐理念。当前，全球新冠肺炎疫情仍处于流行状态，而新发传染病不断出现，且慢性病发病率总体呈上升趋势，使我国疾病防控形势日益严峻。在新冠肺炎疫情的不断蔓延下，人们对康养的需求爆发式增长，相应地全国一些大型房地产企业纷纷投资康养市场，并将医疗卫生、养老服务与地产项目不断配套发展，进一步推进了人们置业的理念与卫生健康观念。在医疗保健与休养放松的双重需求驱使下，康养旅游业需求与供给持续增加，促进了康养旅游业的发展。随着康养旅游业的发展，中医药文化产业、养老产业与旅游产业等的融合发展，中医药康养旅游业作为一种新兴的创意旅游产业，主要为社会提供中医药康养传播及保健和医疗康复等服务[2]，方兴未艾。中医药康养旅游业的发展，在传播中医药文化过程中还将旅游文化元素与文化创意产业相融合，提高旅游业的品质，增强人们对中医药文化的了解与认知，同时能够满足人们的精神文化需求与物质文化需求。甘肃省是文化大省，也是中医药资源大省，大力发展中医药康养旅游业对甘肃社会经济发展具有重要的战略意义。

### （二）中医药康养旅游定义

2000 年，王景明最早提出"中医药旅游"概念，将中医药旅游看作是生态旅游的一个分支，认为其是尚未开发的探索性和享用性的、中医药旅游业。其后，提出了中医药专项旅游、中医药文化养生旅游、生态型中医药旅游等概念。2014 年，中国第一次明确将中医药康养旅游列入旅游业发展政策导向。中医药康养旅游指中医药与旅游融合产业，目前学术界和业界尚未有一个统一的概念。

根据国家旅游局的定义，康养旅游不仅关注身体机能状况，更注重心灵和精神的平衡与和谐。中医药康养旅游包含了中医药养生旅游、中医药文化旅游、中医药专项旅游等概念内涵，具有较广泛的包容性。本文将中医药康养旅游定义为以传统中医及疗法、中草药为核心吸引物，为达到调养身心、隐性疾病防控、中医文化传播等的旅游方式[3]。

## 二、资源条件与政策环境

### （一）自然资源

甘肃省位于西北内陆腹地，地处黄河上游，位于三大高原间（青藏高原、内蒙古高原、黄土高原），地貌复杂多样，地势自西南向东北倾斜。甘肃省也是中国地理环境最复杂的省份，东南和西部与新疆、陕西、内蒙古、四川、宁夏、青海接壤，北部与蒙古国接壤。甘肃省是一个多山的省，地形以山地、高原为主，主要山脉有祁连山、乌鞘岭、六盘山等。甘肃省同时拥有了草原、雪山、沙漠、戈壁等多种多样的自然风光。除此之外，甘肃省不仅拥有丰富的人文景观，如天水麦积山石窟、敦煌莫高窟、鸣沙山月牙泉等；甘肃省还是一个历史文化源远流长的地区，拥有众多历史文化古迹与文化胜地。截至目前，甘肃省共有232个景区，其中，5A级景区有5个；已发现热水田资源共73处，开发出温泉酒店共计10余处。同时，甘肃省现拥有乡村旅游示范县、文化振兴乡村样板等独具特色的旅游景点。

甘肃省是全国中药材主要产地之一，素有"千年药乡""天然药库"之称，具有种植历史悠久，品种资源丰富、种植面积大等优势；有三百多种中药是国家重点医药品种，拥有丰富的药用资源，成为中国重要的药材产区。甘肃省独特的地理条件与气候条件，成为中药材发展的优势条件；比如，甘肃省独特的地理和气候条件适合当归的种植生产，当归适宜高寒冷凉湿润的环境，抗旱性和抗涝性都很差，一般在海拔2200～2300米的地区、长日照条件下生长良好，甘肃省当归的产量占全国总产量的比重超过了90%；其他主要的中药材品种还有大黄、党参、黄芪等（见表1）。经过多年发展，甘肃省已形成了特色明显的青藏高原东部高寒阴湿中药藏药区、陇中陇东黄土高原温带半干旱西药区、陇南山地亚热带暖温带秦药区和河西走廊温带荒漠干旱西药区，区域中药产业布局特色与优势明显。

表1　甘肃省道地药材主要产地

| 中药材名称 | 主要产地 |
| --- | --- |
| 当归 | 岷县、宕昌、渭源、漳县、康乐 |

续表

| 中药材名称 | 主要产地 |
|---|---|
| 黄芪 | 陇西、渭源 |
| 大黄 | 礼县、渭源、华亭 |
| 甘草 | 以河西的金塔、高台、民勤绿洲边缘灌区为中心 |
| 枸杞 | 白银市、酒泉市 |
| 板蓝根 | 民乐县 |
| 柴胡 | 安定、陇西、漳县 |
| 半夏 | 西和县、清水县 |
| 黄芩 | 陇西、漳县、安定 |
| 羌活 | 临潭、康乐、天祝 |
| 款冬花 | 灵台、和政、陇西、渭源 |
| 甘肃贝母 | 岷县、迭部、临潭 |
| 赤芍 | 岷县、漳县、渭源、卓尼、天祝、张家川 |
| 肉苁蓉 | 民勤、金塔 |

资料来源：项目团队整理。

## （二）人文资源

甘肃省拥有一系列历史文化名城、名镇，如国家级历史文化名城敦煌市、武威市，历史文化名镇青城古镇，以及一批省级文化名镇、具有特色魅力的村镇。甘肃省还有许多古遗址及文化遗址，如敦煌莫高窟、嘉峪关、崆峒山、成纪文化城、古长城遗址、东古城遗址、阳关遗址、马家塬遗址、骆驼城遗址等150项国家重点文物保护单位和470处省级文物保护单位。

甘肃省地方文化特色浓郁，如在民俗文化方面，甘肃省现有54个少数民族，主要有回、藏、东乡、土、裕固、满、保安、蒙古、撒拉和哈萨克族，这些少数民族的传说故事、民歌民乐、织锦、舞蹈和雕刻艺术等文化宝藏均具有极高的历史文化价值；在戏剧艺术方面，有甘肃秦腔、陇剧、曲子戏、甘南藏剧、高山戏、陇南花灯戏、搬山戏、喊牛腔等特色地方剧种；在地方节庆文化方面，有浴佛节、夏河拉卜楞寺大法会、临夏松鸣岩花儿会、伏羲文化节、敦煌葡萄节等特色地方节日。

随着中医药康养旅游业的发展，康养旅游需求不仅强调养身，还将逐渐向养心和养神需求转变日益发展。甘肃省依托文化资源，大力开发"文化型"中医药康养旅游产品，将进一步丰富中医药康养旅游产业产品体系，为中医药康养旅游产业持续发展带来活力。

## （三）相关产业和技术条件

中医药康养旅游产业不仅对自然资源的依赖性强，也需要农业、制造业和相关技术的支持。中医药康养旅游产业技术和设备，按照旅游产品类型不同，对制造业的发展有不同的产业发展要求；较简单的设备，如中医药诊疗设备、理疗设备等，复杂设备如专业医疗设备和先进的理疗仪器等。当前，无论甘肃省还是国内外科技发展，中医药康养旅游产业发展所依托的相关产业和技术条件已得到制造业与科技产业的强有力支撑。另外，目前，甘肃省产业结构不断呈现合理化态势，产业结构高级化不断提升，经济高质量发展呈现良好态势，必然对中医药康养旅游产业发展产生有力推动作用。《甘肃省国民经济和社会发展第十四个五年规划和二〇三五年远景目标纲要》中提出，做大做强生态产业，包括中医中药产业、文化旅游产业等产业；生态产业的发展必将促进中医药康养旅游业相关产业和技术条件发展，从而促进甘肃省中医药康养旅游业的进一步的发展。

## （四）政策环境

2014 年起，国家多部门出台系列政策以促进中医药康养旅游产业发展，为中医药和康养旅游产业的融合发展提供了政策基础（表 2）。2014 年，国务院《关于促进旅游业改革发展的若干意见》，提出要积极发展休闲度假旅游，并发展特色医疗、疗养康复等医疗旅游。2015 年，继提出建设"美丽中国"之后，开启了"健康中国"时代的新蓝图。2016 年，国家中医药管理局与国家旅游局联合开展了中医药康养示范区（基地、项目）创建工作。2016 年《"健康中国2030"规划纲要》，将中医药融入"健康中国"建设，为中医药康养旅游业的发展指明了方向。同年《关于推进康养旅游发展的意见》更是明确提出要打造全国休闲康养旅游胜地，促进康养旅游产业的高质量发展，践行为人民健康服务的初心使命。"十四五"开局之年，《关于加快中医药特色发展的若干政策措施》《"十四五"中医药发展规划》等政策，鼓励发展中医药康养旅游产业，构建基于中医药的康养旅游新业态，推动"健康养生"与"旅游"的协调式、产业化发展。

相应地，甘肃省陆续出台了多部政策，针对中医药产业、康养旅游业做出了加快发展的政策指导意见。《甘肃省国民经济和社会发展第十四个五年规划和二〇三五年远景目标纲要》以及《甘肃省"十四五"中医药发展规划》中提出，打造优势产业集群，包括生物医药产业集群及文化旅游康养产业集群，以促进中医药康养旅游业的发展。甘肃省文化和旅游厅（甘肃省文旅厅）按照《全省文化旅游康养产业链发展实施方案》要求，提出《全省文化旅游康养产业链发展规划纲要》，重点打造"一核、二带、四区、多点"的文旅康养产业链集群发展空间布局，以做大中医药康养旅游产业规模，形成完整的中医药康养旅游产品体系，打造国内外知名品牌。

总体来看，在国家政策与省级政策对中医药康养旅游产业发展的指导意见与政策支持下，甘肃省基于省内已具备一定规模的中医药产业、康养产业、旅游业等基础，中医药康养旅游产业发展将迎来巨大的发展机遇。

表2 中医药康养旅游产业发展相关政策

| 时间 | 部门 | 政策 | 内容 |
| --- | --- | --- | --- |
| 2015 年 5 月 | 国务院办公厅 | 《关于印发中医药健康服务发展规划（2015~2020 年）的通知》 | 提出"发展中医药健康旅游" |
| 2015 年 11 月 | 国家旅游局 国家中医药管理局 | 《关于促进中医药健康旅游发展的指导意见》 | 提出"推动中医药与旅游产业有机结合" |
| 2016 年 8 月 | 国家旅游局 国家中医药管理局 | 《关于开展国家中医药健康旅游示范区（基地、项目）创建工作的通知》 | 启动"国家中医药健康旅游示范区（基地、项目）建设工作" |
| 2016 年 10 月 | 中共中央、国务院 | 《"健康中国2030"规划纲要》 | 提出"大力发展中医药健康旅游，中医药健康服务" |
| 2019 年 10 月 | 中共中央、国务院 | 《关于促进中医药传承创新发展的意见》 | 提出"推进中医药博物馆事业发展" |

资料来源：项目团队整理。

## 三、案例分析

### （一）通渭温泉度假区——以自然生态为主的中医药康养旅游基地

通渭温泉属硫酸钠型矿泉，地下200米处恒定水温113℃，自流地表水温

53.9℃，日出水量 6000 吨，空间上形成四个泉群，包括汤池河 4 个泉点和附近的 1 个自流井及芦家川的四个泉点，均出露于华力西期花岗岩体内。主要泉群水温常年 48℃，第二泉群位于芦家川沟谷谷底，水温常年 28.5～30.4℃。

通渭温泉感官性状良好，无色、无味、无沉淀，富含 32 种元素和化合物，PH 值为 7.3～7.8，为中性和弱碱性，为全国少见的多微复合型矿泉水。通渭温泉水温之高，水质之优，水量之大居西北温泉之首，为全国优质矿泉之一，有"陇上神泉"和"西北第一泉"之称。

温泉洗浴，人浸泡在温泉里，毛孔会很快张开，通过反复的浸泡，全身舒畅，可完全消除身体的闷热。身体浸泡温泉中可以更有效地排除体内毒素，加快新陈代谢，泉水中的盐分还可抑制皮肤的出汗。不同的温度，也有不同的作用，温度达到 36℃时，可对神经系统产生镇静作用；当温度到 38℃时，可加速血液循环。浸泡温泉，还可刺激人体皮肤，特别对银屑病（牛皮癣）[4] 等皮肤疾病有独特的效果。

### （二）甘肃省灵台县皇甫谧文化园——以人文资源为主的中医药康养旅游基地

灵台县皇甫谧文化园位于灵台县独店镇张鳌坡村境内。据史料记载，西晋时期著名文学家、史学家、医学家皇甫谧逝世后葬于此地。他的著作《针灸甲乙经》奠定了针灸学科的理论基础。1963 年，甘肃省将皇甫谧墓列为省级重点文物保护单位。皇甫谧文化园景区依托皇甫谧墓修建而成。从 2021 年开始，当地按照皇甫谧生平史迹陈列馆、针灸文化陈列馆和中医药文化陈列馆三个展馆进行重新布展提升，兼顾体验和互动性，并设置了针灸增强现实技术（Augmented Reality，AR）、虚拟现实技术（Virtual Reality，VR）体验系统等，让游客沉浸式体验皇甫谧文化。

当地创办的文旅产品和农副产品加工车间，倾力研发打造了皇甫谧艾茶、皇甫谧泡脚粉、皇甫谧养生枕、皇甫谧防疫香囊等皇甫谧系列养生文创产品。皇甫谧文化园集品药茶、享药疗、带药礼、洗药浴、赏药景等为一体，可以让游客通过体验、互动等方式深度感受艾草康养产业魅力。当地培育抗寒耐旱艾草品种，叶大绒多、精油含量高、温灸穿透力强，可直接入药，提绒艾灸，也可加工艾茶。灵台县溪河韵文化旅游开发公司已建成"灵台县皇甫谧艾草标准化培育基地"50 亩；2022 年年初，皇甫谧制药股份有限公司累计提供艾苗

貳　区域发展篇

80 余万株，示范、带动群众栽植艾草 500 亩。目前全县种植优质艾草已达 1000 亩，用"艾"开路建设中医药康养旅游产业链。

灵台县流行皇甫谧针灸康养文化，灵台人也善于利用皇甫谧针灸康养文化。中医药是传统瑰宝，在中国历史的长河中，名医辈出，给后人留下了丰富的文化资源。灵台县正在打造张鳌坡针灸小镇、密须古城·红牛小镇、古灵台—皇甫谧文化园大景区，宣传开发皇甫谧出生地皇甫湾、文王画卦山等，一批特色文化景区将延长康养产业链发展。同时，当地引导农户种植艾草、加工艾条，开展艾灸、拔罐、刮痧等理疗服务，建办农家乐，形成集观光、拜谒、餐饮、理疗为一体的针灸康养产业开发新模式，实现皇甫谧针灸康养文化与旅游产业的深度融合发展[5]。

## 四、中医药康养旅游产业的发展路径

### （一）以制度为导向，以新发展理念为指引

中医药康养旅游业的发展，需要通过顶层设计，在新发展理念下，引导地方政府和相关职能部门转变传统的思想观念，同时制定相关政策与措施引导相关企业转变思想。对新发展理念有了明确的认识，转变传统的思想，对新的发展阶段、新发展时期的经济社会有了新的认识，才能提高对"健康中国"战略的认识，从而进一步认识到中医药康养旅游业发展的重要性。在发展过程中，必须要制定科学合理的发展规划，以正确引导中医药康养旅游产业的发展目标。中医药是中医药康养旅游业发展的核心，中医药康养旅游紧紧围绕着这个核心开展。将新发展理念贯彻到每一个中医药康养旅游业的主体部门与个人，才能拓宽中医药康养旅游业的发展道路，更好地开拓市场，在新时期拥有更好的发展[6]。

### （二）推进中医药康养旅游产业链持续完善

首先，加强中医药文化和康养旅游共同发展的规划，有了科学合理的顶层设计，才能在中医药康养旅游产业集群建设与发展中发挥出应有的作用；其次，要借助乡村振兴战略，促进中医药康养旅游业多元发展。借助甘肃省特有

的自然资源与丰富的文化底蕴，培育强劲的康养旅游企业，加大力度、加大投入研发独具特色的中医药康养旅游产品，以增强核心竞争力；结合"乡村振兴战略"，充分发挥地方中医药文化资源优势，以中医药康养旅游业推进"扶贫"事业持续发展。

### （三）推动中医药康养旅游产业人才培养

依托甘肃中医药大学、兰州大学及相关行业协会资源优势，要不断建立并完善中医药康养旅游人才培训组织的发展，持续开展中医药康养旅游专业培训，积极培养中医药康养旅游专业人才队伍。加强"产、学、研"合作办学体制机制建设，积极发挥高校、企业、医疗卫生机构等相关组织企业的职能作用，培养一批具备中医药理论基础知识、熟练掌握相关康养旅游理论知识，切实能够满足区域康养旅游业人才需求的创新型高端人才。要持续加强对省内现有中医康养保健服务人员的技术培训，以促进甘肃省中医药康养旅游业可持续发展。

### （四）打造中医药康养旅游特色品牌

发展中医药康养旅游产业，要避免过度商业化与同质化，要把加强行业引导和政府监管作为发展的重要措施。如对景区进行合理测算，核定游客承载量，对景区的商业场所与自然景观量核算后进行评级，杜绝一味追求经济效益。同时，在保留原汁原味的基础上，要对特色旅游资源进行再提升、再改造，注入新的内在的发展活力。如将当归、大黄、党参、黄芪等道地中药材，融入"治疗＋旅游""养生＋旅游"之中；深化渭源温泉的文化内涵及强化渭源温泉产品的中医药康养功能，凸显其独特的文化特色。要把附加中医药产品凝聚成为广大游客感悟中医药文化的载体，使游客能够体验到浓郁而独特的文化特色，增强文化自信，增加游客重游意愿，推进中医药康养旅游业做大做强，打造中医药康养旅游特色与优势品牌。

### （五）大力促进产业融合发展

通过政策支持、宏观调控等手段，要促进区域旅游资源与中医药资源相互联系、相互渗透，进而形成有机融合发展体，从而要科学合理地制定中医药康养旅游业发展规划，优化产业内在结构，消除产业内耗，提高产业内部一体化程度，以实现集约式、集群化发展。同时，要积极推进中医药康养旅游与医疗产业、养老产业、护理产业、康复产业、美容产业、文化产业等相关产业的融合发展，通过优化相关产业的空间布局与政策，促进不同产业间优势互补、相互支持，进一步拓展中医药康养旅游产业范畴、规模和模式[7]。

# 参考文献

［1］赵恒伯，张彪，吴海波，等．中医药康养旅游产业发展模式与路径探析［J］．企业经济，2022（09）：156－163

［2］梁保平．陇东南地区中医药养生旅游产业发展中的政府职能研究［D］．兰州：西北师范大学，2017.

［3］苏春燕．产业融合视角下石林杏林大观园中医药康养旅游发展研究［D］．昆明：云南财经大学，2022.

［4］丁国亮，王昕．五龙背温泉水治疗寻常型银屑病313例分析［J］．西南军医，2017，19（06）：559－560.

［5］巩春媛．甘肃灵台皇甫谧中医药文化传播策略研究［D］．兰州：兰州财经大学，2021.

［6］刘鲲，刘娜，李燕．新发展理念下江西省中医药文化和康养旅游产业融合发展研究［J］．产业创新研究，2021（14）：100－102.

［7］李华章，孙晓明，郁东海，等．基于SWOT分析的浦东新区中医药养生旅游发展研究［J］．中医药管理杂志，2017，25（21）：4－9.

# HB.10 黑龙江省中医药健康旅游发展报告

赵红梅[①]　师东菊[②]　李　莹[③]　周　雪[④]

**摘　要：**为更好地推进黑龙江省中医药健康旅游的发展，采用文献研究与实地调研相结合等方法，对黑龙江省中医药健康旅游产业发展的基础、发展的外部环境以及发展的现状进行深入的分析，分别从统筹规划、产品开发、人才供给、旅游宣传等方面阐述了黑龙江省发展中医药健康旅游面临的挑战，提出了促进中医药健康旅游产业集群发展、根据市场需求深入定位特色健康旅游产品、多渠道培养和吸引人才，打造中医药健康旅游宣传平台等发展策略，促进黑龙江省中医药健康旅游产业的持续发展。

**关键词：**黑龙江；中医药健康旅游；中医药产业；旅游产业

中医药健康旅游是集旅游与中医药养生为一体的特色旅游项目。它将中国传统的中医药养生理念融入旅游产业中，使人们通过良好的自然环境与中医药疗法改善和促进身心健康，是旅游产业中的特色项目之一。中医药健康旅游一般包括中医药保健、观光、体验等。

## 一、黑龙江省中医药健康旅游发展的基础

黑龙江省林草资源丰富，湿地、湖泊众多，同时又处于世界第三大寒地黑土带，土壤肥沃。这里气候凉爽，全省年平均气温在 0 - 11℃，夏季平均气温

①　赵红梅：硕士，牡丹江医学院卫生管理学院，副教授，研究方向：中医药健康旅游。
②　师东菊：硕士，牡丹江医学院卫生管理学院，教授，研究方向：中医药健康旅游。
③　李莹：硕士，牡丹江医学院卫生管理学院，讲师，研究方向：健康旅游。
④　周雪：硕士，牡丹江医学院卫生管理学院，副教授，研究方向：健康旅游。

在 20℃ 左右，昼夜温差大，是休闲度假的避暑胜地。黑龙江省优越的自然环境、独具特色的黑土地文化和中医药文化资源，为中医药健康旅游发展带来了良好的条件。

## （一）黑龙江省中药材产业发展趋势良好

黑龙江省四季分明的气候特征和肥沃的黑土地，为绿色有机中药材的成长带来了得天独厚的条件。在广袤的黑土地上按地域生长着三大植物区系，即大兴安岭植物区系、蒙古植物区系、长白植物区系，中药材种类繁多。全国第三次中药材资源普查结果显示，黑龙江省载入药典的植物达到 130 种，中药材总计约 1120 种，储藏量 13.5 亿公斤[1]。经过相关专家论证，筛选出具有道地代表性的、在全国市场占有率均居前列的九种药材，包括刺五加、五味子、赤芍、板蓝根、人参、西洋参、关防风、火麻仁、鹿茸等，简称"龙九味"，作为黑龙江省重点培育和发展的中药材品牌[2]。2019 年，黑龙江省正式提出了"龙九味"战略，以"龙九味"品牌为引领，打造黑龙江省中药材名片，带动黑龙江省中药材产业发展[3]。

近年来，黑龙江省不断促进中药材的有序开发，进行全产业链塑造，做强做优产业链。2016 年，黑龙江省提出，大力实施北药开发战略，实现中药材由原料粗加工向精加工转变。《黑龙江省中医药产业"十四五"规划》中提出，在种好药材、加工好药材精品的基础上，积极推动中医药跨界融合发展，发展中医药健康旅游已经成为被黑龙江省的中医药产业发展的重要战略。

## （二）黑龙江省中医药文化基础深厚

"龙江医派"是成长于黑土地上的中医学流派，已经被黑龙江省非物质文化遗产名录收录，是以地域命名的中医药学术流派。龙江中医起源于两千年前，形成于民国时期，历史悠久，独具特色。龙江医派医家将中医学的理论与黑龙江省寒凉的气候、民众的饮食和生活习惯相结合，分析疾病的成因，采用黑龙江省出产的中药材，辅以外治、外用膏药、拔罐火攻、针灸等方法调养身体，治疗疾病，积累了具有寒地特色的疾病诊断和治疗方法。近年来，龙江医派在新一代龙江中医的带领下，不断创新，依托黑龙江中医药大学，建立国家中医药研究基地，深入研究黑龙江省地方常见病、多发病、疑难病的发病和治疗规律以及寒地养生的理论与实践等。多年来，龙江医派的中医养生学不仅走向全国，而且融入世界，成为我国具有影响力的医学流派[4]。

在中医文化发展的基础上，黑龙江省的中医药服务得到了快速发展，全省90%以上的基层卫生服务机构能够提供中医药服务。为更好地将龙江中医药服务于全国各地居民，黑龙江省在经过充分论证的基础上，提出了"南病北治、北药南用"工程。黑龙江省发展中医药健康旅游成为实现"南病北治、北药南用"的重要途径[5]。

### （三）黑龙江省森林康养资源丰富

黑龙江省境内生态条件优越，林草、湖泊湿地资源丰富，国际重要湿地10处，居全国之首，森林覆盖面积也居全国前列[6]。茂密的森林净化了空气，带来了丰富的负氧离子，对于改善大脑的功能，改善肺功能，缓解慢性疾病等有很大益处；黑龙江省境内冷泉、温泉资源丰富，有世界三大冷泉之一的五大连池冷泉以及丰富的天然寒地温泉。温泉中含有丰富的矿物质和微量元素，温泉疗法也是一种比较常见的自然疗法，也可以缓解多种慢性疾病。大森林、大界江、湿地、冷泉、温泉等良好的生态资源为健康旅游提供了优越的条件。黑龙江省境内森林康养资源丰富，拥有国家级森林康养基地，森林康养人家，森林康养市、县、乡等共计50余个，能提供针对不同年龄、人群的康养服务，很多中医药健康旅游基地依建立在森林康养基地而建。

## 二、黑龙江省发展中医药健康旅游的宏观环境分析

近年来，中国居民收入持续增长，消费结构不断调整，在国家一系列宏观政策的支持下居民对旅游的需求旺盛；随着老年人口的增加，提供健康服务成为满足人们对美好生活需求的重要组成部分。黑龙江省发展中医药健康旅游具有良好的宏观环境。

### （一）黑龙江省发展中医药健康旅游产业的政策环境初步形成

为更好地促进中医药健康旅游发展，中国政府发布了一系列文件，包括《中共中央、国务院关于促进中医药传承创新发展的意见》《中医药发展战略规划纲要（2016—2030年)》等，对于拓宽中医药产业链，促进中医健康旅游

贰　区域发展篇

发展指出了明确的方向。黑龙江省积极推进中医药健康旅游产业的发展，在2016 年就提出了支持中医养生保健，培育健康旅游产业的发展方向，并在国家相关政策的基础上出台了一系列支持中医药康养旅游的政策，使中医药健康旅游产业的发展逐渐有了清晰的路径。主要政策见表 1。

贰　区域发展篇

表 1　黑龙江省制定与健康旅游发展相关的省级政策文件

| 文件名称 | 发文时间 | 文号 |
| --- | --- | --- |
| 《关于促进中医药健康服务发展的实施意见》 | 2016.1.20 | （黑政办发〔2016〕5 号） |
| 《黑龙江省全域旅游发展总体规划（2020—2030 年）》 | 2020.8.28 | （黑政发〔2020〕6 号） |
| 《"十四五"文化和旅游发展规划》 | 2021.6.15 | （黑文旅发〔2021〕58 号） |
| 《黑龙江省人民政府办公厅关于加快中医药特色发展若干政策措施的通知》 | 2021.10.29 | （黑政办规〔2021〕30 号） |
| 《黑龙江省"十四五"中医药发展规划》 | 2021.12.31 | （黑政办规〔2021〕42 号） |
| 《黑龙江省产业振兴行动计划（2022—2026 年）》 | 2022.6.21 | （黑政发〔2022〕15 号） |
| 《黑龙江省康养旅游高质量发展行动方案（2022－2026 年)》 | 2022.8.3 | （黑文旅发〔2022〕146 号） |

资料来源：作者整理。

2016 年《关于促进中医药健康服务发展的实施意见》，提出在全省培育和发展中医药健康旅游产业，开发中医药特色旅游产品的发展思路；2020 年《黑龙江省全域旅游发展总体规划（2020—2030 年）》中，将康养旅游为重点培育项目，参考国际标准提高康养旅游项目水平；2021 年，《关于加快中医药特色发展若干政策措施的通知》《黑龙江省"十四五"中医药发展规划》提出推动"中医药＋"多业态融合发展。进一步开发中医药旅游产品，建设一批中医药小镇，到 2025 年，实现中医药旅游产业融合发展，初步建成中医药强省的目标。

2022 年黑龙江省政府发布的《黑龙江省产业振兴行动计划（2022—2026年)》中对于黑龙江省的中医药健康旅游产业发展也做出了明确的要求，旅游康养等生活性服务业向高品质和多样化转变。发挥大小兴安岭地区生态功能，培育发展生态旅游、林下食品、森林碳汇、北药开发等产业，做大做强中药优势品种，叫响以"龙九味"为重点品种的"寒地龙药"品牌；深度挖掘旅游资源，推动生态产品价值加速转换，打造宜居宜行宜游宜养全域旅游康养品牌。

为了促进和规范中医药健康旅游产业发展，黑龙江省文化和旅游厅也出台了相应的政策。2021 年 6 月 15 日发布的黑龙江省《"四五"文化和旅游发展规划》提出，提出培育旅游新产品，发展中医药健康旅游、建设具有人文特色的康养旅游基地。2022 年 8 月 3 日，《黑龙江省康养旅游高质量发展行动方案（2022—2026 年)》，对中医药健康旅游发展目标进行了具体的规定，提出加速优质资源的价值转换，构建宜居宜行宜游宜养的康养旅游品牌，创新康养旅游发展模式，建立健全康养旅游标准化体系，完善服务配套，将黑龙江省建设成产业要素齐全、产业链完备、设施完善的中国生态康养旅游目的地。

从相关政策中可以看出，黑龙江省对中医药康养旅游产业的发展思路不断清晰，发展目标的不断明确，为中医药健康旅游产业的发展提供了明确的政策引导。

### （二）黑龙江省中医药健康旅游的经济环境

#### 1. 旅游业成为国民经济的支柱产业

随着国内生产总值的增长和人均收入的增加，人们的消费结构也在不断改变。旅游消费成为人们在解决了衣食住行需要后产生的更高层次的消费需求，近年来，国内旅游总花费持续增长。在过去的 2015—2019 年，中国居民国内旅游消费支出以两位数速度增长，详见图 1。

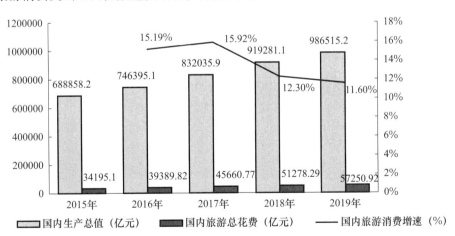

图 1　2015—2019 年国内生产总值与国内旅游总花费增长趋势

（资料来源：国家统计局年度数据）

2015—2019 年，中国国内旅游消费支出由 34195.1 亿元增加到 57250.92 亿元，入境游收入也呈增长态势，由 1136.5 亿美元增长到 1312.54 亿美元。在增速上，国内旅游收入 2015—2017 年持续增长，2018 年旅游业市场扩容，同质化竞争加剧，加上整顿市场秩序，收入增速放缓，但 2018—2019 年仍平稳增长；国际旅游收入 2015—2017 年有所回落，2018—2019 年稳步提升。旅游业对我国国内生产总值的综合贡献占到 GDP 总量的 11.5%[7]。2020 年和 2021 年我国国内生产总值分别超过了 101 万亿元和 114 万亿元，仍保持稳定增长，预计在新冠肺炎疫情过后，旅游业将会迎来更快速的发展。

黑龙江省是我国的生态旅游示范省，其饱含黑土文化的旅游资源深受国内外游客的欢迎。根据国家和黑龙江省统计年鉴的数据，2015—2019 年五年间，黑龙江省国内旅游收入年增长速度优于全国国内旅游增速；国际旅游收入除 2017 年以外，其他年份都以两位数的速度增长，详见图 2 与图 3。

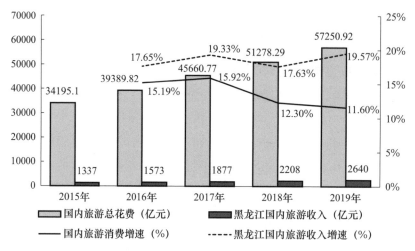

图 2　黑龙江省国内旅游收入与全国旅游收入变化趋势比较

（资料来源：国家统计局年度数据、黑龙江省统计局统计年鉴）

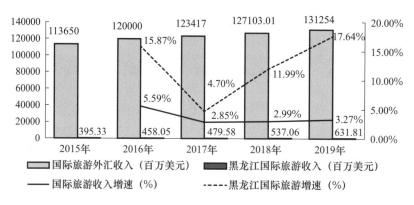

图 3　黑龙江省国际旅游收入与全国国际旅游收入变化趋势比较

（资料来源：国家统计局年度数据、黑龙江省统计局统计年鉴）

2021 年黑龙江省实现旅游收入 1345.09 亿元，达到 2019 年的 50.22%，旅游增长态势良好，康养旅游成为黑龙江省重要的特色旅游项目。预计在疫情结束后，黑龙江省的旅游收入将会持续增长。

**2. 中医药健康旅游基地的建设速度加快**

近年来，中国政府高度重视康养产业发展。2014 年，国家旅游局等三部门联合签署了《关于推进中医药健康旅游发展的合作协议》，2015 年，国家中医药管理局与国家旅游局联合下发《关于促进中医药健康旅游发展的指导意见》，2017 年，确定中医药健康旅游示范建设单位 15 家，国家中医药健康旅游示范基地 73 家。随后，四川、重庆、陕西、吉林、黑龙江等也陆续出台了建设中医药健康旅游示范基地的相关政策。2018 开展中医药健康旅游服务的机构已超过 2000 家，占 GDP 的 5% 左右，预计到 2025 年，收入达到 5000 亿元[8]。中医药健康旅游产业逐渐走上规模化发展的道路。

**(三) 黑龙江省中医药健康旅游发展的社会环境**

**1. 人口老龄化驱动中医药健康旅游产业的发展**

截至 2021 年年底，我国 65 岁以上人口 20056 万人，占总人口的 14.2%[9]。银发产业成为我国未来经济的新的增长点。除了适老化社区、居家环境建设以外，中医药健康旅游业也是银发产业发展的重要组成部分。随着我国社会保障体系的完善，老年人的养老保障水平不断提高，截至 2021 年年末我国离退休和领取养老金待遇的人数总计超过了 2.9 亿人[10]。从黑龙江省内来看，2020 年年末，65 岁以上老年人口 494.6 万人，占总人口的 15.6%，人口老龄化程度高于全国水平。离退休人员在基本的生活需求满足后，会追求更高质量的生活，保健、休闲旅游逐渐成为养老需求的重要组成部分，未来中医药健康旅游将成为老年人旅游的新需求。

**2. 居民中医药健康素养的提高**

中医药健康素养是人们了解中医药健康知识，运用中医药维护和促进自身健康的能力[11]。中医药健康素养一般包括人们对中医药健康基本理念、健康的生活方式与行为、运用中医药知识维护健康的基本技能等方面的认识和运用能力。

中医药健康素养来自我国中医的精华，历经几千年的沉淀，逐渐深入人心。随着中国中医药健康知识在基层的宣传和普及，以及大健康时代各种中医养生产业的发展，人们的中医药健康素养逐年提高。在过去的"十三五"时期，中国公民的中医药健康素养水平不断提高，2020年达到了20.69%，比"十三五"初期增长了近8%[12]。随着中医药在防控新冠肺炎疫情中体现的重要功效，公众对中医药文化的认识水平迅速提高。人们对运用中医药维护和促进健康的能力持续提高，为黑龙江省发展中医药健康旅游带来了机遇。

### （四）黑龙江省发展中医药健康旅游的技术环境

#### 1. 智慧旅游平台的建设

在数字经济背景下，伴随着大数据、物联网技术及平台经济的发展，以共享平台等为代表的数字技术改变了传统旅游业的经营模式。智慧旅游平台是利用大数据、云计算等技术，通过手机等移动终端，为旅客提供旅游服务、食宿预定、门票等信息，便于旅客更好地制订旅游计划的互联网平台[13]。互联网时代，智慧旅游平台的构建使旅游管理更加便捷，旅客与景区及监管部门的信息沟通更加顺畅，能更好地满足游客的要求。

黑龙江省非常重视智慧旅游平台建设，2019年采取政府引导、企业主体、市场运作的模式，以黑龙江省建设银行为投资主体，投入资金1800万元，建设了"趣龙江"智慧旅游平台。目前，黑龙江省已经完成了全省智慧旅游大数据中心，市场监管平台、公共服务平台、产业运营平台（趣龙江）三个平台的建设。黑龙江省还重视媒体平台的运营，2021年12月，龙头新闻"龙江文旅"频道正式上线，频道推出了《北国好风光，尽在黑龙江》《楚楚带你游龙江》等10多个专题专栏，通过媒体广泛推介龙江旅游。网络和新技术的运用，为中医药健康旅游的发展带来了新的机遇，提供了更高的平台，使游客能够更加准确地了解旅游品牌和旅游资源，促进中医药健康旅游产业的发展。

#### 2. 交通基础设施不断完善

近年来，我国的交通运输能力不断提升，交通运输网络遍布全国各个角落。黑龙江省虽然地处东北，但交通设施比较完善，遍布全省的公路、铁路向南与国家大通道连接，向北连通绥边境口岸。黑龙江省高速铁路里程1374公里，形成以哈尔滨为中心辐射全省主要城市的"一小时、两小时"交通圈，国道、省道全面覆盖 AAA 级及以上旅游景区。省内有民用机场 14 个，与全国各地相连接[14]。完善的道路交通网络为康养旅游、户外运动、自驾游等提供了便利的条件。

# 三、黑龙江省中医药健康旅游发展现状

## （一）黑龙江省中医药健康旅游产业现状

在国家的宏观政策支持下，黑龙江省将中医药健康旅游产业作为特色产业重点扶持。一方面，黑龙江省积极扶持中药材产业的发展。以"龙九味"为龙头，发展寒地龙药品牌，努力将其打造成龙江名片。通过多种形式，壮大中药材生产规模。目前全省 13 个地市，108 个县，龙江森工 240 个林业局，以及农垦 53 个农场，906 个专业合作社，5.3 万余农户参与中药材的生产经营[15]。中药材生产经营已经成为黑龙江的重要产业，也为黑龙江省发展中医药健康旅游产业提供强有力的支撑。

另一方面，在扩大中药材经营规模的基础上，拓宽中药材产业链，借助于黑龙江省得天独厚的中医药康养旅游资源，积极推进中医药健康旅游服务的发展。在康养基地建立中医医疗和养生机构，为中医药健康保健提供技术支撑。在一系列利好政策的支持下，近年来黑龙江省很多旅游景区、森林康养基地都开展了中医药健康旅游服务项目，如鸡西市梨树区中医药特色小镇、佳木斯市汤原县鹤立镇中医药特色小镇、牡丹江市林口县莲花镇中医药特色小镇、漠河北极村森林康养基地、五大莲池森林康养基地等。目前，中医药健康旅游产业在黑龙江省正处于快速发展期。

## （二）中医药健康旅游基地建设现状

为推进中医药健康旅游产业的发展，中国在 2018 年进行了首批国家级中医药健康旅游示范建设单位和示范基地的遴选。黑龙江省有两个单位被评为国家中医药旅游示范基地建设单位，见表 2。

表2　黑龙江省国家中医药健康旅游示范基地建设单位

| 申报单位 | 基地名称 |
| --- | --- |
| 黑龙江中医药大学 | 黑龙江中国北药园 |
| 伊春桃盛温泉酒店有限责任公司 | 黑龙江伊春桃山玉温泉森林康养基地 |

中国北药园中医药旅游示范基地由黑龙江中医药大学与龙江森工集团清河林业局共建，2019年9月正式成立产业联盟。基地所在地清河林业局，境内森林资源丰富，土地肥沃，中药材资源丰富。基地融科研、旅游于一体，通过对原有的中药材种植及加工企业进行整合，形成集药种质资源保护及种子种苗繁育、中药产业经济带和中医药健康养生、天然药用植物观光为中心的中医药产业集群；发展中医健康养老产业、中医药健康旅游产业，将北药园基地建成医养结合的旅游风情小镇。

黑龙江伊春桃山玉温泉森林康养基地，位于伊春桃山林业局桃山国家森林公园桃山湖景区内。基地位于小兴安岭旅游黄金线上，交通方便。基地将森林、玉石、温泉、湖泊湿地等整合，形成以养生药浴温泉为主的中医药特色健康旅游基地。

国家级中医药健康旅游示范地为发展黑龙江省中医药健康旅游产业带来引领作用。2021年1月，黑龙江省中医药管理局和黑龙江省文旅厅发布《关于省级中医药健康旅游示范基地、培育基地名单公示》（黑中医药发〔2020〕60号），确定省级中医药健康旅游示范单位和培育单位共10个，见表3。

表3　黑龙江省中医药健康旅游示范及培育基地

| 类型 | 所在城市 | 基地名称 |
| --- | --- | --- |
| 省级中医药健康旅游示范基地 | 哈尔滨 | 香炉山国家森林公园 |
| | 大庆 | 连环湖温泉景区 |
| | 伊春 | 九峰山养心谷 |
| | 七台河 | 勃利寒地中草药小镇 |
| | 龙江森工 | 桦南林业局森工大院景区 |
| 省级中医药健康旅游培育基地 | 哈尔滨 | 天问山黄精产业基地 |
| | 齐齐哈尔 | 水师森林温泉度假区 |

续表

| 类型 | 所在城市 | 基地名称 |
|---|---|---|
| 省级中医药健康旅游培育基地 | 牡丹江 | 莲花黄芪谷康养旅游基地 |
| | 伊春 | 汤旺河今生康健中医药健康旅游园区 |
| | 龙江森工 | 方正林业局罗勒密景区 |

黑龙江省中医药健康旅游示范基地和培育基地依托当地的森林、温泉、中药材等资源，突出各自的特色，以中医药观光、体验、疾病预防与保健为主设立。其中五个省级中医药健康旅游示范基地，均有其特色，并且已经具备了一定的发展规模，体现了龙江中医药健康旅游产品的多样性。

哈尔滨香炉山国家森林公园及伊春九峰山养心谷，森林覆盖率95%以上，以森林氧疗、功能美食、旅居养老、观光、中药材产品研发为特色。其中九峰山养心谷推出九养文化，包括辨证养、环境养、饮食养、音乐养、膳食养等，体现中医养生文化特色，是著名的北药南用旅居养老示范基地。

大庆连环湖是沙垄间低地里形成的湖泊，这里有旖旎的自然风光，优质的渔业资源，以及丰富的地热资源，富含多种微量元素的温泉为中医药养生、休闲旅游提供了良好的环境。

勃利寒地中草药小镇和桦南林业局森工大院景区是近年来发展起来的以中药材观光体验为主的健康旅游基地。位于七台河市勃利县元明村的寒地中草药小镇依托勃利县优越的自然环境和森林资源，打造中医药、康养旅游两大主题，开发了中药材生产、观赏、体验、药浴温泉、中医药文化传承、特色民宿等特色板块，目前已经建成了万亩寒地中草药种子种苗繁育基地，2020 年 8 月开始运营，实现营业收入近 60 万元。在实现产业融合的同时，带动了经济的发展[16]。桦南林业局森工大院是以传统的中药材紫苏种植为基础建立中医药健康旅游示范基地。当地总结多年来种植紫苏的经验，将紫苏种植整合，开发紫苏系列产品，形成产业规模，目前已经建成全国闻名的紫苏之乡。

森林养生、中药材产业、温泉旅游等成为黑龙江省中医药健康旅游的主要特色。近年来，中医药健康旅游产业对弘扬中医药文化，发展中医药健康养生、提高人们健康素养和水平具有重要意义；同时，中医药健康旅游也拓展了旅游业的发展空间，促进了跨领域的产业融合并带动了当地的经济发展。

# 三、黑龙江省发展中医药健康旅游面临的挑战

## （一）中医药健康旅游缺乏统筹规划

中医药健康旅游是中国独具特色的旅游产业。其产业的发展离不开财税、金融、卫生、农业、林业等多个部门配合，涉及投资、运营、管理等各个环节。同时健康旅游产业要结合当地的资源优势发展，需要通过市场进行有效的配置资源。目前，各地都在探索中医药健康旅游的发展路径和管理体制，但仍不够完善。

中医药健康旅游路线的开发和旅游目的地的管理主体一般是文化和旅游、市场监督等部门，注重对旅游市场的管理，对中医药健康特色的管理不足。在中医药健康旅游的市场准入、产品标准、质量监督等方面没有具体的制度。例如，在一些地区中医药观光体验中，游客并没有更多地了解和体验中医药的养生保健，失去了中医药健康旅游的意义。

## （二）中医药健康旅游产品同质化

黑龙江省的中医药健康旅游产品依托大森林、大江大河、湿地湖泊开发，以森林浴、温泉浴、中药材养生保健为主。目前很多中医药康养基地均以这几种产品吸引游客，缺少对中医药健康产品的深度挖掘，缺少对养生保健的专业咨询和指导，健康旅游流于形式，特色比较鲜明的中医药健康旅游基地较少。旅游目的地产品缺少市场细分，差异性小，难以满足不同类型消费者的需要。另外，同质化的产品导致市场竞争加剧，经营者为追求经济利益，对生态环境的维护和利用缺少长期规划，不利于中医药健康旅游产业的可持续发展。

## （三）中医药健康旅游人才供给不足

中医药健康旅游是中医、中药与旅游业融合的产业。与传统旅游产业不同，中医药健康旅游对人才的需求较高，需要既懂得中医药健康养生，又熟悉旅游产业并懂得运营管理的复合型人才。

首先，在管理人才需求方面，中医药健康旅游产业属于旅游发展的新业

态，产业价值链长，需要农业、林业、医疗、旅游等产业融合发展，旅游产品要针对北方中医药和疾病养生的特征，结合旅游目的地的资源进行开发，同时要考虑不同的客户群体进行市场细分，所需要的跨界人才目前在中国的教育体系中缺少相关的专业培养体系，导致中医药健康旅游管理人才不足，难以满足产业发展的需要。

其次，中医药专业人才的供给不足。一方面，中医药专家缺乏。目前中国中医药人才总体规模不大，基层医疗机构缺乏，在中医药旅游基地不可能单独设立中医诊疗机构。中医药健康旅游难以做到针对不同需求的游客提供适宜的养生保健服务。由于缺少专业的中医药从业人员指导，无法辨证施治，使一些游客不能达到有效的养生效果，制约了中医药健康旅游的发展。另一方面，缺少具备中医药知识的专业导游。中医药健康旅游基地在提供中医药观光、体验、食疗等服务的同时，还应体现中医药知识的普及、健康教育功能，使游客在旅游体验中增长知识，提高素养，但由于专业人才的缺乏，难以实现这一功能。

### （四）对中医药健康旅游的推介力度不够

黑龙江省中医药健康旅游品牌知名度不高。很多国内外游客都知晓黑龙江省的冰雪旅游，对中医药健康旅游熟悉不多，直接影响了中医药健康旅游产业的发展。近年来，黑龙江省文旅厅通过举办各种形式的宣传推介活动，拓宽客源，增强黑龙江省的旅游吸引力，取得了一定的效果。但是由于黑龙江省中医药健康旅游基地在黑龙江省的旅游景点中占很少的一部分，很多游客并没有中医药健康旅游的观光体验，导致中医药健康旅游在黑龙江省的吸引力仍很有限。

## 四、黑龙江省发展中医药健康旅游的对策

### （一）促进中医药健康旅游产业集群发展

中医药健康旅游是多产业融合形成的新业态。它在传统旅游资源的基础上融入了中医、中药、养生保健元素，使旅游产业依托中医中药，实现康养目

的；中医中药借助旅游延伸产业价值链。中医药健康旅游要依赖中医药产业的发展，二者结合开发出应用于旅游基地的养生保健产品或旅游活动，在旅游环节实现其价值。在消费者看来，在旅游中放松身心，缓解疾病、调养身体，满足其对提升身体健康的需求；在供应者看来，通过提供服务，获得了经济效益，使旅游与中医药产业同步发展壮大，促进了地方经济的发展，同时也实现了普及推广中医药康养知识的社会效益。因此，发展中医药健康旅游产业，可以带动多项产业的发展。包括中药材的种植、加工、中药产品的研发、推广；中医养生学的发展；特色旅游业的发展等。因此，中医药健康旅游产业的发展需要政府统筹规划，多部门协作，建立产业集群，形成合力，实现协调发展。

**1. 政府协调，统筹规划**

中医药健康旅游产业的发展，涉及链条长，需要政府做好顶层设计。首先，根据自然资源布局发展中医药健康旅游的特色产品。黑龙江省有富饶的森林、温泉、湖泊、黑土地。可以因地制宜选择适合发展的中医药特色产品进行开发利用。在保持生态的前提下，布局具有地域特色的中药材、温泉、森林等养生保健产品，引导投资，并对其功效进行分析研究，明确产品的特色。其次，协调投资方、建设方、运营方以及政府各部门的关系，使多部门协调合作发展。同时，政府要不断完善旅游目的地的交通网络、公共服务设施，改善其服务环境。最后，制定中医药健康旅游产品的标准，明确中医药健康旅游的准入资格和管理监督制度，指导中医药健康旅游基地规范运营，防止无序竞争。

**2. 中医药健康旅游相关产业协调发展**

中医药健康旅游产业的发展离不开中药和中医行业的发展以及配套的交通、餐饮、住宿，以及信息平台建设等。中药的种植又与农业、林业相关。黑龙江省经济基础一般。通过发展中药材的种植及旅游，要不断拓展相关产业，包括中药材的深加工，养生保健产品的开发，文化旅游产品的生产，旅游康养产品的推广等。通过产业联动，可以带动地方经济振兴。黑龙江省的中医药健康旅游基地均围绕林区和乡村而建，通过产业协调发展，有利于增加当地居民的收入，建设美丽乡村，促进当地经济的发展。

**（二）注重特色中医药健康旅游产品的市场定位**

随着生活水平的提高，人们对于自己的健康越来越重视。中医药健康旅游在旅游中提升健康水平，逐渐受到人们的喜爱。调查显示，老年人更希望通过中医药健康旅游提升自己的健康水平[17]。中青年群体由于工作压力大，也需要通过中医药健康旅游缓解压力，改善身体机能。但中青年群体与老年群体对健康养生的需求不同。老年人侧重于慢性病的调养，中青年群体侧重于身体健康的恢复。消费者心目中的中医药健康旅游产品也有不同的类型，如环境优美型、现代服务型、产品创意型等[18]。根据产品的类型可以有森林旅游、温泉旅游、中药材观光旅游、药膳养生旅游等。中医药健康旅游目的地产品的开发可以从不同的角度针对不同的人群进行市场细分，开发针对不同人群的旅游产品，提升产品的质量，打造不同地域的中医药健康旅游品牌。

### （三）多渠道培养和吸引中医药健康旅游人才

中医药健康旅游人才的培养需要多部门共同合作。首先，旅游从业人员的培养。一方面通过各类学校培养掌握中医药、养生保健及旅游等相关知识的复合型中医药健康旅游人才；另一方面，可以由中医药管理部门与文化旅游部门联合对旅游从业人员进行相关知识的培训，提高现有从业人员的能力和素养，使现有的旅游从业人员具备中医药健康旅游知识和基本的技能。其次，中医药从业人员的引进。中医药从业人员需要具备较强的专业技能，短期内很难解决人才不足的问题。旅游部门可以与医疗卫生部门合作，针对当地的旅游资源，有针对性地开发特色产品，聘请有资质的中医药从业人员兼职参与中医药健康旅游的指导，以促进当地健康旅游专业人才的快速成长，满足中医药健康旅游产业的发展需要。

### （四）运用智慧旅游平台推介中医药健康旅游

中医药健康旅游产业的发展离不开智慧旅游平台的支持。目前，黑龙江省的智慧旅游平台——"趣龙江"，已经上线运行，同时黑龙江省旅游的媒体宣传平台也已经上线。可以通过智慧旅游平台，开设中医药健康旅游专门模块，针对不同的群体，推广相应的旅游路线，推介特色的健康旅游产品。智慧旅游平台具有良好的互动性，便于消费者与旅游目的地的沟通和旅游过程的规划。在新闻媒体平台可以增加健康旅游类的节目，针对不同人群宣传特色中医药健康旅游产品，使中医药健康旅游被社会公众所了解并接受，扩大旅游产品的吸引力。

　　总之，黑龙江省具备发展中医药健康旅游的天时地利，做好旅游市场的筹划与管理，未来一定会打造出优秀的中医药健康旅游品牌，使中医药健康旅游成为黑龙江省旅游的特色，带动黑龙江省经济的发展。

# 参考文献

［1］李向华．黑龙江省中药材资源及 GAP 生产管理［J］．中国林副特产，2007（02）：92 - 93．

［2］潘刚，修国辉，马兆全．加快黑龙江中药材产业发展的对策建议［J］．奋斗，2021，（06）：64 - 66．

［3］朱彤．打造"龙九味"品牌助力中医药发展［N］．黑龙江日报，2019 - 10 - 22（003）．

［4］张锐，衣晓峰，孙许涛．龙江医派：植根于黑土地上的医学流派［N］．中国中医药报，2016 - 06 - 06（008）．

［5］董宇翔，车轮．我省全面推进"南病北治 北药南用"工作［N］．黑龙江日报，2016 - 09 - 29（002）．

［6］黑龙江省林业和草原局．一张图读懂《黑龙江省林业草原保护发展"十四五"规划》［EB/OL］．［2021 - 10 - 25］http：//lyhcyj. hlj. gov. cn/xxfb/001001/20211025/74ca307b - b954 - 47b1 - 9683 - 52748be49127. html.

［7］邓爱民，李鹏．中国旅游经济影响因素分析与实证研究［J］．宏观经济研究，2022（03）：116 - 115 + 137．

［8］赵希勇，黄家璇，房建磊．黑龙江省中医药健康旅游产业发展方略研究［J］．中国林业经济，2022（02）：22 - 25．

［9］马晓伟．国务院关于加强和推进老龄工作进展情况的报告［EB/OL］．［2022 - 09 - 05］http：//www. cncaprc. gov. cn/llxw/193224. jhtml.

［10］2021 年度人力资源和社会保障事业发展统计公报［J］．中国人力资源社会保障，2022（06）：2．

［11］蔡双燕，姜庆丹．辽宁省居民中医药健康素养水平及影响因素分析［J］．中国初级卫生保健，2021，35（12）：89 - 93．

［12］李芮．中国公民中医药健康文化素养水平调查结果公布［J］．中医药管理杂志，2021，29（21）：9．

［13］郭又荣．智慧旅游何以更加"智慧"［J］．人民论坛，2019（08）：76 – 77.

［14］人民网黑龙江频道．黑龙江省综合交通网络总里程达18.5万公里［EB/OL］．
［2022 – 4 – 26］https：//www. hlj. gov. cn/n200/2022/0426/c35 – 11032949. html.

［15］黑龙江：叫响"寒地龙药"中药材大省迈向产业强省［J/OL］．［2021 – 09 –
17］http：//nynct. hlj. gov. cn/nynct/c100013/202109/789d2e66428246cebccb1
8ff19c91dd8. shtml.

［16］杨金一．黑龙江省中医药康养旅游特色小镇发展研究——以勃利县元明村为
例［J］．商展经济，2022（11）：45 – 47. DOI：10. 19995/j. cnki. CN10 –
1617/F7. 2022. 11. 045.

［17］谢思琦，马颖，崔敏．大健康背景下老年人中医药健康旅游意愿及影响因素
分析［J］．齐齐哈尔医学院学报，2019，40（23）：2985 – 2988.

［18］郑方琳，侯胜田，王天琦，等．基于消费者视角的中医药健康旅游目的地差
异化发展路径研究［J］．卫生软科学，2021，35（11）：36 – 39

贰 区域发展篇

叁

# 细分市场篇

# HB.11 中医药国际健康旅游
# 实践进展与推进策略

陈小勇[①]　陈嘉璐[②]　李　佳[③]

**摘　要：** 随着人们健康意识和健康素养的提高，民众对美好生活的向往已不能满足于最初的健康保健和旅游观光提供的服务内容。与健康息息相关的医疗、养生、保健、预防、生活方式等服务内容尝试着与旅游结合，给民众提供中医药健康旅游体验成为推动民众追求健康生活、幸福生活、美好生活的重要路径。健康旅游是近年兴起的新业态，是一种以健康为目的、康养旅居为路径的生活方式，中医药健康旅游具有国际比对优势，如何积极推动中医药更好地融入生产生活并走向国际，让中医药成为人类健康生活方式的重要内涵。

**关键词：** 中医药；国际健康旅游；实践进展；推进策略

## 引言

当前，疫后身心健康和经济修复成为一项重要任务，发展健康旅游产业是大势所趋。中医药在新冠肺炎疫情防控期间，取得了超越预期的成效、得到国内外业界一致肯定，在布局基于身心健康需求的健康旅游产业复苏，中医药健

---

① 陈小勇，中医学学士，三亚学院健康产业管理学院、健康医学院院长，研究方向：中医学临床与交叉学科研究、基于大数据分析赋能开展健康旅游、健康管理和智慧康养的应用基础研究。

② 陈嘉璐，医学学士，三亚市中医院行政秘书，研究方向：健康管理与健康旅游。

③ 李佳，管理学硕士，三亚学院旅业学院副教授，主要研究方向：康养旅游。

参　细分市场篇

康旅游新业态将成为国际旅游转型升级的新引擎而蓄势待发[1]。

## 一、健康旅游发展的国际视野与特点

20 世纪 80 年代，德国的健康经济从传统福利国家或地区的重要职能转变为新的经济增长的动力，特别是医疗保健系统的融资结构调整，使得医疗服务市场化，由此催生了一系列与健康旅游相关的辅助产品的供应商，丰富了健康旅游产品的种类，同时也产生更大的行业聚集效应。在行业的需求拉动下，逐步产生了一系列专注于不断发展的健康管理理念和科学研究机构，其中最为代表的是克奈普疗法（Kneipps Therapy），它将自然疗法与水疗相结合，发展为替代医学疗法，成为德国、奥地利、瑞士众多健康旅游目的地开展理疗的指导原则和管理规范。美国健康旅游的发展是在医疗费用迅速升级的背景下，健康和医疗服务部门鼓励公众在追求预防性保健方面发挥更积极的作用，瑜伽和冥想成为主流的健康旅游产品。同时伴随克奈普疗法在美国的本土化，美国健康旅游的研究者用其他自然疗法补充了克奈普疗法的内涵，形成了按摩、日光浴、整骨疗法和整脊疗法，一时间健康旅游的产品供给增多，并催生了众多的健康保健创新计划，主要是与有资质的医疗保健专业人员合作，为健康旅游消费者打造个人的全健康旅游产品。与德国和美国依赖地方传统医疗技术和能力发展健康旅游的路径不同，澳大利亚则以自然景观和乡村体验为主要的品牌标识，植物、森林、海岸、海滩灌木丛等自然景观和乡村农业元素构成了地区养生健康旅游的基础，加之当地葡萄酒、奶酪、巧克力、果酱和浆果等农产品的供给，打造基于自然和绿色的人与自然的和谐统一，从而舒缓心情，达到身心理疗的目的。日本健康旅游更带有地域文化属性，日本健康旅游的发展主要以火山温泉为主要旅游资源，且多是依托岩石两旁的河池和山顶天然热水浴池，将天然温泉与自然治愈环境相结合以达到健康理疗的目的。日本民众素有泡温泉的习俗，且将温泉资源视为国家宝藏加以重视，其《温泉法》定义了温泉的水温分层和质量，使温泉资源得到很好的保护。市场发展和政府的重视推动众多关于温泉理疗的研究，且温泉疗法已被日本国家卫生系统认可，当地人们的消费带动了温泉健康理疗的教育和研究，也吸引了更多的供应商带动产业关联，提升健康旅游目的地的竞争力[2]。

## 二、国际视角发展健康旅游的共同特征

虽然不同国家或地区发展健康旅游的模式和路径不同，也存在许多共同特征。首先，健康旅游的发展都是根植于地方传统医疗技术和能力以及当地资源的基础上发展起来的，且与地方文化和习俗有紧密的联系。如德国的矿泉疗法（Spa Therapy）以德国的矿泉为主要资源，同时结合了德国先进的医疗卫生做保障，加之体验场所的建筑风格、当地的美食文化带来不同的健康理疗体验；美国融合了欧洲的治理理念，并结合美国本身的医疗康体技术，发展成为诊所式的康体体验中心；日本的温泉疗法（Hot Spring Therapy）强调在天然温泉中不同水温和不同矿物质对不同体质的人的理疗，配合使用了线香、禅乐等禅宗文化的元素，增强了地区旅游产品的竞争力；澳大利亚的自然疗法则以自然资源和农业元素为资源依托，打造自然、清洁、绿色的保健体验。地方的资源和文化是健康旅游发展的基础和保障，在这个基础上，健康旅游的提供者必须有一系列的合作提供商，丰富健康旅游产品的供给，为游客体验增加价值，同时也促进并带动了与健康旅游相关联的产业的发展，获得更大的乘数效应[3]。除此之外，不同国家或地区健康旅游目的地均十分重视以经济为中心的经营理念和整体的、可持续的健康方法之间的调和，多个国家或地区已经建立目的地管理合作框架，保持地方具有较强的环境价值观和行动力。各国家或地区健康旅游的行政管理部门对健康旅游供应商制定行为规范，如健康旅游产品供应中的绿色、零废物、碳中和以及公平贸易和服务；支持本地供应和本地采购，为当地发展承担更多的社会责任，进而提升当地居民的参与度和幸福感；通过定期举办教育活动、建立地区监察系统和机制，鼓励推行环保措施。在市场发展和规划方面，欧洲和北美洲的健康旅游市场定位更加精准，提供的产品更加个性化。基于替代医学的使用和健康理念的发展，市场要求基于科学研究的有佐证的私人订制的全面健康旅游计划。

叁 细分市场篇

# 三、中医药健康旅游走向国际的实践与进展

## （一）海南省（三亚）开展中医药健康旅游入境消费的实践与特色

### 1. 海南省开展中医药健康旅游，三亚是比较成功的案例

从 2002 年开始，三亚市中医院通过传统的中医适宜技术，为三亚市的国际游客提供健康服务，很有成效，游客对中医药服务满意度很高，口碑传播，影响力不断扩散，先后为切尔诺贝利核辐射事件的苏联受伤人员、俄罗斯别斯兰恐怖事件中受到伤害的儿童疗养，为吉尔吉斯斯坦骚乱事件中受伤儿童提供了中医药健康旅游服务，均获得很高的评价。中医药健康旅游为俄语系国家游客带来了新的消费理念和健康帮助，在国际上的影响力日益提高，在个性化定制服务中，先后为多个国家的元首政要提供服务，多地开通了中医健康旅游包机服务，成效明显。2016 年 6 月，第一批慕名而来的俄罗斯脑瘫患儿来到三亚，开始为期 3 个月的中医药康复治疗之旅，体验中医药健康旅游特色产品——中医药温泉医疗与脑瘫患儿康复治疗方法相结合，取得满意效果，并成为常态化中医药健康旅游项目。三亚市开展中医药健康旅游取得成功具有典型性和代表性，值得思考与借鉴[4]。

### 2. 搭建平台是推进三亚市中医健康旅游事业发展的重要支撑

2016 年海南省政府与国家卫生健康委员会联合推出"百名京医智力支援海南"项目，通过智慧冬休之旅为医疗健康事业提供帮扶，尤其是为海南省候鸟康养之旅的旅居群体带来了医疗健康保障的支撑。2017 年 4 月三亚学院与三亚中医健康旅游协会联合成立了中医药健康旅游人才培养基地，致力于培养健康产业新业态所需要的新型、复合型、应用型人才。2019 年三亚学院建设健康医学院并搭建健康医学学科博士科研工作站，已有 2 位院士、2 位国医大师和 29 位博士和专家入站。2017 年三亚学院联合中国健康促进与教育协会，筹办"三九养生健康节"系列活动，在冬至季节后开展基于三亚素有"天然温室"的独特气候和环境，结合"三九养生，健康调理"等传统养生观和健康旅游新兴产业，倡导"未病先防"的中医治未病养生哲学观，以传统中医理论"遵循阴阳五行生化收藏之变化规律"为指

导，基于环境和气候互补性打造了以"落笔洞健康文化旅游""儿童哮喘康养"等系列服务包，引领康养旅居产业，为中医药健康旅游打造城市名片提供了实证支撑。

**3. 开拓创新中医药健康旅游服务"三亚模式"对海南省建设自贸港打造国际旅游消费中心具有借鉴意义**

2016 年，三亚市中医院依托政府投资建设三亚国际友好中医疗养院并投入使用，先后经过深入的行业研究及对市场化运行多种模式的优劣势分析，借助三亚市发展中医健康旅游的契机，"创新机制，先行先试"，曾推出 10 条中医药健康旅游精品线路，实现市场化运作机制的突破与创新，全面采用现代企业管理模式开展市场化运作[5]。对三亚市发展中医药健康旅游有多维度的重要意义，快速形成三亚市中医药健康旅游体系，促进三亚市现代医院管理制度的构建，反哺公立医院的基础医疗，成为健康旅游示范区标准化培训基地，提供差异化中医药健康旅游服务产品。

**4. 积极推介建设中医药健康旅游示范基地的成功经验，对推动海南省国际旅游消费转型升级具有很强的指导性**

2015 年，三亚中医健康旅游协会多家会员单位组团对俄罗斯 10 个中心城市进行中医药健康旅游宣传推介，调研了三亚市主要国际客源地游客信息，制定了中医与健康旅游整合发展的策略。一些俄罗斯人喜欢来三亚市调理身体，是因为中医特色技术水平的疗效，以及综合服务能力。2015 年中医药服务国家"一带一路"倡议的首批共 17 个中医药国际合作专项，三亚市陈小勇等团队申请课题"国家中医药健康旅游示范基地建设"项目获得立项支持，2016 年"国家中医药健康旅游示范基地"项目通过验收，成为国内第一家相关示范基地，并获得 2016 年度中国中医药研究促进会国际科技合作一等奖。

**5. 海南省发展中医药健康旅游的趋势将引领自贸港建设中国国际旅游转型升级**

自 2016 年以来，海南省启动海南中医药健康旅游国际示范区建设工作，设计规划"一核两极三区"促进旅游业与医疗康养业融合发展，确定海口市、三亚市、琼海市等三家中医院为海南省中医药健康旅游和服务贸易示范基地建设单位，每家单位年拨付财政资金 200 万元，进行中医药服务贸易工作的探索和试点创新。允许公立中医类医院在保障基本医疗服务前提下，使用医院资产的30%以下，设立独立法人、独立运营的营利性中医药健康服务机构实体，提供中医药健康服务，此举极大地调动了公立医疗机构开展中医药健康旅游项目的积极性，中医药健康旅游由点到面，呈现多点开花，以优质的空气、气候、海水、温泉等优良的自然环境为基础，拓宽提升旅游消费转型升级。

海南省特色健康旅游产业蓄势发展，健康产业规模持续扩大，特色不断凸显，集聚格局初步形成。以博鳌乐城国际医疗旅游先行区为龙头的健康旅游业发展迅速，充分发挥辐射带动能力和核心竞争力。"共享医院新模式——博鳌超级医院""乐城先行区医疗机构'两证一批复'审批"分别荣获海南省改革和制度创新二、三等奖。

## （二）三亚市中医院引领入境中医药健康旅游实践进展

### 1. 主动作为，宣传推介三亚市中医药健康旅游事业

自2018年以来三亚市中医院主动"走出去"，组织相关部门参加国内外专业展会43场。先后参加海南省商务厅组织的服务贸易创新发展情况专场新闻发布会、第三届全球（长春）制造业服务外包峰会、2021上海合作组织传统医学论坛、2021年中国国际服务贸易交易会、2021第十六届东亚国际食品交易博览会、商务部和国家中医药管理局举办的"国家中医药服务出口基地高质量发展论坛"、海南省商务厅举办的"海南省服务贸易招商推介会"等高规格中医药健康旅游推介会。

### 2. 设计推介"中医药文化体验之旅"服务外国游客团

2015年11月20日，18国驻京外交使节来三亚市体验中医药健康旅游项目，给予很高的评价并积极推广（如图1所示）。2018年12月29日，三亚市中医院被确认为全国中医药文化宣传教育基地。2018年5月，三亚市中医院专家团队前往三亚市中医院阿拉木图中医中心开展业务工作，收益反响很好。2018年三亚市中医院获得国家中医药管理局国际合作专项"中国－亚欧国家中医药疗养国际合作基地（海南）"项目，获得100万元项目资金，该项目于2018年12月底顺利结题验收。为更好地宣传和推广中医药文化，丰富医院中药展馆内容，医院进行精心规划设计，添置了创意互动红外电子书，通过触摸、红外感应进行电子书播放，电子书内容为四季养生、起居、运动、穴位、

饮食等科普知识，分为中文、英文、俄文，三个版本，可以更好地向国内外客人普及中医药知识。同时，医院还添置了中国传统文化相关书籍、中草药标本、中医战役创意摆件、采参工具、望闻问切雕塑摆件、养生八卦钟、养生扇子、卷轴等中药文化产品。2019 年 9 月 16—19 日，组织策划 2019 年哈萨克斯坦中医药文化周活动，该活动在哈萨克斯坦最大城市阿拉木图和首都努尔苏丹圆满举行。

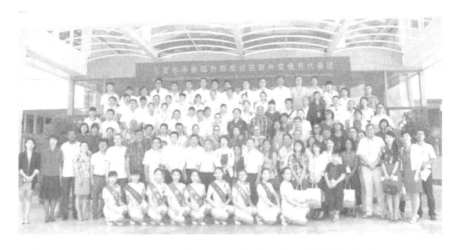

图 1　18 国驻京外交使节来三亚市体验中医药健康旅游项目

### 3. 高品质服务国家"一带一路"倡议，入境外宾来访络绎不绝

2018 年 10 月 13—18 日，沙特阿拉伯马塔布亲王一行来三亚市体验中医药健康旅游项目，为期一周的中医定制体验，马塔布亲王挥毫泼墨，用阿拉伯语写下了这一周的感受："我们参观了三亚市中医院，医院的中医师为我们展现了神奇的中医理疗，衷心希望我们双方的合作尽快实现"。2018 年 12 月，第 68 届世界小姐全球总决赛在三亚市举办，三亚市中医院开展了针对 120 位佳丽的中医药文化宣传体验活动，收到了很好的推广宣传效果。在活动中，中医师团队让佳丽们观看针灸、艾灸、火罐、推拿等中医项目演示，学习自我按摩疗法，通过亲身体验来感悟"国粹中医"的内涵，助力中医药的国际化传播。互动体验环节让活动达到高潮，佳丽们踊跃上台体验艾灸等中医理疗项目，集体学习缓解颈椎疼痛等实用按摩动作。有佳丽拿出笔记本认真记录讲解内容，活动尾声，现场中医师被佳丽们围住要求"加课"。2018 年共计接待外宾 12359 人次，2019 年获批"国家中医药服务出口基地"。

### 4. 全球抗疫，以变应变持续推动中医药健康旅游

自2020年以来，医院通过招聘的俄罗斯籍营销人员，在俄罗斯境内通过网站、youtube、facebook、instagram等平台宣传中医药相关信息；新冠肺炎疫情防控期间，三亚市中医院医生通过微信或者电话等方式为外籍患者提供咨询服务。2019年11月，三亚市中医院获批国家中医药服务出口基地，获得海南省中医药管理局拨付的中央资金200万元和海南省商务厅拨付的1000万元外经贸发展专项资金的支持，医院围绕人才团队建设、中医药文化氛围建设、中医药信息化服务平台、健康产品等内容积极推进基地建设；积极研发健康旅游产品，组织研发三款健康旅游商品（香囊、浴球和时令茶），三款产品参加2020海南省第五届旅游商品大赛，获得1个金奖、2个银奖；参加2020中国特色旅游商品大赛，获得2个金奖、1个银奖的优异成绩，并量产投入市场。2021年，医院自行开发了多款健康旅游产品，新增了蕲艾养生坐垫、蕲艾养生枕垫、蕲艾足贴、艾灸贴等4款艾系列产品和儿童香囊汗巾等，目前已量产并投入市场，医院合作委托生产了决明子茶、阿胶红枣丸、乌梅桂花凉暑汤等十一款健康旅游产品，深受入境国际游客好评。

2018年7月31日，三亚市中医院改扩建项目"国家级中医药健康旅游示范基地"获得三亚市发展改革委的立项批复，项目预算14.98亿元，占地130亩（如图2）。

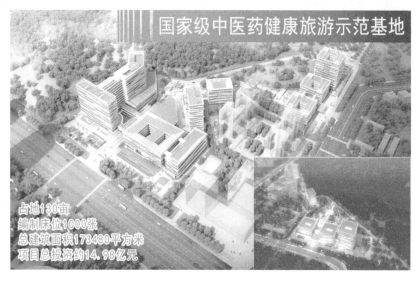

图2　三亚市国家级中医药健康旅游示范基地规划图

### （三）北欧中医药中心开展中医药健康旅游国际化传播实践

2016 年国家中医药管理局领导带队调研考察瑞典中医药国际传播，2017 年国家中医药管理局国际合作司和科技司领导共同赴瑞典为"中国－北欧中医药中心（瑞典）"授权挂牌（如图 3）。

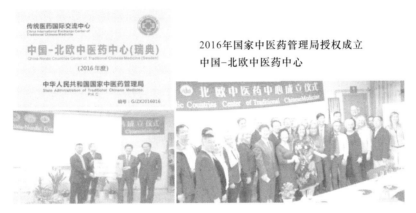

图 3 "中国－北欧中医药中心（瑞典）"挂牌成立

中国－北欧中医药中心自成立以来，从 2018—2022 年开展的线上中医养生免费教育课程约 26800 人次，线下中医养生教育 3600 人次，参加中医游学国际活动有中国、美国、英国、巴西、泰国等 7 个国际团队，在瑞典、挪威、丹麦、德国、巴西、美国等六国建立分支游学机构。中国－北欧中医药中心团队先后培养了 4000 余名教师，其中 2500 名瑞典籍教师、1000 名挪威籍教师、500 名丹麦籍教师。累计培训 15 万名学生，其中瑞典籍 10 万名、挪威籍 3 万名、丹麦籍 1.5 万名。2017 年 11 月 23 日，在瑞典驻华副大使卡尔先生的见证下，北欧中医药中心与三亚学院签署战略合作协议推动中医药国际健康旅游的入境消费及出境服务。

## 四、中医药国际健康旅游现存短板与推进策略

**1. 中医药国际健康旅游实体项目的自然资源优势与国际化服务人才队伍短板的反差及推进策略**

海南省建设自由贸易港聚四方之才的新机遇期，积极引进紧缺人才，同步

开展健康旅游学历教育和在职培训，齐抓共管、长短结合、弥补中医药健康旅游新业态的人才短板，长期来看，新业态所需的跨学科复合型专门人才需要地方高校在专业深度与学科融合广度上创新人才培养方案，把握国家推动职业本科教育的新契机，把中医药健康旅游人才的培养纳入职业教育重点专业建设，培育高水平专门职业化人才[6]。

**2. 政策引导的长效性与绩效评估投资短期趋利性的反差及推进策略**

从长远看，中医药健康旅游走向国际需要纳入健康产业新业态给予培育和扶持。2019 年 3 月，国家统计局发布《健康产业统计分类（2019）》，其中 0420 健康旅游服务带来了新的业态，如何整合中华文明的瑰宝中医药资源，提升国际游客的满意度，需要前瞻性纳入重点项目培育和持续推动，打造中医药健康旅游具有中国特有优势的国际品牌，由点及面带动健康产业和旅游消费升级。

将优质中医药医疗资源与旅游资源进行有效协同，打造集高端医疗、运动康复、休闲养生、健康管理为一体的中医药国际健康旅游示范区。积极拓展具有中医药特色的健康旅游相关产业，促进全产业链联动发展。支持举办国际中医药健康旅游博览会、高峰论坛，提升中医药健康旅游国内国际影响力。加强中医药健康旅游外宣平台建设与服务提升，鼓励有条件的医院开设国际部，满足多样化、多层次涉外医疗服务需求。探索建设集医教研、康养、孵化转化、产业为一体的中医药综合性园区。

**3. 品牌策划与品质维护的长远理念与快速赢利的商业运行模式的反差及推进策略**

政策引导、资金支持、动态监管，深入探索中医药国际健康旅游产业发展的可行路径，开展高品质中医药国际健康旅游服务品牌策划与营销，融合国家乡村振兴战略，打造中医药国际健康旅游特色小镇引领产业发展。满足多层次多样化国内外中医药健康服务产业需求。随着新冠肺炎疫情的发展，中医药健康旅游迎来了发展黄金期。但现有的中医药国际健康旅游企业规模小、人才匮乏、资金实力有限，需要招商引资或政府主导，注入集团化力量，根据海南省自然生态优势，全省同城规划、东西南北中互动，适宜打造中医药国际健康旅游特色示范品牌，从供给侧培育引领产业发展的新引擎。

打造博鳌乐城国际医疗旅游先行区自贸港名片，打造健康产业发展核心平台。聚焦"促进全省健康产业发展""医疗技术、设备、药品与国际先进水平'三同步'""推动医疗卫生事业改革"三大定位，围绕"三地六中心"，对标"国际医学新锚地"建设，进一步引导国内有意愿去欧盟、美国、日本等发达地区获得医疗服务的消费者到乐城国际医疗旅游先行区实现消费，变国际旅行对外支付的循环为国内消费的循环，吸引更多以东南亚国家和"一带一路"沿线国家和地区为主的外国人来乐城国际医疗旅游先行区医疗旅游，促使乐城国际医疗旅游先行区成为国际医疗旅游消费市场大循环的重要节点，与国人国内医疗旅游市场大循环相汇合、相促进。支持国外高水平医生依法依规在海南省短期行医。为外籍医务人员、外籍患者及陪护家属提供居留便利。完善鼓励措施，支持知名美容医疗机构落户乐城国际医疗旅游先行区，并可批量使用在美国、欧盟、日本等国家或地区上市的医美产品。推动发展医疗美容旅游产业，支持引进、组织国际性、专业化的医美产业展会、峰会、论坛，规范医疗美容机构审批和监管。

**4. 行业标准滞后及推进策略**

制定中医药国际健康旅游行业标准，规范市场管理，充分发挥学术组织、行业协会等社会组织在行业标准制定和自律方面的作用。全流程质量管控、配套完善的市场风险监管，培育和维护高品质服务，打击和管控中医药国际健康旅游消费陷阱，减少消费纠纷，提升国际游客的满意度。

**5. 高成长性健康服务产品具有创新驱动、研发高投入特点与中医药国际健康旅游运行低成本、低投入、低规模、高同质化现状的反差及推进策略**

基于中医药国际健康旅游的高期许，鼓励中医药国际健康旅游产品科技创新，创新市场化商业模式、融合一二三产业，带动区域经济全面发展。聚焦人体健康状态的动态监测、预警等科学问题，通过大数据技术与人工智能算法赋能"中医治未病"理论[6]，研究个人身体健康管理系统和异常风险感知系统，探索健康旅游产业新业态的科技创新，对当前的健康旅游产业、消费服务、产业布局等重要需求提供健康科技支撑（图4）。

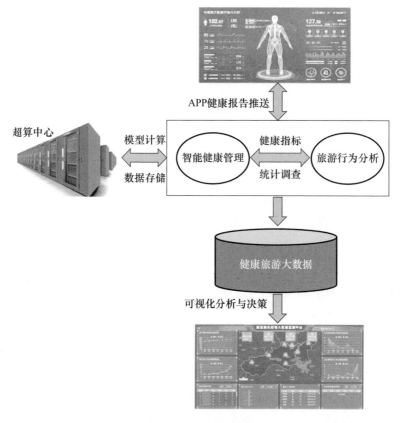

图4　大数据赋能中医治未病开展健康管理与旅游应用示范模型

# 参考文献

[1] 潘雅芳，王玲. 后疫情时期我国康养旅游发展的机遇及建议 [J]. 浙江树人大学学报. 2020，（5）：1-5.

[2] 李佳，王秋娜. 健康旅游的国际比较和经验借鉴 [N]. 中国社会科学报，2021-8-18.

[3] 刘庭芳，焦雅辉，董四平，等. 国际健康旅游产业探悉及其对中国的启示 [J]. 中国医院. 2016，（05）：1-6.

[4] 陈小勇. 三亚：打造健康旅游城市名片 [J]. 中国卫生. 2018（06）：

24 - 25.

［5］陈小勇．中医药健康旅游实践与思考［M］．北京：人民卫生出版社，2016.

［6］陈小勇，陈嘉璐．中医药健康旅游助推海南国际旅游转型升级［J］．中国社
会科学报，2021，（0818）：10.

# HB.12 中国中医药温泉康养发展报告

蓝韶清① 郑洁丹② 张 辉③ 薛暖珠④

**摘 要：**本报告基于政府各部门公开数据，从温泉康养旅游概念、功效、历史、产业现状、游客现状等方面，介绍中国温泉康养旅游的发展情况。温泉康养旅游是"以具有保健、疗养等功效的温泉资源为依托，以温泉疗法为主要手段，提供以健康养生、预防保健、康复疗养为主要功能和特色服务的康养旅游活动的总和"。由于温泉康养良好的效果，从古至今都受到高度重视，因而从古代的达官贵人专属发展到现在全民享用。本报告发现，在产业分布方面，中国温泉主要分布于西南、东南沿海（包括台湾地区）和胶辽半岛（胶东半岛和辽东半岛）地区；中南地区的温泉企业数量、温泉旅游接待总人次、温泉旅游接待总收入都居六个片区的首位，占比均超过四成；广东省、辽宁省、云南省、河南省，在温泉企业数量、接待总人次、接待总收入方面排名靠前。在游客特征方面，59 岁及以上老年人游客占比较少，但依赖性较强；中等收入人群人数占比最高；多数游客温泉康养旅游季节不确定。针对以上问题，提出以下建议：加强温泉文化研究，与当地人文历史相结合；开发温泉康养相关产品；加强温泉康养学科建设；为老年人提供便利交通、加强温泉康养利于慢性病治疗的宣传，来调动老年人选择温泉康养积极性；宣传"三伏浴"观念，提高淡季游客积极性。

**关键词：**中医药；温泉康养；产业现状；发展建议

① 蓝韶清，中西医临床结合硕士、广东中医药博物馆馆长、博士生导师，研究方向：中医学、中医药文化。

② 郑洁丹，社会医学与卫生事业管理硕士、广州中医药大学研究生，研究方向：中医药文化。

③ 张辉，社会医学与卫生事业管理硕士、广州中医药大学研究生，研究方向：中医药文化。

④ 薛暖珠，中医医史文献学博士、广东中医药博物馆学术部主任，研究方向：中医药历史文化。

在中国，温泉作为一种休闲养生的旅游方式和一种行之有效的医疗手段，自古以来备受国人喜爱与重视，温泉的医疗保健功效为众多医书古籍所记载，其中包括使用温泉治疗皮肤病、风湿、梅毒等疾病。温泉伴随着中医药的发展直至现代，它是中医药医疗保健的手段之一，温泉文化是中医药文化的一部分。

随着勘探实业和国民经济的发展，温泉旅游逐渐在大众百姓中普及。中国老龄化问题的加重及新中产力量的崛起，使人们更加关注健康和养老问题，健康旅游成为国民追求的新热点。温泉康养旅游正是可以满足当下人们需求的一种旅游方式。本报告将从温泉康养旅游相关概念、功效、历史、产业和游客现状等方面，介绍中国温泉康养的发展情况。

# 一、温泉康养简介

## （一）温泉康养相关概念

国家旅游局发布的《温泉旅游企业星级划分与评定》将"温泉"定义为"从地下自然涌出或人工采集，并含有多种对人体有益的矿物质及微量元素，且水温≥25℃的矿水"。同时将"温泉旅游"定义为"以温泉（含地热蒸气、矿物泥或冷泉）为载体，以沐浴、泡汤和健康理疗为主，提供参与、体验和感悟温泉养生文化的相关产品，达到休闲、疗养及度假等目的的活动"。

《中国康养产业发展报告（2017）》给"康养"一词的定义是，结合外部环境以改善人的身体和心智并使其不断趋于最佳状态的行为活动。国家旅游局颁布《国家康养旅游示范基地标准》，明确康养旅游是指"通过养颜健体、营养膳食、修心养性、关爱环境等各种手段，使人在身体、心智和精神上都达到自然和谐的优良状态的各种旅游活动的总和"。

中国旅游协会温泉旅游分会发布的《国家温泉康养旅游项目类型划分与等级评定》将"温泉康养旅游"定义为"以具有保健、疗养等功效的温泉资源为依托，以温泉疗法为主要手段，提供以健康养生、预防保健、康复疗养为主要功能和特色服务的康养旅游活动的总和"。

## （二）温泉的医疗保健功能

中国有大量关于温泉疗养功能的文字记载，西周王褒温汤碑有"地伏硫磺、神泉愈疾"的记载，汉代辛氏《三秦记》记载了温泉治病的传说："始皇与神女游，而忤其旨，神女唾之，则生疮，始皇怖谢，神女为出温泉而洗除，后人因以为验。"神女用温泉治好了秦始皇的面疮，因而秦始皇称骊山温泉为"神女汤"。北魏地理学家郦道元《水经注》中记载的温泉很多都具有医疗功能，如河南鲁山皇女汤"道士清身沐浴，一日三饮，多少自在，四十日后，身中万病愈"。唐代陈藏器在《本草拾遗》中指出："温泉主治诸风湿、筋挛缩，及肌皮顽痹，手足不遂，无眉发、疥癣诸疾在皮膏骨节者入浴，讫当大虚惫，可随病与药及饮食补养，非有病人不宜轻入"。宋代医家强调温泉洗浴要和饮食补养结合，如唐慎微《经史证类备急本草》："浴干，当大虚惫，当随病与药及饭食补养。"

到了现代，随着社会的发展，人类疾病谱也发生变化，高血压、糖尿病、心脑血管、肌肉骨骼疾病等慢性非传染性疾病成为危害人群健康的重要原因，成为重要的公共卫生问题。因此，分析温泉泡浴的养生功效对慢性病防治对促进人类健康具有重要意义。

众多研究发现，温泉泡浴对部分慢性非传染性疾病、疼痛等具有一定理疗功效，温泉的理疗价值与水中矿物质的特殊作用有关。在常规药物治疗基础上加用温泉疗养因子更有助于降低血压，调节情绪，促进康复[1]。中国学者对一些温泉的功能进行了实验研究，并证明了其疗效。如氡温泉水疗可有效调节血脂、UA水平，促进心功能恢复[2]。慢性腰腿疼痛患者进行个体化温泉疗养、物理疗法可有效降低患者疼痛。针灸配合中药温泉浴中功能训练治疗膝骨关节炎是行之有效的治疗方法，能真正达到标本兼治的作用[3]。有学者指出温泉主要依靠物理效应（温度、浮力、压力）和化学效应（微量元素）来综合发挥养生保健效果。温泉水的温度可以使汗腺、毛孔通畅，促进新陈代谢，防治多种皮肤病，同时可以扩张血管，增加心脏输出量，从而降低血压，有利于心血管疾病的康复。温泉水中的矿物质、无机盐使水质比重增加，浮力增大，从而四肢可以在温泉中活动更加轻松，有利于肢体运动障碍的康复。在温泉水中，身体处于水的压力下吸气困难、呼气顺畅，从而增强呼吸运动和肺部气体交换，有利于支气管炎及肺部疾病的康复。同时，水压还可以增加心室输出量和静脉血管回流量，促进血液循环和物质代谢，有利于改善静脉曲张和局部水肿[4]。

## 二、温泉康养发展历史

### （一）古代温泉应用历史

早在殷商时代，甲骨文中已有"泉"字出现。西周末年骊山温泉已正式为帝王所开发利用。在秦汉时期已流行温泉沐浴，并将温泉沐浴作为一种医疗手段。南北朝时期，有文献对温泉水中的物理性质进行了描述。北魏地理学家郦道元的《水经注》对温泉的概念进行了解释，还记载了当时所知的41处温泉，及利用温泉沐浴治疗疾病和温泉进行生产养殖的一些情况，是对中国古代温泉分布的一次初步总结。隋唐时期的帝王热爱温泉浴，骊山温泉的旅游活动在唐代达到顶峰，唐太宗和唐玄宗命专人修建宫殿，先后命名为"汤泉宫""温泉宫""华清宫"。在唐代，人们对温泉的适应症已经有所了解，陈藏器的《本草拾遗》记录了温泉可以治疗皮肤、风湿、手脚麻木等疾病。宋代胡仔的《渔隐丛话》根据水质的不同对温泉进行了分类，宋代医家唐慎微提出了温泉洗浴和饮食补养结合的概念。到了明清时期，对温泉的医疗作用有了进一步认识，明代薛己的《本草约言》记录了温泉治疗梅毒等作用。李时珍分类了含有不同物质和温度的温泉，如硫磺泉、砒泉、朱砂泉、矾石泉、沸泉等，《本草纲目》中强调了温泉疗养要配合药物和疗养。李东垣编著，李时珍参订的《食物本草》，对记录的每一处温泉的水质特点、临床疗效等情况进行了详细描述，记载的温泉的数目，地理分布广泛程度远超前代。到了清代对温泉形成的认识有了进一步发展，清代学者方以智的《物理小识》对温泉水的形成和分析进行了解释和记录。

### （二）现代温泉康养发展

中华人民共和国成立后，中国的温泉发展可分为三个时期，第一个时期是20世纪50年代至80年代末，此时期中国地质勘探实业发展迅速，地热调查受到重视，共发现记录各省市自然区天然露头的温泉2600余处。1964年卫生

叁 细分市场篇

部召开全国理疗和疗养专题组会议，制定了医疗矿泉的分类，1981年对此分类进行了修订。中华人民共和国成立初期，在计划经济背景下，中央政府及各部委建立上百所温泉疗养院，用于干部、工人的疗养。此时是中国温泉产业的初期状态，产业结构属于部门垄断，以疗养所或疗养院作为产业空间载体，产业空间布局分散、点式发展。

第二个时期是改革开放后至20世纪末，在社会主义市场经济体制下，同时伴随着医疗制度的改革，公费温泉治疗患者大幅减少，传统的温泉疗养院向多种经营方式转变，新开发的温泉与旅游、娱乐等产业结合，形成集温泉、观光、休闲、美食、会议等为一体的温泉旅游产业链。温泉产业以温泉度假村、温泉度假酒店等形式，由分散趋于聚集。温泉企业数量逐年增多，温泉产业发展进入快速成长期。

第三个时期是21世纪初至今，此时国民从休闲旅游为主导的消费观念变为养生度假。同时在房地产快速发展时期，温泉产业与地产、文旅、康养、养老、度假等产业深度融合发展，形成了规模较大、功能齐全的综合温泉项目[5]。

## 三、温泉康养发展现状

### （一）温泉资源的分布

温泉的出现与否、多与寡，温度高低和水性、出水量等均与中国的地质构造和区域水文地质条件有密切的联系。从宏观上看见，温泉与地质条件的关系有：水热活动强度随远离板块边界而减弱；高温水热区与晚新生代火山相背离；低温温泉多于碳酸岩盐分布区相联系。

根据几个专家学者在20世纪90年代不同时间按不同标准测定所得的结果，可以得到中国温泉资源总数在2000～3000个，20世纪80年代的温泉资源普查显示，除上海市和天津市无温泉出露外，其余省份都有数量不一的温泉分布，但随着之后钻探技术的进步和温泉价值的提升，上海市、天津市等地也通过人工开凿的方式探出了温泉资源。中国温泉主要分布于西南地区、东南沿海地区（包括台湾地区）和胶辽半岛（胶东半岛和辽东半岛）。

### （二）温泉康养的产业现状

#### 1. 各片区温泉旅游产业现状

将全国 31 个省、自治区和直辖市（除港、澳、台）按其地理位置划分为华东、华北、东北、西北、西南、中南六个片区。因新冠肺炎疫情原因，2020年后的数据参考价值不大，所以本报告数据来源 2019 年《中国温泉旅游产业发展报告》。

由表 1 可以看出，2018 年中南地区的温泉企业数量、温泉旅游接待总人次、温泉旅游接待总收入都居六个片区的首位，占比均超过四成，分别为41.8%、43.9%、45.7%。另外，从接待总人次与总人口数的比值可以看出，六个片区的比值均小于 1，即平均每年每人去温泉酒店的次数小于 1 次。

**表 1　各片区的温泉企业数量、接待总人次、接待总收入**

| 地区 | 温泉企业数量（家） | 全国占比 | 接待总人次（万人次） | 全国占比 | 总人口数（万人） | 人次/人数 | 接待总收入（亿元） | 全国占比 |
|---|---|---|---|---|---|---|---|---|
| 华东 | 662 | 17.0% | 14803.6 | 18.90% | 41172 | 0.36 | 499.3 | 20.0% |
| 华北 | 355 | 9.1% | 8346.6 | 10.6% | 17522 | 0.48 | 230.2 | 9.2% |
| 东北 | 447 | 11.6% | 10025.7 | 12.8% | 10836 | 0.93 | 322.4 | 12.9% |
| 西北 | 112 | 2.9% | 1039.6 | 1.3% | 10279 | 0.10 | 14.8 | 0.6% |
| 西南 | 590 | 15.1% | 9799.4 | 12.50% | 20217 | 0.48 | 286.1 | 11.5% |
| 中南 | 1629 | 41.8% | 34508.6 | 43.9% | 39627 | 0.87 | 1140.1 | 45.7% |

#### 2. 各省份温泉旅游产业现状

2018 年中国共有温泉企业 3795 家，全年温泉旅游接待总人次达到 7.9亿人次，全年温泉旅游总收入约为 2492.9 亿元。其中，温泉企业数量排名前四的分别是广东省（1075 家）、辽宁省（345 家）、云南省（281 家）、河南省（271 家）；温泉旅游接待总人次排名前四的分别是广东省（18689.1万人次）、河南省（8930.2 万人次）、辽宁省（8493.5 万人次）、云南省（4733.8 万人次）；温泉旅游总收入排名前四的分别是广东省（678.4 亿元）、辽宁省（290.5 亿元）、河南省（271.5 亿元）、云南省（150.5 亿元），见表 2。

表2 各省份的温泉企业数量、接待总人次、接待总收入（排名前10）

| 地区 | 省份 | 温泉企业数量（家） | 全国占比 | 排名 | 接待总人次（万人次） | 全国占比 | 排名 | 总人口数（万人） | 人次/人数 | 接待总收入（亿元） | 全国占比 | 排名 |
|---|---|---|---|---|---|---|---|---|---|---|---|---|
| 中南 | 广东 | 1075 | 27.6% | 1 | 18689.1 | 23.8% | 1 | 11346 | 1.65 | 678.4 | 27.2% | 1 |
| 东北 | 辽宁 | 345 | 9.0% | 2 | 8493.5 | 10.8% | 3 | 4359 | 1.95 | 290.5 | 11.7% | 2 |
| 西南 | 云南 | 281 | 7.2% | 3 | 4733.8 | 6.0% | 4 | 4830 | 0.98 | 150.5 | 6.0% | 4 |
| 中南 | 河南 | 271 | 7.0% | 4 | 8930.2 | 11.4% | 2 | 9605 | 0.93 | 271.5 | 10.9% | 3 |
| 西南 | 四川 | 198 | 5.1% | 5 | 3183.1 | 4.1% | 9 | 8341 | 0.38 | 97.1 | 3.9% | 10 |
| 华东 | 江苏 | 187 | 4.8% | 6 | 4401.1 | 5.6% | 6 | 8051 | 0.55 | 143.5 | 5.8% | 5 |
| 华北 | 河北 | 141 | 3.6% | 7 | 4491.0 | 5.7% | 5 | 7556 | 0.59 | 106.9 | 4.3% | 9 |
| 华东 | 山东 | 137 | 3.5% | 8 | 4394.9 | 5.6% | 7 | 10047 | 0.44 | 108.6 | 4.4% | 8 |
| 华东 | 福建 | 133 | 3.4% | 9 | 1659.3 | 2.1% | 11 | 3941 | 0.42 | 110.7 | 4.4% | 7 |
| 中南 | 海南 | 128 | 3.3% | 10 | 3682.0 | 4.7% | 8 | 934 | 3.94 | 113.0 | 4.5% | 6 |

由以上数据可以看出，温泉企业数量排名前四的广东省、辽宁省、云南省、河南省，在接待总人次、接待总收入方面也是排名靠前的，这与这四个省份的温泉资源丰富，温泉文化传统氛围浓厚有很大关系，这四个省份的接待总人次与总人口数的比值都大于或接近1，即平均每年每人去温泉酒店的次数约为1次。值得一提的是，海南省的接待总人次与总人口数的比值为3.94，即平均每年每人去温泉酒店的次数约为4次，远远超过了其他省份，这与海南省发达的旅游业和其独特的地理位置有关，海南省省外游客众多，特别是北方地区。

**3. 温泉康养的游客现状**

根据中国2019年温泉旅游行业游客调查问卷的结果统计，可以得出以下结论：

（1）游客中老年人占比较少，但旅游依从性高

当前中国慢性病发病率总体呈上升趋势，同时社会人口老龄化加剧，老年人作为慢性病的高发人群，其健康应受到重视。以往研究表明，温泉对慢性病具有良好的调节作用，但根据中国温泉协会2019年调查数据显示，59岁及以上老年人在中国温泉旅游市场的所有年龄人群中，占比仅2.2%，这可能与老年人出行交通不方便或不清楚温泉对慢性病调节的作用有关。同时当年数据对不同年龄段泡温泉的年频次调查结果显示，59岁及以上老年人，有29.2%每

年泡温泉 10 次以上，是本年龄段占比最高频次，与其他年龄段相比，老年人每年泡温泉 10 次以上比例也是最高，说明泡温泉的老年人对温泉有较强的依赖性。当年对不同年龄段温泉设施喜好结果显示，"温泉理疗项目"的喜好占比，随着年龄段的升高而升高，18 岁及以下占比 0.0%，19～28 岁占比 0.3%，29～38 岁占比 3.1%，39～48 岁占比 6.0%，49～58 岁占比 11.0%，59 岁及以上占比 11.9%，说明中老年人对健康调理依然有较高需求。以上说明，老年人泡温泉人数总体较少，但从泡温泉的老年人对温泉的依赖性和对"温泉理疗项目"喜好占比可知，温泉对他们的健康调节起到一定作用。

（2）温泉旅游淡旺季不明显，多数游客不确定出行季节

在游客选择温泉旅游的季节上，有 31.3% 的游客选择秋冬季节泡温泉，24% 的游客选择春夏泡温泉，春夏季游客数量较少，还有 44.7% 的游客旅游时段不确定，见表 3，说明当前国民仍没有把温泉作为养生的措施有规律的利用，对温泉养生的了解较少。

表3 被调查游客泡浴温泉的季节选择

| 时间段 | 12 月—次年 1 月 | 2—5 月 | 6—8 月 | 9—11 月 | 不确定 |
|---|---|---|---|---|---|
| 占比（%） | 15.9 | 9.1 | 14.9 | 15.4 | 44.7 |

（3）温泉旅游者收入适中且多为家庭出行

调查数据显示，中国温泉旅游者的月收入所占比例最大的是"3001～7000 元"，占比为 63.8%，家庭结构所占比例最大的是"已婚且有小孩"，占比为 63.3%，说明温泉康养旅游是价格较为亲民且受家庭喜爱的一种旅游方式。

## 四、温泉康养的发展建议

从以上数据分析可知，温泉康养存在康养文化氛围不足、温泉产品雷同化、公共交通不方便等问题，针对以上问题，本报告提出以下建议：

### （一）加强温泉康养旅游研究与温泉旅游学科建设

理论研究落后于实践是温泉行业发展一直长期存在的问题，在温泉文化研究方面，目前国内学者对于温泉文化的研究较少，且大多数的研究成果为温泉

叁　细分市场篇

177

案例的实证研究，缺少温泉文化的理论研究。在学科建设方面，目前开设温泉旅游学科的高校数量非常少，学科建设缺失，导致人才缺失，无法满足国内温泉旅游发展的需求。另外，目前有关温泉旅游的专业教材较少，暂无全国性温泉旅游专业系列著作，仅有的教材关于温泉的描述也只停留在概念介绍、温泉的旅游功能描述，对温泉文化的描述、温泉康养功能的介绍较少。

加强理论研究有助于更好的实践，未来温泉康养旅游发展应当加强对温泉康养旅游的基础理论研究和学科建设，因地制宜，以高校科研院所为基础，建立温泉旅游理论研究的大框架，积极培养温泉行业人才。

### （二）温泉与康养文化有机结合，建立特色鲜明的温泉品牌

文化是旅游的灵魂，温泉文化是以温泉为物质载体形成的各种文化形态与文化现象及其"物化"体现，是温泉旅游地开发的重要支撑，所以温泉文化的氛围营造和宣传非常重要。但目前多数温泉企业的建设都仅限于对温泉功能的分区、环境要素的营造，停留在单一疗养的物化享受层次，较少涉及文化氛围、用户体验方面，国内对温泉的开发在文化方面的研究深度和挖掘层次有待提高。

温泉康养旅游可以通过研究温泉概念、温泉形成、温泉礼仪、温泉历史、温泉功效、温泉地域特色、温泉文化及民族特色等方面，让温泉与康养文化有机融合在一起，将温泉康养旅游与当地的历史文化和风土人情相结合，营造良好的温泉文化氛围，加强文化宣传，打造特色鲜明的温泉品牌。

### （三）因地制宜，开发更多温泉康养产品

中国的地热资源丰富，温泉产业的发展也处于较为领先的地位，但由于温泉资源不可转移，温泉旅游的开发具有明显的地域性集中特征，温泉资源附近出现多个同类型的温泉企业，存在温泉产品雷同化、企业建设雷同化等问题，缺乏特色和创新。另外，目前现有的温泉产品比较单一，多为纯温泉泡浴或简单加入一些药材但无描述其药材功能，或是加入与温泉相关的服务，如温泉泳池、温泉美食、温泉石板浴等。温泉旅游可以因地制宜，因时制宜，深入挖掘各省温泉资源特色，加入温泉康养元素，开发更多多元化、差异化的温泉康养产品。

### （四）调动老年人选择温泉康养的积极性

老年人是慢性病的高发人群，已有多项研究表明温泉康养对慢性病的治疗具有积极作用；且多数老年人已退休，拥有更多的时间去休闲旅游。由此可见，老年人无论在个人健康需求还是时间上，相比其他群体更适合温泉康养旅游。但当前数据显示，老年人在温泉旅游中人数占比最低。因此，老年人是值得温泉企业花精力去开发的人群。要提高老年人选择温泉康养的积极性，首先，要为老年人提供便利的交通。交通问题是老年人选择温泉康养旅游的一大阻碍，数据显示，老年人乘坐团队包车、公交、地铁出行方式是所有年龄段中占比最高。由于多数老年人不会开车或已不具备驾驶能力，因此只能选择公共交通，若公共交通不方便，老年人则只能放弃出行。温泉企业可通过为老年人提供价格更加优惠的大巴接送等服务来吸引老年人。其次，要加强针对老年人的宣传。通过线上微信文章、短视频等新媒体手段和线下开展讲座、宣传栏等方式，提高老年人对温泉康养治疗慢性病的认知，改变老年人对温泉的态度，从而提高老年人选择温泉康养的积极性。

### （五）宣传"三伏浴"观念，提高游客淡季泡温泉积极性

从游客现状分析可知，多数游客仍没有把温泉作为养生的措施有规律地利用，且夏季是温泉旅游的淡季。因此建议温泉企业在淡季宣传"三伏浴"的观念，提高游客淡季泡温泉的积极性。温泉养生不仅适用于天气寒冷的冬天，"三伏温泉"依然具有很好的养生保健功效，这基于《黄帝内经》中"春夏养阳、秋冬养阴"的原则。首先，在炎热的三伏天肌肤腠理开泄，此时利用温泉疗养，温泉中的成分很容易渗入穴位经络，通过经络气血直达病处，从而达到治疗养生效果。其次，夏季天气炎热，人们喜欢食用寒凉的食物来解暑，从而使脾胃受寒，此时泡温泉可以将脾胃的虚寒及时排出，从而起到健脾的作用。

## 参考文献

[1] 李国森，焦国亮.兴城温泉疗养因子改善军队特勤疗养员高血压病疗效观察[J].中国疗养医学，2019，28（11）：1156-1158.

［2］刘明辉，杜金辉．氡温泉水疗对疗养官兵血脂、血尿酸及心功能的影响［J］．中国疗养医学，2019，28（07）：676 – 678.

［3］裴金雪，龙玥，魏薇．个体化温泉疗养与物理疗法联用对慢性腰腿疼痛患者康复效果的影响［J］．中国疗养医学，2020，29（08）：828 – 829.

［4］孙晓生．温泉养生及其现代研究［J］．新中医，2011，43（12）：103 – 104.

［5］王玲，曾驰．中国现代温泉产业发展展望——温泉产业 4.0［J］．中国市场，2019（26）：51 – 53.

叁　细分市场篇

# HB.13 中国老年人中医药康养旅游发展现状与前景

张　珉[①]

**摘　要：**老年人中医药康养旅游业是在老年人口显著增长、老年康养旅游需求显著增加和中医药健康服务能力显著提升的三要素叠加的情况下发展起来的新兴产业。经济稳中向好、利好政策密集出台、人口老龄化趋势以及创新驱动发展战略为我国老年人中医药康养旅游发展提供了良好的发展前景。但该行业也存在产品供给不足、产业链不完整、资金筹集困难、政策法规和行业标准缺失、专业人才匮乏、缺乏顶层策划设计和规划等问题。总体而言，中国老年人中医药康养旅游业发展的整体环境可以概括为：挑战与机遇共存、困境与希望同在、革新与破局并行。

**关键词：**老年人；中医药；康养旅游；前景

中国面临着日趋严峻的老龄化问题，老年人口数和增长率都居世界前列。人口老龄化不仅对社会结构带来历史性变革，同时也对产业结构带来战略性机遇。一方面，全面建设现代化新征程的国内大环境为中国老年人中医药康养旅游业迎来政策利好机遇，国内经济形势承压前行、稳中有进，市场空间不断拓展、优势明显，创新驱动产业高质量发展稳步向前；另一方面，百年未有之大变局与世纪疫情的多重影响叠加也为中国老年人中医药康养旅游业发展带来一定挑战，尤其是线下集聚性业态受影响较大。总体而言，中国老年人中医药康养旅游业发展的整体环境可以概括为：挑战与机遇共存、困境与希望同在、革新与破局并行。

---

①　张珉，博士，江西中医药大学经济与管理学院，医药营销教研室主任，主要研究方向：营销管理、卫生经济、中医药健康旅游。

# 一、中国老年人中医药康养旅游业发展环境

## （一）国民经济稳中向好奠定发展基础

2021年，中国国内生产总值为1143670亿元，较上年增长8.1%，占全球GDP的比重继续提高。人均国内生产总值已经突破1.2万美元，接近世界银行定义的高收入国家门槛。尽管受到新冠肺炎疫情影响，从季度经济发展来看，2021年各季度经济增速都保持在4%以上，如图1所示，中国经济稳中向好、长期向好的基本面没有改变。

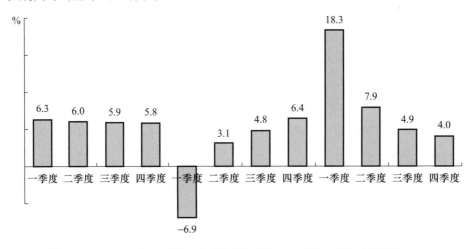

图1　2019—2021年中国国内生产总值季度增速（数据来源：国家统计局）

## （二）利好政策密集出台

人民日益增长的美好生活需要和不平衡不充分的发展之间的矛盾，说明当前中国中医药康养旅游业的发展仍有提升空间。在此背景下，中国中医药康养旅游业迎来发展的政策利好新机遇，上位规划的系统性出台也为今后行业发展指明方向。

### 1. 国家层面政策

2013年9月，国务院下发的《关于促进健康服务业发展的若干意见》明确指出，要大力发展健康文化和旅游，整合优势中医药健康服务资源以及生态

旅游资源，发展养生旅游。

2014 年 2 月，国家旅游局和国家中医药管理局印发了《国家旅游局和国家中医药管理局关于推进中医药健康旅游发展的合作协议》（以下简称《协议》）。这份合作协议对于中医药健康旅游发展具有里程碑式的历史意义，《协议》提出通过两个部门的通力合作与顶层设计，推动中医药健康旅游从无到有，从小到大，打造具有中国特色的健康服务业。

2015 年 4 月，国务院发布《中医药健康服务发展规划（2015—2020 年）》，提出了包括"积极发展中医药健康养老服务"和"培育发展中医药文化和健康旅游产业"的 7 项规划工作，要求利用好中医药元素，开发好中医药特色健康旅游路线。

2015 年 11 月，国家中医药管理局和国家旅游局再度联合印发《关于促进中医药健康旅游发展的指导意见》（以下简称《意见》），《意见》首次提出了中医药健康旅游发展的具体目标（从目前发展状况来看，2020 年的旅游人数和旅游收入的目标还没有达到）。

2016 年 2 月，国务院出台了《中医药发展战略规划纲要（2016—2030 年）》，明确将发展中医药健康旅游服务纳入规划纲要并作为重点任务之一，提出推动中医药健康服务与旅游产业有机融合，发展以中医药文化传播和体验为主题，集中医疗养、康复、养生、文化传播、商务会展、中药材考察体验与旅游于一体的中医药健康旅游。

2016 年 10 月，中共中央、国务院印发的中长期战略规划《"健康中国 2030"规划纲要》中，再次强调大力发展中医药健康旅游。同年，根据前期的战略部署，国家启动了"十百千"工程，打造 10 个国家中医药健康旅游示范区，100 个国家中医药健康旅游示范基地，1000 个国家中医药健康旅游示范项目。

2019 年 7 月，国务院发布《健康中国行动（2019—2030 年）》，将主要健康指标纳入各级党委、政府绩效考核指标，作为干部奖惩使用的重要参考。

2021 年 11 月，中共中央、国务院印发《关于加强新时代老龄工作的意见》。该文件作为中国有效应对人口老龄化的重要规划，承接此前中国对于养老医疗、老年旅游、适老化基础设施改造等众多养老领域政策文件，对于提升广大老年人的获得感、幸福感、安全感，全面建设社会主义现代化国家具有指导性意义。

随着一系列国家政策的出台，康养旅游未来将有很大的发展前景。但是，值得注意的是，国家层面的政策文件里对于中医药健康旅游并没有做细分，没有特别提出针对老年人的中医药健康旅游规划。

**2. 地方层面政策**

截至 2022 年 1 月，中国约 2/3 的省级行政区的"十四五"文旅发展规划相继出台。文化和旅游领域"十四五"时期规划部署从国家层面、部委层面、地方层面等纷纷布局"十四五"，旅游业高质量发展、现代文化产业健全完善、社会文明程度提升、文物保护利用、科技创新发展等方面有了更为科学、牢固的政策保障体系。如广西壮族自治区文化和旅游厅印发《广西大健康老年旅游发展规划（2022—2025 年）》，提出将围绕广西的山水、长寿、滨海、边关、少数民族等五大资源禀赋，构建广西大健康老年旅游"四区一带"发展格局。同时利用当地独特的民族医药元素，推动壮医、壮药与旅游业有机融合，创建一批具有广西特色的健康旅游示范基地。江西省也出台了《关于推进康养旅游发展的意见》，提出把康养旅游培育成文化和旅游产业的重要增长极，推荐"药、医、养、游"多元融合发展。

**（三）人口老龄化趋势拓展市场空间**

根据第七次全国人口普查数据，截至 2020 年 11 月 1 日零时全国总人口为 14.1178 亿人。1999—2020 年中国 65 岁及以上人口数量从 8679 万人上升至 19064 万人，老龄化程度逐年加深，且老龄化程度蔓延速度不断加快。一般而言，老年人用于医疗健康和护理的支出与人口结构成正比。随着收入水平提高，老年人的健康意识在不断增强，人口结构老龄化趋势必然带来康养旅游业刚性需求不断增长，从而促进康养旅游业快速发展，详见表 1。

表 1　基于人口普查的中国老龄化主要指标（60 岁及以上人口）

| 年份 | 总人口（万人） | 老年人口（万人） | 老年人口比重（%） |
| --- | --- | --- | --- |
| 1953 | 56744.7 | 4153.8 | 7.3 |
| 1964 | 69458.2 | 4255.5 | 6.1 |
| 1982 | 100391.4 | 7663.8 | 7.6 |
| 1990 | 113051.1 | 9697.0 | 8.6 |
| 2000 | 124261.2 | 12997.8 | 10.5 |
| 2010 | 133511.1 | 17759.6 | 13.3 |
| 2020 | 141177.8 | 26401.9 | 18.7 |

注：本表中人口指中国大陆人口，不包括港、澳、台地区人口。

数据来源：国家统计局。

目前，中国已初步形成了一批老年旅游出现路线和业态，主要有旅居养老、医疗旅游、观光旅游、乡村旅游等旅游业态，也初步形成了一批专业的老年旅游指导机构和供给商。然而，国内老年旅游产业仍旧存在产品种类较为匮乏、组织者少有大型企业等痛点，或将推动大型旅游企业加入老年旅游市场，针对老年人自身特点及爱好，推出复合型、多维度、跨业态的医疗旅游、温泉浴、森林浴、日光浴等健康养生型康养旅游产品。[1]

根据携程旅游大数据发布的数据显示，中国老年人平均每年外出旅游三次的人口占比为 61.1%。在旅游消费方面，老年人体现了远超预期的消费能力，该数据显示超过 30% 的老年人的旅游预算超过 2 万元。物质水平的逐渐丰盈，老年人口在此基础上养老需求复杂化，对健康生活的需求也日益增加。空巢、孤寡老人规模扩大且负面情绪增多。而旅游不仅能有效促进老年群体沟通交流，还能帮助调节身心健康。总体而言，当前中国老年消费市场正处于历史性的转折阶段，积极老龄化的政策环境为中国康养旅游产业发展提供了前所未有的契机。

### （四）创新驱动发展战略加速高质量发展进程

多年突飞猛进的发展，传统意义上的旅游产品市场早已趋于饱和，甚至供求关系已经发生倒置。旅游行业"红海"效应明显，内部竞争异常激烈，投资回报率逐年下降，创新驱动发展是行业内成员的普遍愿望。随着人口老龄化进程不断加快，中医药健康服务能力不断提升，中医药、旅游、养老养生融合发展起来的老年人中医药康养旅游，极有可能带来较高的投资回报，从而吸引产业资本快速进入该赛道，成为新的投资热点。

截至 2021 年年底，中国网民规模达 10.32 亿人，其中 60 岁以上网民已经达到 1.19 亿人，如图 2 所示。10 亿用户接入互联网，我国俨然已经形成了全球最为庞大、生机勃勃的数字社会。互联网内容推荐对康养旅游出行决策影响不断加深，不仅年轻人爱打卡"网红"景点，老年人也爱追随意见领袖（Key Opinion Leader，KOL）。同样来自携程旅游大数据，七成以上的老年人表示会考虑 KOL 推荐，且旅行频次越高，参与意愿越高。庞大的网民规模为推动中国经济高质量发展提供强大内生动力，也为中国"互联网+康养旅游"领域的数字科技融合、打通国内大循环、高质量发展转型升级奠定基础。

### （五）疫情复杂程度超预期，康养旅游业面临多重挑战

截至目前，新冠肺炎疫情在全球仍在持续，康养旅游业市场面临的不稳定

叁　细分市场篇

性、不确定性依然存在。所有国家及地区都采取了不同程度的限制措施，这些措施对日常生活及各行各业都产生了影响，对旅游行业更是造成了严重的冲击。此时，更应该积极地探索变革之路，研究未来的制胜之道。

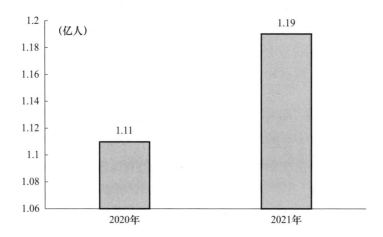

图 2　中国 60 岁及以上网民人数

（数据来源：中国互联网络信息中心（CNNIC）第 49 次《中国互联网络发展状况统计报告》）

## 二、中国中医药康养旅游业发展概况

谈及康养旅游，学术界往往会拆分出"康"和"养"两个因素来进行独立研究。基于此，经过多年发展，以出境寻求先进诊疗技术为代表的"康"旅游（即医疗旅游）仍占更高的比例，侧重在境内寻求养老养生的"养"旅游（即养生旅游）正快速发展。中国旅游研究院指出，因新冠肺炎疫情影响，2020 年全国旅游总收入下降比例达到惊人的 22.0％，但新冠肺炎疫情对大健康概念的带动，乃至新冠肺炎疫情中人们更加重视健康的情绪，或将助力康养旅游占比进一步扩大。随着人们的健康需求和旅游观念不断升级，康养旅游正在受到越来越多的关注，成为中国旅游市场的新风向，中医药康养旅游路线是中医药健康服务业与旅游业深度有机融合。

（一）旅游业发展整体情况

2021 年，受肆虐全球的新冠肺炎疫情影响，文化和旅游部尚未恢复旅行社和在线旅游企业的出入境团队旅游和"机票＋酒店"业务，中国旅游市场的基本盘仍以国内旅游为主。

从国内旅游与市场来看，整体呈现复苏态势。2021年全年国内游客32.5亿人次，比上年增长12.8%。国内旅游收入29191亿元，增长31.0%，如图3所示。而从季度相关数据来看，受国内新冠肺炎疫情不断反复的影响，自第二季度以来，国内旅游人次和旅游收入总体呈现下降趋势如图3、图4所示。

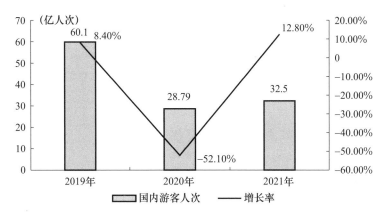

图3　2019—2021年国内游客人次和增长率图

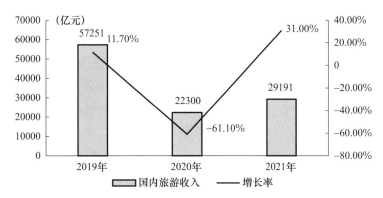

图4　2019—2021年国内旅游收入和增长率图

（数据来源：国家统计局《国民经济和社会发展统计公报》）

同时，假日经济对国内旅游市场的带动作用显著。2021年中国七个主要节假日旅游收入超过9200亿元，占全年旅游收入的比例超过30%；旅游人次总计13.35亿人次，占据全年旅游人次的41.2%，较2020年同期均有较大幅度增长，详见表2。

叁　细分市场篇

表2 2021年七个主要节假日旅游人次和旅游收入数据

| | 国内旅游人次 | 同比增长 | 国内旅游收入（元） | 同比增长 |
|---|---|---|---|---|
| 元旦 | 5540万 | — | 273亿 | — |
| 春节 | 2.56亿 | 15.70% | 3011亿 | 8.20% |
| 清明 | 1.02亿 | 144.60% | 271.68亿 | 228.90% |
| 五一 | 2.3亿 | 119.70% | 1132.3亿 | 138.10% |
| 端午 | 8913.6万 | 94.10% | 294.3亿 | 139.70% |
| 中秋 | 8815.93万 | — | 371.49亿 | — |
| 十一 | 5.15亿 | — | 3890.61亿 | — |
| 总计 | 13.35亿 | | 9244.38亿 | |

数据来源：文化和旅游部官方网站。

### （二）国内康养旅游行业发展现状

在人口老龄化、中医药快速发展和旅游市场蓬勃兴旺的共同作用力下，全国各地依靠各自的资源禀赋，纷纷推出了极具当地自然或人文特色的康养旅游产品。据前瞻产业研究院数据，国内康养旅游仅占整体旅游市场总交易规模的1%左右，2016—2020年，中国康养旅游的市场规模呈现快速增长的态势，年复合增长率（CAGR）约为20%，2020年的市场规模达到1000亿元，如图5所示。另外，中国旅游研究院指出，受新冠肺炎疫情影响，全国旅游收入虽然呈现下降趋势，但疫情对大健康概念的带动，乃至疫情中人们更加重视健康的情绪，将助力康养旅游占比进一步扩大。

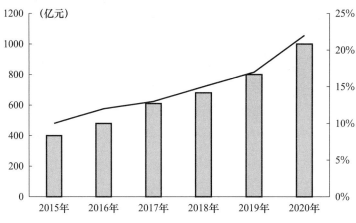

图5 中国康养旅游市场规模及发展趋势

（数据来源：前瞻产业研究院）

# 三、老年人中医药康养旅游业发展实例

## （一）北京市经验

2019 年，北京市依托自身的区位优势、中医药健康服务能力优势和旅游资源优势，发布了 9 条中医药健康旅游路线。9 条路线汇聚了北京市大量的名医、名药、名院、名科和名景，涵盖皇家中医药文化游、高校中医药文化游、舌尖中医药体验游、京城名医体验游等精品路线和项目。每一条精品路线都由中医药专家和旅游专家联合考察设计，游客可以获得较高的康养体验。通过实践来看，中医药、旅游、康养等元素的碰撞与融合产生了独特的游客体验价值，极大地提高了对老年游客的吸引力。

## （二）江西省经验

江西省物华天宝，人杰地灵，山川秀丽，不仅旅游资源丰富，而且中医药康养文化源远流长，发展中医药健康旅游业具有不可比拟的天然优势。中医药产业是江西省的支柱型产业，江西省政府历来重视中医药的发展，在全国率先提出"中医药强省"的发展战略。2021 年，江西省按照中医药健康旅游发展的战略部署，推出了 6 条江西省特色中医药康养旅游路线，进一步唱响"江西风景独好"康养旅游品牌。第一条名为"医养福地"医疗之旅，以国家中医药健康旅游示范区为主线，涵盖婺源景区、三清山景区、圭峰景区、药都樟树、江中药谷等旅游景点和目的地，为游客提供游、医、养、食等多种体验。其他路线还有"暖冬泡泉"温泉之旅、"清新森呼吸"森林之旅、"嘉游一夏"避暑之旅、"律动山水"运动之旅以及"崇文养心"文化之旅。2022 年 5 月，江西省文旅厅印发《江西省康养旅游发展规划（2021—2030 年）》，提出深挖中医药康养、温泉康养、森林康养、气候康养、文化康养和运动康养六位一体的产品组合，共奏"江西风景独好，康养这边更好"旅游品牌之音。

## （三）海外经验

齐瓦颂度假村（Chiva – Som Resort）位于泰国华欣，在泰语中，齐瓦颂的意思是"生命的避风港"。该度假区位于著名景点芭提雅的对岸，与芭提雅相比，华欣自然资源禀赋并无优势，但凭借宁静致雅，更醇厚的泰国佛教文化氛围，以及举世闻名的水疗产品，吸引了全球游客。1995年，齐瓦颂也正是以水疗中心项目正式营业的。1999年，齐瓦颂在完成原始积累后，开始强调"身、心、灵"的三者有机平衡，基于东方健康哲学，运用东西方康养先进技术，从水疗向瑜伽、康养、养老延伸，向世界第一个目的地型水疗度假村转型。齐瓦颂的经营模式得到了极大的成功，齐瓦颂已经成为世界顶级康养度假村，至今仍保持着难以置信的理疗费/客房比（70∶54）及最全的疗程目录（可提供11大系列，超115项健康疗养服务）。

不同于传统的康养度假村，齐瓦颂的疗程康养（最短3晚，最长28晚）均始于第1天的康养顾问。康养顾问将对入住的游客进行健康复查，并针对游客的健康需求提供个性化的康养疗程和康养服务建议，制订疗程康养旅游计划。游客根据康养计划，在齐瓦颂度假村尽情享受"身、心、灵"的平衡，并接受专业健康团队对健康情况的再分析、再评估后的再调整及延续。

齐瓦颂的成功，印证了文化软实力及特色医疗保健元素成为下一阶段康养旅游重点发掘并培育的卖点。

## 四、中国老年人中医药康养旅游业发展困境

中医药健康旅游处于探索起步阶段，对于老年人群体这一细分市场而言，发展周期更短，不免存在问题和不足，主要体现在以下几个方面。

### （一）产品供给不足

中医药康养旅游业经过近几年的孕育，取得了长足发展，呈现良好的发展势头。但是对于老年人这一细分市场而言，缺乏专门从事老年人中医药康养旅游的企业，也很少有产业资本愿意进入这个行业，导致中医药康养旅游产品供给严重不足。市场上很多老年康养旅游路线景点密度过大，时间安排过紧，休息时间过少，导致老年人旅游体验感不佳。早在2016年发布的《旅行社老年旅游服务规范》明确规定了老年人旅游服务的相关服务标准，如在没有电梯的酒店宾馆，老年人楼层应在3层以下。但实际操作层面很少有酒店能够达到

这样的要求，尤其在旅游旺季期间，原因是老年人康养旅游大部分不是盈利丰厚的高端游。另外，大部分的老年人康养旅游都是与家人好友结伴跟团出行，除了在保险、价格等方面与一般游客有所区别外，绝大部分旅游项目与一般游客基本一致，难以体现老年人特殊的康养需求。

## （二）产业链不完整

老年人中医药康养旅游产业链很长，涵盖多种关联性业态，包括养老、中医药、康养、旅游、交通、餐饮等众多产业。只有当这些产业形成一个闭环，形成一条完整的产业链条，才能真正满足老年人的需求。从目前情况来看，这条产业链条尚未整合，某一个产业发展滞后，就会形成短板，从而制约中医药康养旅游业的发展。康养旅游不仅要求提供基本的旅游服务，还需要中医、中药、森林、温泉、康复，甚至是专业的医疗陪护等特殊服务需求。这些服务需求，有些由中医药康养旅游业上游企业来提供，例如养老院、社区老年服务中心，他们可以为康养旅游企业提供用户大数据；有些则需要中医药康养旅游业下游企业来提供，例如医疗等，可以为康养游客提供自己的服务。从现实运营情况来看，整个产业链条缺乏强有力的整合者来整合各方资源，导致资源闲置浪费，有效利用率较低。

## （三）资金筹集困难

康养旅游产业，不仅仅涉及旅游业的问题，还涉及社会养老领域。按照目前的政策，针对民办养老机构，土地由政府划拨，不需要缴纳土地出让金，但必须缴纳征地费用。费用数额庞大，企业难以支付。而且，由于土地及其上面建筑物的用途事先已经规定好了，银行不愿意做抵押贷款，必然会出现后续融资困难。此外，中国的养老行业从政策层面来看，特别强调养老业的公益性和非营利性，即使可盈利，周期也非常长，导致很多产业资本缺乏投资热情。这导致很多中医药康养旅游项目万事俱备，只欠资金，发展受制。

## （四）政策法规和行业标准缺失

制约老年人中医药康养旅游业发展的关键性因素就是异地医保结算。由于全国医保一盘棋的格局尚未建立，异地康养的费用难以由医保支付，需要老年

叁　细分市场篇

人自费承担。破解异地医保结算的顽症，对于康养旅游的老年游客，尤其是身体本就有病痛的老年游客而言，是非常关注的问题。所幸，目前国家医保局正在破解医保信息的孤岛效应，力争形成跨区域、跨部门、跨医院、跨业务的医保报销系统，为全民提供标准化的医保服务。此外，中国老年人中医药康养旅游业是新兴产业，仍处于行业发展的初级阶段。与康养旅游业发达国家相比，缺乏统一的行业服务标准和实施细则，来规范承接中医药康养旅游旅行社和景区。标准缺失，必然会引发旅游服务供给方和需求方的矛盾纠纷，从而制约老年人中医药康养旅游业做大做强。

### （五）专业人才匮乏

老年人中医药健康旅游业横跨多个学科，覆盖多个产业，对人才的专业性和复合性要求较高。目前中国无论是高等院校还是职业院校，相关专业设置较少，导致老年人中医药健康旅游业专业人才匮乏，特别是缺乏中医药健康旅游业的高级管理和专业技术人才。康养旅游业的人才瓶颈十分突出，严重制约了康养旅游业的市场发展。

### （六）缺乏顶层策划设计和规划

目前许多老年人中医药康养旅游项目，"老龄化""中医药"和"旅游"三种业态融合不够，形成了"三张皮"的现象。养生保健、医疗康复等中医药健康服务项目处于配角，不在主位上，还孤立于旅游六要素整体环节之外，没能转化为旅游产品，没形成旅游吸引物，更不是旅游目的地。[2] 目前还没有见到一个较完整的两业深度融合的、相互关联的、体系化的并形成全景产业链的中医药健康旅游案例。

## 五、中国老年人中医药康养旅游业发展前景

### （一）跨产业、泛行业政策深度融合助力中医药康养旅游发展

"健康中国"已经上升为国家战略，是老年人中医药康养旅游业发展的重要政策背景。基于此背景，包括国家卫健委、国家中医药管理局、国家发改

委、住建部、文旅部、自然资源部、农业农村部及涉及卫生健康、社会保障、金融等跨领域部门均出台扶持政策，助力老年人中医药康养旅游产业发展。以健康中国为核心，跨产业、泛行业政策深度融合，将成为现阶段及下一阶段支撑中医药康养旅游产业发展的政策基础。[3]

### （二）自然人文及康养元素植入，推动康养旅游产品元素的多元化

毫无疑问，从旅游产业发展角度来看，自然资源型的康养旅游发展速度更快，发展层次更高。但是，当下"身心健康"得到了老年人的普遍重视，老年游客消费趋势发生的变化，开启了中医药健康旅游业发展的新纪元。

2019 年，《中国成人健康管理白皮书》显示，饮食、生活习惯、环境依然是中老年人最担心会影响其健康状态的三大健康困扰。基于此而衍生出的避暑避寒季节性康养游，以换气洗肺为目的的空气型康养旅游，以及原有的养老、养生及养疗的基础上，进一步演化出中医养颜及养心的新康养旅游产品。

在发展康养旅游的过程中，一定要找准自身定位，突出本地特色或有代表性的旅游产品。中国共产党第十八次全国代表大会提出"坚持中西医并重，扶持中医药和民族医药事业发展"，中医药和民族医药蕴含古代先贤的健康养生大智慧。例如，藏医药天文历算、傣医药睡药疗法、彝医水膏药疗法、苗医药骨伤蛇伤疗法等，可结合各自民族技艺，开发独具特色的康养产品。各地一旦形成自己的康养旅游形象，将有利于康养旅游产品宣传和推广，也更容易被消费者接受和认可。

### （三）经济运行稳中加固，老年人中医药康养旅游产业成为新的投资热点

宏观经济运行稳定为康养企业的发展奠定了基础。根据国家统计局的数据，2022 年上半年国内生产总值 562642 亿元，按不变价格计算，同比增长2.5%。分产业看，第三产业增加值 304868 亿元，增长 1.8%。从数据中可以看出，2022 年上半年，统筹新冠肺炎疫情防控和经济社会发展的成果得到了持续拓展和巩固，经济运行持续稳定恢复，稳中加固。经济的良好运行为企业投资中医药康养旅游产业奠定了基础。

在新冠肺炎疫情和老龄化的双重催化下，大康养产业成为新的投资热点，很多大企业跨界转战康养产业。正如前文分析，中国老龄化进程超预期，这为

叁　细分市场篇

老年人中医药康养旅游产业创新发展提供了良好的时代环境。新冠肺炎疫情的持续蔓延使人们接触到更多的疫情信息，强化了人们对新冠肺炎疫情的风险感知，进而使得参与健身、增强体质的需求日益增加，全民健身意识日益深入人心。同时新冠肺炎疫情也促使人们追求更高质量的生活环境，疗养、康养型休闲度假旅游需求显著提高。在需求的刺激下，越来越多的企业加大对休闲康养项目的建设投入，大量老年人康养小镇等度假型康养项目出现，比如华润置地投资、建设、运营的悦年华·颐养中心，华侨城打造的普洱茶康养小镇等。同时，多部门联合出台政策推动康养产业进一步发展，坚定了企业进军康养的信心。康养已然成为推动中国经济发展的新引擎，是投资领域的新焦点。

## （四）缺失元素逐渐完善，中医药康养旅游发展逐步规范

移动互联网的高速发展，及资讯大爆炸所伴随的信息冗余，带来了包括信息真实性存疑、信息不对称等问题。与传统旅游不同，中医药康养旅游更加注重康养的效果，具有符合预期康养效果的旅游项目将会建立良好的口碑效应。然而，信息传播的监管失位与缺位，行业内企业自律性不足等众多元素缺失，均不利于信息的有效且对等的传播。此外，相关咨询机构的缺失（例如医疗机构、体检机构等）也制约了中医药康养旅游概念的快速普及。

## （五）注重专业人才培养，为消费者提供优质服务

人才对于一个行业的发展来说至关重要，国家推行一系列政策支持，需康养旅游专业的相关人才将其落实到位。推进高校设置康养旅游专业，并增设健康管理、中医养生保健、康养旅游经营与管理、中医康复等相关课程，提升专业技能水平。此外，高校在设立康养旅游类专业时，要结合自身条件，明确培养目标，使培养人才与国家、地方需要相适应，与行业、企业需求相适应。加强学校与企业的合作，培养具备理论和实践能力的复合型人才。同时，还要重视非学历技能人才培训工作，注重提升人才的职业能力水平，培养服务意识，从而使消费者享受高质量的康养旅游服务。

总而言之，"积极老龄化＋中医药＋康养旅游"的跨界、碰撞与融合，将开创具有中国特色的康养旅游发展新纪元。同时推动中医药康养旅游产业发展质量快速提升，可实现中医药文化创造性转化与创新性发展，从而增强中医药文化自信。

# 参考文献

［1］张彪，赵恒伯，吴海波，等. 复杂性科学视角下中医药康养旅游高质量发展探析［J］. 江西中医药大学学报，2021，12（33）：112 – 115.

［2］潘雅芳，王玲. 后疫情时期我国康养旅游发展的机遇及建议［J］. 浙江树人大学学报，2020，3（22）：2 – 5.

［3］李莉，陈雪钧. 中国康养旅游产业的发展历程、演进规律及经验启示［J］. 社会科学家，2020，5：74 – 78 + 90.

叁 细分市场篇

# HB.14 彝族医药在健康旅游中的
# 应用现状与前景

陈继林① 雷启玉②

**摘　要：** 本报告运用文献研究、实地走访等方法收集并整理有关彝族医药发展的相关基础文字资料。本报告从彝族医药定义、发展阶段、主要案例为切入点，阐述并分析了当前彝族医药与康养产业各自的发展现状及问题，并根据当前产业面临情况，提出了发展路径，包括打造品牌与特色主题、挖掘自身资源价值和培养高素质人才等手段。

**关键词：** 彝族医药；健康旅游；应用现状

## 一、彝族医药价值挖掘

中国是统一的多民族国家，各族人民共同创造了光辉灿烂的华夏文化。各个民族都有悠久历史及传统文化，包括各自特有的民族医药学，其中彝族是我国西南地区的主体（世居）少数民族，据2020年第七次全国人口普查数据，全国有彝族983万人，是中国第六大少数民族，主要聚居在中国西南的云、贵、川三省，云南省是彝族人口最多最为集中的地方。

---

① 陈继林，大学本科，世界中医药学会联合会国际健康旅游专业委员会常务理事，研究方向：中医药（少数民族医药）开发应用等。
② 雷启玉，大学本科，中国商报云南站记者，昆明市新媒体协会下数字融媒体中心平台负责人，研究方向：中医药（少数民族医药）文化传播。

## （一）彝族医药定义

彝族拥有悠久历史及传统文化，他们依据本民族所处的地理位置、生活环境、宗教、风土人情、生活习俗等因素，在与自然灾害和疾病的长期斗争中，积累了防病治病和卫生保健的丰富经验，逐步形成了彝族特有的民族医药学，即本报告所说的彝族医药。彝族医药是中国传统医药的源头之一，也是祖国传统医药，中医药不可分割的重要组成部分，是彝族人民防病治病的经验总结，是彝族文化中一颗璀璨的明珠。彝医药有文字记载的历史近 5000 年，卷帙浩繁的彝族毕摩经中广泛记载彝医药知识，另有 28 部彝医药古籍流传至今[1]，这些民族医药不但在历史上为彝族人的生存和繁衍做出过重大贡献，而且在现代医学高度发达的今天，彝族医药仍在为人民群众防病治病和康养旅游中发挥着不可替代的重要作用。

## （二）彝族医药起源

### 1. 从传说探源

彝族医药文化的重要源头之一是关于医药的神话传说。彝族医药源于彝族先民在同自然灾害、猛兽、疾病作斗争中的生产生活实践，早期作为一种人类生存需要而存在，有着极其广泛的民众实践基础，有广为流行的民俗观念、宗教文化与民族感情、民族习惯的渗透。远古传说中的伏羲、神农及黄帝，都是包括彝族先民在内的中华民族医药的最早创始者；古代流传的有关其创造医药的传说，形象地反映了包括彝族医药在内的中华民族医药的起源，也在一定程度上反映了人类早期医药活动的概貌。

古彝文书籍《寻药找药经》既反映彝族人民寻找药草的迫切心情、找药的艰辛、药物的珍贵，也说明药草的发现是从对动物的观察中得到启发的，恰好验证了"最初的医药，有很大的成分是属于兽医的"。彝文古籍《指路经》载："大家分猎物，獐肉分猎人，獐血喂猎狗，獐头和獐肾，獐骨和獐胆，一起给阿英。"《彝族物源神话》"祭祀经·找药"一节详细描述了熬药专用锅、药筛、杵臼药碗、药勺等药物用具，并且对水煎剂的标准做出了要求："药味要浓香、药要有看样……"这些神话传说是彝族社会最早的精神产品，在世代相传中影响着一代又一代彝族人民的精神生活[1]。

### 2. 史文献记载

彝医药历史悠久、内容丰富。据彝文古籍《帝王纪》及《西南彝志》记载，彝医药历史可追溯到 5000 年前。据《彝族医药史》考证，彝医药萌芽于原始社会，《支呷阿鲁》记载了源于母系社会时期的彝医用药经验。

在四川凉山整理发掘的有《造药治病书》《医算书》等；在贵州毕节、仁怀整理发掘的有《宇宙人文论》《西南彝志》《启谷署》等。这些珍贵的彝族古籍文献的整理发掘出版，逐步揭开了彝族医药的神秘面纱，使人们对彝族医药为何物有了一些认识和理解。

1979 年 4 月在云南省楚雄州境内发掘的《齐苏书》，是迄今为止发现最早的彝医药古籍文献，成书于公元 1566 年，比李时珍《本草纲目》早 12 年。

在云南楚雄整理发掘的历史文献还有《明代彝文医书》《医病好药书》《劝善经》（彝语《碾母苏》）《娃娃生成书》（又名《小儿生成书》）《看人辰书》等；在云南禄劝整理发掘的有《医药书》（又名《医病书》）《作祭供牲献药经》等；尤其值得一提的是《作祭供牲献药经》中关于胎儿在母体中的发育描述，被美国学者肯尼思·卡兹纳选入其著作《世界的语言》（Kenneth Ketzner：*The language of the world. funk and wang nalls New York*，1975）一书中，作为彝族语言文字的样品。在云南元阳、元江、新平整理发掘的有《元阳彝医书》《洼垤彝医书》《三马头彝医书》《老五斗彝医书》《聂苏诺期》等；在云南江城整理发掘的有《彝族治病药书》等；在云南红河整理发掘的有《尼苏夺节》《查诗拉书》等。[2]

### 3. 民间习俗传扬

彝族人民在与疾病斗争实践中积累了丰富的医药经验，同时，很多医药活动又通过民俗（如衣食住行、婚丧嫁娶、民族民节等）形式表现出来，形成了具有民族特色的医药卫生民俗。人食五谷孰能无病，彝族先民出于热爱生命、渴求康复并祈愿长生的本能意识，开始了对"药"的探索与找寻。彝族先民对动植物的属性细心地观察并通过坚韧不拔地尝试，最终发现了药草和彝医的不少特殊疗法，诸如："产妇满月用透骨草、排风藤等洗澡；感冒、腹痛用刮痧法；发热、乳腺炎用针刺放血法；骨折复位用芭蕉茎壳作夹板固定法"等。彝族是历史悠久、勤劳勇敢、性格豪放、能歌善舞的民族，生活在药物资源极为丰富的凉山、金沙江、乌蒙山、哀牢山和无量山一带，在与疾病斗争实践中积累了极为丰富的彝族医药经验，这也是彝族医药的源头之一。

### 4. "医""巫"分离

在中国古代信奉"万物有灵"的彝族人民在长期生产生活中延续着对自然现象、祖先神灵、图腾形象的敬畏和崇拜，形成了一整套宗教文化——彝族巫术毕摩文化。"毕摩"是彝语音译，意为"念诵经咒的知识长老"，是彝族社会中的知识分子，是彝族文化的维护者及传播人，承担着整理、规范、传授彝族文字，撰写和传抄宗教、哲学、伦理、历史、文学、天文、医药、农学、工艺、礼俗等典籍之重任。哲学的发展有力地促进了医巫的分化，医学著作在吸收和应用哲学概念和思想中逐步建立医学理论基础，如元气学说、阴阳学说、五行学说、天人相应论等思想。"巫""医"分离经历了酝酿期、发展期、蜕变期和成熟期四个阶段。在酝酿期，彝族先民渐渐认识到医药的重要性，而民众在意识到医药的重要性的同时，也是怀疑巫术的开始。在这期间，彝族民间就有极少数人因祖传、因实践或因兴趣掌握了一定的药知识并运用到生活中，使他人或自身受益。而这时期衣食住行有保障的毕摩中有思想的人，逐渐意识到医药的功效并开始了医药研究。在发展期，彝族先民逐渐意识到巫术并不能治病强身，而作为巫术统治下的医药却能为人祛病健体。一部分对医药感兴趣的彝族先民在实践和对外交流中探索了一套自己的医药经验，毕摩中出现了有较高理论水平的医生。在蜕变期，元明时期，彝族医药已经成为一门独立于巫术的学科，彝族医药已经从巫术中分离出来。《献药经》中记载大量疾病名和药物的采集、加工、配伍、炮制、禁忌、煎煮及大量动植物药的适应证，是巫医与彝医分离蜕变的见证。在成熟期，而成书于明嘉靖四十五年（1566 年）的《齐苏书》，就是彝医药成熟并作为一个独立的学科脱离巫术的标志。中华人民共和国成立后，特别是党的十一届三中全会以后，随着国家各项政策制度的落实实施，不断加强民族地区的教育，提高人民群众的科学文化素质，发展民族地区的经济，改善医疗条件，才完全实现巫医在现实中的分离。巫医分离是彝医药发展史上的一座里程碑。[1]

### 5. 从考古探源

彝族是一个有悠久历史的民族。1972 年至 1973 年，考古学家和有关部门在云南省元谋县元马公社丙华大队莲花池村东南河岸高地上，发现了大墩子新石器遗址，经碳素测定，距今 3210±90 年（公元前 1260 年±90 年），相当于商朝晚期，出土遗物较为丰富动物骨骼和碳化谷物有禾草类叶子、谷壳粉末

（粳稻等）。这些动物和稻谷等，既是彝族先民赖以生存的食物，又是彝族先民用来治疗某些疾病不可缺少的药物。

在马王堆汉墓出土的医学文献中，主要部分是中国至今发现的最古老的医学帛书《五十二病方》，现存1万多字，全书分52题，每题都是治疗一类病的方剂（实际包括100多种疾病），少则1～2方，多则21多方，现存医方283个，共收药物247种，其中将近半数是《神农百草经》未予收藏的。据李耕冬、贺廷超编著的《彝族医药史》发现，在马王堆汉墓出土的247种药物中，有近29种是彝族先民常用的药物，如菖蒲、麝香、犀角、盐等。

彝族先民的药物学是在长期与疾病作斗争的实践中，由少到多、由浅入深地不断发展起来的。彝医特殊的用药经验和彝族地区丰富的药物资源，为中华民族的健康事业作出了不可磨灭的贡献。[2]

## （三）彝族医药发展历程

彝族医药历史悠久，源远流长。据彝文《帝王纪》和《西南彝志》记载，彝族的医疗实践活动产生于哎哺原始时期，可追溯到5000年以上。古彝文记录最早的药物疗法是"毒蛇咬伤的，麝香拿来敷；蜂子蜇伤的，尔吾拿来敷"（《支呷阿鲁》）。这是母系社会时期彝医阿莫流传下来的疗法。公元前11世纪西周历史的《逸周书》中，有云南濮人向周王朝进献丹药的记载。百濮人能提炼丹药，说明此时期彝族先民已积累了相当的彝医药经验。约公元前5世纪至南诏这段漫长历史时期，在大的时间节点上，包含春秋战国、两汉、三国两晋南北朝和隋唐几个时期。历史战争推动了中国历史上民族大融合，中原文化与本土民族文化交流得到加强。这些落籍者，习医者不在少数，对于促进中医药与彝医药的交流互鉴、推动彝医药发展起到重要作用。此时期，彝族医药较为发达，虽未发现有专门的彝医药专著，但从汉文书籍《蛮书》《云南志略》等史料中都找到零星的记载。唐朝至宋朝时期，各地贸易往来频繁。特别是宋朝时期，大理属地不仅向宋朝贡马、市马，而且还贡以犀角、麝香等名贵药材。在彝族典籍中，出现了彝、汉医生同时施治的记载。大理国时期，彝族名医杜清源被尊为"药王"，在彝族民间享有极高声誉，其孙杜广将其遗著及其经验整理成《点苍药王神效篇》（后失传），"载草、木、虫、石四类，千四百余种，详记色形、药性、配方、忌解、提炼丹丸、盖皆古南诏七百余载诸验方"。而成书于五代之末、宋代之前的彝文古籍抄本《元阳彝医书》传行于世，其中收载动植物药 200 余种，病症 80 个，以及一些简易外科手术，是彝医药经验的首次文字总结。《淮南夜语》载，元宣和年间，在滇西一带，以彝药"龙珠草、重楼、天南星、虎掌草、百毒消疗外伤，有显效"。元明清时期，朝廷对云南的统治严苛，为消灭少数民族文化采取了很多残酷手段，尤其是明朝时，傅友德、蓝玉、沐英三将军"临之以武，胥元之遗黎而荡涤之……在官之典籍，在野之简编，全付之一炬。"（《滇系·典故系天》）民族文化几近灭失，医药典籍也几乎濒临灭绝。但所幸有部分"精通历算、哲学及医术的知识分子"根据记忆断断续续抄录的一些文献，仍有大量手抄彝医书传行于世，其中流传于楚雄的有《齐苏书》《指路书》《医病好药书》《医病书》《看人辰书》《小儿生理书》等多部彝医药古籍。其中，《齐苏书》（《明代彝医书》）记载常见病 59 种，彝族药物 231 种，彝医单方、验方 226 个，成书于明嘉靖四十五年（1566 年），是对 16 世纪以前彝族医药知识经验一次比较系统的总结。除此以外，《宇宙人文论》《西南彝志》《劝善经》《供牲献药经》《查诗拉书》《尼苏夺节》《普滋楠滋》等彝文古籍也涉及医学理论和医药知识。兰茂在《滇南本草》序文中说："余将已学种种草本，著之于书。"祖籍河南洛阳的兰茂，刻苦钻研、辛勤实践，"遍访滇池流域及滇南各地"，把不识汉字或识字少的乡土医用药经验用文字记录下来，著成《滇南本草》。使用中药为主的中医和使用草药为主的乡土医相互借鉴、共同治疗病人，加速了中医和草医同化步伐。这也是《滇南本草》中收载有大量彝区地产药材的原因。《彝族文化》记载，清雍正年间，楚雄女彝医准塔洼被朝廷"召进京城为皇家治病"，称为御医。清雍正六年（1728 年），彝药拨云锭的成功创制开创了云南制药工业的新纪元。

清朝末年至民国年间，民间草药得到开发利用，出现了大批彝族民间医生。他们采集草药简单加工之后行医治病，有的还开办中草药铺。据有关地方志记载，民国时期楚雄已有相当规模的彝药贸易活动。他们主要以彝族医疗技术和药物服务于各族群众，深受群众爱戴。中华人民共和国成立以后，特别是党的十一届三中全会以后，各级党委、政府对民族医药十分重视，全面开展彝族医药调查，多层次、全方位对彝族医药理论研究、新药研发、临床治疗、药材种植养殖开展研究，许多珍贵的珍善本彝文医药典籍得以发掘和整理，许多彝医沿用的药物品种及其临床经验得以系统地整理和应用。[1]

## 二、彝族医药应用与开发现状

### （一）彝族医药应用发展现状

彝医药历史悠久、内容丰富。据彝文古籍《帝王纪》及《西南彝志》记载，彝医药历史可追溯到5000年前。《齐苏书》是迄今为止发现最早的彝医药古籍文献，成书于公元1566年，比李时珍《本草纲目》早12年。112年前彝医曲焕章研制的云南白药，至今仍是彝药的精品和代表，彝族医药同传统中医药一样历来都得到官方和民间的重视。但到了近现代，受到西方文化和现代医学科学技术的冲击，一些人开始对中华文化产生怀疑、动摇、批判，甚至全盘摒弃，出现了明显的文化失落和精神裂痕。彝医药在这场巨大的变革和冲击中，曾被大多数人遗忘或抛弃。但得益于彝医药强大的文化生命力和在疾病防治中的独特方法和疗效，彝医药历经了数度浮沉，在现代化的医学语境中取得应有的地位，得到传统医疗界同人和专家的认可和肯定。党的十八大以来，各级党委、政府、卫生行政主管部门和医疗机构进一步认识到民族医药的重要性，越来越重视民族医药的发展，彝医药也沐浴着中医药、民族医药发展的春风，迎来了快速发展时期。

### 1. 四川地区彝族医药应用发展现状

四川省凉山州彝族地区共新建9个县级中彝医院；收集彝医药文献资料31本、单方验方800余方、彝医适宜技术70余种，制作彝药生药标本500余种、腊叶标本200余种；完成7个国家级民族医药适宜技术推广科研课题、1个国家级民族医药文献整理科研课题、2个省局级科研课题，其中，文献整理的《彝族毕摩苏尼医药及适宜技术》荣获国家民族医药协会科学技术奖、民族医药传承贡献三等奖；利用彝医适宜技术治疗9万余人次，培养140名彝医人才。2005年，凉山州成立了彝族医药研究所，挂靠在凉山州中西医结合医院，实行两块牌子、一套人马，主要职能是对凉山州彝医药进行发掘整理和研究开发，开展民族医药临床服务。2015年凉山州中西医结合医院（凉山州彝医院）新区建设项目征地80余亩，正式开工建设。2020年，凉山州中西医结合医院（凉山州彝医院）加挂四川省彝医医院牌子。

**2. 贵州地区彝族医药应用发展现状**

贵州省彝医药主要集中在贵阳、毕节以及黔西南州一带，主要以彝族毕摩及民间传承为主，没有公立的彝医医院及彝医药研究机构，仅在贵阳市有一家民营医院开设彝药堂门诊，有彝药生产企业 1 家（贵州省高原彝药厂），现在主要生产品种为苗药，彝药生产出来也冠以苗药商标上市销售。

**3. 云南地区彝族医药应用发展现状**

（1）机构及人员

目前，云南楚雄族自治州中彝医医院 12 所（其中公立中彝医医院 8 所、民营中彝医医院 4 所）、楚雄州中医医院 2003 年加挂云南省彝医医院牌子，有乡镇卫生院 114 个，社区卫生服务中心 15 个，均建成中彝医馆，社区卫生服务站 14 个，村卫生室 1101 个，建成中彝医诊疗室 1023 个。云南楚雄族自治州中彝医医疗机构床位数 2657 张，中彝医医疗机构在岗专业技术人员 2190 人。1999 年 6 月，楚雄州人民政府在楚雄州中医医院彝族医药科的基础上成立了专门从事彝族医药研究开发的楚雄州彝族医药研究所。2003 年 12 月，经云南省科技厅、省卫生厅和省编办批准，在楚雄州中医院、楚雄州彝族医药研究所的基础上组建了云南省彝族医药研究所，为正科级事业单位，编制 9 人。2022 年 2 月，经楚雄州委编办批复同意，楚雄州彝族医药研究所更名为楚雄州彝族医药研究院，现有专兼职研究人员 31 人。

（2）彝药及制剂研发

和其他民族医药一样，药物是彝医药发展的基础。目前，楚雄州中医医院研发院内制剂 39 个（其中彝族药特色制剂 24 个）、彝药保健品 2 个，养胃解毒胶囊、利胆解毒胶囊、紫灯胶囊和饿求齐胶囊获得国药准字号；"彝族医（彝医水膏药疗法）""拨云锭""彝族医（彝族药认知方法）"已分别列入第三批国家级非物质文化遗产名录和云南省第二批省级非物质文化遗产名录；建成了彝族医药研究所、老拨云堂彝药研发中心、楚雄医专彝药研发中心，在楚雄州中医医院建成第一个中国彝族医药馆，侯惠民院士工作站和朱兆云专家科技服务站，助力彝医药研发。20 世纪 90 年代云南彝族中医师罗体彦根据彝医重要病因理论"毒邪"，研发出针对艾滋病治疗基本方法"扶正败毒"，分别通过云南省药物研究所、中国医学院 - 中国协和医科大学昆明生物研究所（现更名为：中国医学院 - 北京协和医学院昆明生物学医学研究所）、中国科学院昆明动物研究所、昆明医学院云南省天然药物药理重点实验室等机构的相关实验研究及多项测试报告，罗体彦研发的彝医酒剂"扶正败毒饮"于 2002 年 2 月—2002 年 12 月期间在北京佑安医院对治疗 HIV/AIDS 的安全性及有效性进行了临床验证，当时各主流媒体均有报道，后因研发资金、研发周期等方面的问题，导致项目搁置，至今未开发完成。

（3）彝医药展示及传承

彝族药与藏药等其他民族药的区别主要在四方面：一是理论不同，彝族药在彝族医药理论指导下使用；二是彝族药有显著的民族性和区域性，均有彝医药文献记载或在彝族地区世代相传使用，历史悠久；三是有些彝族药虽与中药基源相同，但药用部位不同，药用部位相同的，功效或用法不相同；四是善用药酒，在云南省彝族医药研究所收集的 1535 副彝医方剂中，有 633 副配酒应用。

1902 年彝医曲焕章研制的云南白药，至今仍是彝药的精品和代表。近年来楚雄盘龙云海的"排毒养颜胶囊""灵丹草颗粒"，老拨云堂的"拨云锭"，楚雄龙发药业的"彝心康胶囊"，楚雄州中医院制剂中心生产的彝药养胃解毒胶囊、彝药颈椎胶囊和彝药利胆解毒胶囊、彝药止泻胶囊等约有二十几个彝药已成功申报或正在申报为国家认可的民族药品种。国家级非物质文化遗产保护项目"彝医水膏药"已申报云南省科技计划项目。

2020 年 8 月，全国最大的彝医药博览馆已建成开馆，博览馆分为彝医药源流、彝药标本、誉满华夏、彝药制剂、特色诊疗五大部分，馆外栽种地道中彝药材约 2800 平方米，通过实物、图片、模型、标本，辅以文字说明，旨在将散落在历史长河中的一颗颗彝医药的"璀璨明珠"串联起来，向国内外展示神奇的彝族医药文化。"彝医药（彝医水膏药疗法）"于 2011 年 5 月被国务院批准为第三批国家级非物质文化遗产名录，成为彝医药首个获得"国家级非遗"的代表，楚雄州中医医院副主任医师余惠祥是该治疗方式的国家级代表性传承人。彝族中医贺朝贵自幼随母亲学习各类彝族医技，传承祖传医术方法治疗疾病，其传承的"九针术传统诊疗法"被云南省大理州文化和旅游局命名为非物质文化遗产项目，贺朝贵本人也于 1998 年 1 月被卫生部中国医疗保健国际交流促进会专家评审委员会评为"中国特技名医"。

（二）彝族医药面临的瓶颈和问题

**1. 彝医药发展存在的主要问题**

当前彝医药发展存在一个突出问题：即药大于医，主要表现为：

（1）目前发现的彝族文献，药物的记载明显多于医理内容。

（2）临床实践活动中，单方治病是主要方式，对疾病在理论上辨证分析不足。

（3）彝族医药发展过程中，药物开发相对活跃，理论建设滞后，形成了"治疗方面详备超前，理论基础简略滞后"的特点。中国医药史发展证明，无论哪一种民族医药要想快速发展，必须有完善的理论体系做支持。医滞后于药，将不利于民族医药全面、长远、可持续发展。中医、藏医、蒙医之所以较彝医、苗医、瑶医等发展快就说明了这一点。理论源于实践，可以指导实践，起到举一反三，触类旁通的作用，可以大大加速医药实践活动的发展。没有完整的理论体系，一个民族的医药是很难被人们认同和接受的。

彝族医药起源民间，继承和发展彝族医药，是对历史遗留下来的彝族医药文化的认同和尊重，是对这一份千百年积累起来而又现实地放在面前的医药资源的合理利用。可是，从目前的资料表明，彝族医药的前景并不乐观，甚至有被扼杀、被抛弃的危险。

**2. 彝族医药面临发展的瓶颈**

（1）认识不到位，重视不够。少数部门及领导认为发展中医和彝医是一回事，认为发展中医就行，没有必要再发展彝医。少部分彝医从业人员对彝医药认识不够，信心不足。

（2）彝医药知名度低，影响力不足。尽管一些彝药疗效显著，例如云南白药、紫灯颗粒等远销海内外，排毒养颜胶囊更是以单品销售过百亿的成绩连续多年稳居药品翘楚，但彝药并没能摆脱尴尬，因为以上知名药品并没有围绕彝药开展宣传。当前彝药认知度不高，就连楚雄本地药店，在售的彝药最多不过两三个品种，除四川省和贵州省，基本没有彝药销售。目前虽有众多的医药企业投入到彝药开发的领域中来，但是在彝药新药和院内制剂的开发过程中仍然存在知名大品牌少，生产规模小，彝药品牌的市场占有率较低，知名度较差，销量不大，影响力不足的问题。

（3）资源整合不够，未形成合力。彝医药在云、贵、川和广西都有不同程度的发展，并形成了各自的优势和特点，在文献挖掘整理、理论研究、药物研发创新、彝医学专业申报、彝医执业医师开考存在各自为政、各吹各打，有的甚至存在互相冲突，没有形成合力。

（4）彝药标准未进入国家标准。彝药饮片无编码导致住院患者使用特色彝药饮片不能在医保报销。供货商不能开具特色彝药饮片的发票，造成特色彝药饮片购销及使用障碍。彝医治疗技术无编码，导致彝医特色技术不能进行对应开写医嘱及治疗单，不能对应记账，计算机系统内不能进行彝医治疗技术开展情况统计，阻碍了彝医治疗技术的应用推广。

**3. 彝族医药面临的困难**

（1）彝族医药人员少，据统计，2020 年全国共有民族医药专业人员 13000人，其中属于国家编制的 7305 人，还有相当一部分分散在民间。云南、四川、贵州、广西等地的彝、苗、壮、瑶等医生，基本上是一支民间队伍。楚雄州仅楚雄中医院设有民族医药科，有病床近 20 张，有 1 人从事民族医药门诊，仅有 1 人是民族医主治医师（现已离休），真正正统的彝医已凤毛麟角。

（2）纯正彝医已后继乏人（纯正彝医系指能用彝医理论指导用药的彝族医生），彝医起源民间，师徒传承是彝医和其他民族医培养人才的传统方式，千百年来造就了像曲焕章等一批批优秀的彝族医生。但现行的医疗体系和考试制度，几乎使彝医师徒关系无立足之地。近十多年来，彝医张之道每次深入彝家山寨都要拜访当地民间彝医。老彝医的子女都表示不愿学彝医，"学了白学，没有文凭，没有资格证，学了无用。"这是民间彝医心理的真实写照。

（3）药品监督管理法的颁布实施，几乎把民间彝医保持了千百年的自制自用配方和药物"规范""淘汰"干净，使民间彝医无生存的条件。

（4）按西医方式管理民族医院，使彝医和民族医无真正传统意义上的临床、教学和教研基地。民族医药为了生存，大量购买西药与医疗设备，单靠彝医和民族医的正宗疗法收费无以为继。

## 三、彝族医药与健康旅游的融合发展

### （一）彝族医药与健康旅游融合发展的可行性

**1. 彝族医药独具特色的文化内涵为健康旅游注入了新的活力**

彝医药是彝族人民在长期与疾病作斗争的过程中产生并逐步积累发展起来的，是以彝族医药理论为指导的预防、诊断、治疗疾病的医药，是中国中医药、民族医药的重要组成部分。以"一元二气五行六路毒邪"为主线和核心，构成了彝医认识人体生理功能与病理机制的基础。彝药的应用有典型的区域性和习惯性用药特色，治疗手段丰富多彩，包括内治、外治、针灸、推拿、拔罐、穴位割治、刮痧等疗法。根据不同病情施用的药物剂型有汤剂、膏、丹、丸、散、搽剂、敷剂、酒剂、洗剂等十余种，在骨伤科和止痛方面有独到的用药经验，内服外治内容完善。通过彝族医药这些独具特色的诊疗方式和诊疗手段与健康旅游的深度融合，发挥中彝医药在疾病康复中的核心作用，积极探索中彝医康复及护理服务模式和健康旅游服务内容，必将为健康旅游的发展注入新的活力。

**2. 健康旅游的蓬勃发展为彝族医药的创新发展带来良好的机遇**

健康旅游是以中医药为代表的健康产业与旅游产业的融合，是创立于中国丰富的中医药药物资源以及深厚的中医药文化背景基础之上的，是一项满足人民群众日益增长的健康生活需要的新兴旅游项目，是现代化技术产业与传统文化的有机结合。随着人民群众生活水平的不断提高，现代化社会的不断发展与进步，"健康中国"这一概念的提出，"健康"这一理念也逐渐成为民众关注的焦点，人民的健康意识、养生意识在不断地加强。健康产业具有推动经济发展与民生进步的重要作用，是近年来国家重点发展领域，也是民众最为关心、最为期待的新兴产业。"十四五"规划更是明确指出，"把保障人民健康放在优先发展的战略位置""推动中医药传承创新，促进中药新药研发保护和产业发展"。从治国理政层面科学回应了健康治理"立治有体，施治有序，酌而应之"的时代呼唤。在"健康中国"的战略指引下，健康产业已进入快速发展期，也为彝族医药的创新发展提供了良好的机遇和无穷动力。

**（二）彝族医药与健康旅游融合发展的必要性**

**1. 促进资源优势与产业优势的转化**

以云南省楚雄彝族自治州为例，楚雄彝族自治州地处祖国西南滇川黔桂渝五省市彝族聚居区的核心地带，自古就是彝族文化包括医药文化的发源地、集散地和传承地。州境群山起伏，沟壑纵横，良好的生态环境孕育了品类丰富的彝药资源，悠久的文化传承积累了独特的用药传统和防病治病经验。据统计，全州有植物药189科、1292种，动物药54科、76种，矿物药13种；卷帙浩繁的彝族毕摩经中广泛记载彝医药知识，另有 28 部彝医药古籍流传至今，是彝族人民识药用药智慧的结晶。

但是由于彝族医药资源长期受重视程度不够，楚雄彝族自治州彝族医药产业相对其他产业的基础较为薄弱，彝族医药服务机构或企业规模偏小，而且传统的自然观光旅游发展也陷入瓶颈。通过彝族医药与健康旅游产业的融合发展，可以改善彝族医药和旅游相关企业结构与布局，引导彝族医药、旅游及健康服务相关产业的整合，进而实现三大资源的相关产业集群战略与优化组合，增强三大相关产业链上的各企业与单位间的关联性，集中将楚雄彝族自治州特色彝族医药、自然观光及健康服务资源优势转化为产业优势，提高彝族医药和传统自然观光旅游相关产业的生产效率和市场竞争力，推进市场经济建设。

**2. 推进产业转型升级，促进经济发展**

随着健康旅游观念兴起，医疗与旅游相结合的新业态已经形成，中医药与旅游业合作是发展经济的历史必然结果，独具中国特色，中医药健康旅游产业经济必将成为未来国民经济发展中的重要驱动力。

彝族医药是中国传统中医药的一个重要组成部分，有悠久的发展历史和独特的理论体系，在用药方法、剂型、品种方面与其他民族医药都有着鲜明的民族性和地域性，深受当地民族群众的欢迎，有坚实的群众基础。但是，彝州医药产业虽然经过多年的努力取得了可喜的成就，但与省内外其他医药产业相比，依然存在很多问题：彝药所占市场份额小，在国内和国际市场没有认知度等。通过彝族医药与健康旅游产业融合发展，将有利于发挥彝族地区独具特色的彝医药、自然观光和健康服务资源的优势，拓展彝医药传统文化的优势，推进彝医药产业与旅游业的转型升级，促进经济又好又快发展。

（三）彝族医药与健康旅游融合发展的深远意义

2016 年国务院印发了《中医药发展战略规划纲要（2016—2030 年）》（以下简称《纲要》）。《纲要》明确提出，随着中国新型工业化、信息化、城镇化、农业现代化深入发展，人口老龄化进程加快，健康服务业蓬勃发展，人民群众对中医药服务的需求越来越旺盛，迫切需要继承、发展、利用好中医药，充分发挥中医药在深化医药卫生体制改革中的作用，造福人类健康。《纲要》出台让中医药健康服务与健康旅游产业迎来发展重要契机。

彝族医药发展源远流长，彝医药资源丰富，这为健康旅游提供了丰富的载体与主题。从国家管理层面上看，我国一直倡导大力推动两者的融合发展，发挥中医药优势、培育中医药健康旅游服务产品，在中医疗养、康复、养生、文化传播、商务会展、中药材科考等领域将两者进行跨界融合。从地方经济发展层面看，以国家促进健康养生产业发展为契机，秉承"生态、形态、业态、文态"四态结合的理念，以维护和促进人民群众身心健康为目标，发挥彝族地区深厚的彝文化、彝医药底蕴及自然资源优势，大力发展医疗保健、健康养老、健康旅游、运动休闲、健康产品、健康保险及相关支撑产业，打造一批知名度高、带动力强的健康养生产业集群，把健康养生产业建设成为彝族地区的特色产业、新动能产业，把彝族地区建设成为具有彝医药特色的健康养生产业集聚区。既有助于彝医药服务业的延伸和旅游业的扩展，又有助于带动彝族地区的经济发展。

## 四、彝族医药在中医药健康旅游中的应用前景

彝医药是彝族文化的瑰宝，也是中医药的重要组成部分，在经过当代彝医药研究者的努力发掘、整理与总结之后，已初步构建起包括一元二气理论、五行六路学说、毒邪理论、二气六性辨证、彝药二气七味升降通涩及归路理论的彝医药理论体系，为保护、传承、发展彝医药奠定了坚实的基础。重视彝医药事业的传承发展，把彝医药事业发展列入彝族地区经济社会发展的总体规划，将彝医药发展与中医药健康旅游和大健康、健康生活目的地、健康养生产业有机结合起来，把它作为一种优秀民族文化来传承和保护，作为一个支柱产业来发展，作为一项全民健康事业来推广，让彝族医药借助中医药健康旅游的高速发展展现出广阔的应用前景和应用价值，是弘扬和发展彝族医药的必由之路。

### （一）悠久的彝族医药发展历史奠定了彝族医药的地位

彝族医药学是我国的非物质文化遗产，它秉承中华民族医学理论，结合彝族文化、地理、信仰、民俗等因素，经过长期的实践和传承，形成了一门古老、神奇、安全、有效的医学科学，被外国学者赞誉为"世界上最具盛名的

一个医种"，是中华民族文化的瑰宝。

1965 年，元谋人牙齿在彝族人民为主要聚集地的云南省楚雄州元谋县出土，成为中国首次发现的早更新世古人类，伴随元谋人牙齿的出土，充分证明，这里的先民——彝族人民有着最悠久的历史，是中国西南地区人口最多的主体少数民族——彝族，它有自己的传统文字、彝文经典、历史文化、彝医药理论体系。随着人类社会的（元谋人的进化过程）发展，彝族人民从原始社会开始，在漫长的历史岁月里，充分利用本地药物资源与疾病作斗争，形成了独具特色的彝族医药，彝族医药历史悠久古远、内容丰富。民间广泛使用植物药、动物药或其他物质来医治疾病，形成了独具彝族的诊断和治疗方法，并有多部流传至今的彝文医药典籍，奠定了彝族医药在少数民族医药乃至中国中医药中不可替代的医学地位。

## （二）独特的彝族医学理论具有极高的开发应用价值

彝族医药区别于其他民族医药有两个主要特征：一是独特的彝族医药理论体系；二是独特的彝药。在"十月太阳历法"的统领和指导下，约成书于唐朝中叶的《宇宙人文论》和成书于 17 世纪的《西南彝志》中都有彝族医药理论的记载，《西南彝志》的有关内容奠定了彝族医药理论的基础。彝族医药理论以"一元二气五行六路毒邪"为主线和核心。"一元"指元始祖气理论，彝医认为元始祖气是构成宇宙万物的本体。"二气"指清浊二气理论，"清"为阳，"浊"为阴，清浊二气消长变化、沿气路循环往复。"五行"是彝医认为构成自然界和人体的五种要素，由清浊二气所化生。"六路"指的是清浊二气在体内循行的六条气路。"毒邪"是彝医认识的一切致病因素。"一元二气五行六路毒邪"构成彝医认识人体生理功能与病理机制的基础。彝族医学崇尚自然、注重"一元二气五行六路毒邪"的医学思想、理论与现代人回归自然、追求健康的防病治病健康理念相一致，挖掘利用彝族医药的宝贵资源并且应用到中医药健康旅游产业发展中来，既能够提供多元化的、高质量的服务，提升中医药健康旅游服务特色和服务水平；同时，又能够不断拓展彝族医药的应用场景和实践领域，有助于形成系统、完善、全面的彝族医药发展体系，促进行业的健康发展与成熟，有利于彝族医药的开发利用价值得到不断提升。

### （三）丰富的彝族医药资源优势助力中医药健康旅游高速发展

彝族医药是彝族人民根据长期的生产、生活实践不断战胜自然、抵御疾病的经验积累和总结，其医学药物来源丰富且取自于自然资源；传统彝族医药从业者往往采用自身的切身感受和试验来收集和观察病例，辨识病症，形成了彝族医药简、便、验、廉的特点，得到了当地彝族群众的认可，具有长期、有效、丰富的临床基础，其延长寿命、提高健康、防病治病的思想符合现代人的健康思想和理念，与中医药健康旅游受众需求相吻合，更为中医药健康旅游的发展赋予了丰富的内容和独具特色的少数民族医药特色，充分展示了彝族医药诊疗、预防、保健等方面的特色与优势，有助于中医药健康旅游高速发展。

### （四）彝族医药在中医药健康旅游应用中的发展路径

#### 1. 坚持创新发展理念，推进产业融合发展

彝族医药配方独特、选料精细、制作精良、疗效显著，在国内和南亚、东南亚部分地区都有着很大的影响和良好的声誉。彝族医药产业虽然经过多年的努力取得了可喜的成就，但与国内外其他医药产业相比，依然地表现为：彝药所占市场份额小，在国内和国际市场缺乏认知度、医药企业基础薄弱，产业结构不合理，规模经济水平低、市场竞争能力弱、名牌产品少，低水平重复多，严重制约了彝族医药产业的发展。因此，坚持中彝医药原创思维，充分利用现代科学技术和方法，通过体制、机制、科技和知识创新，推动中彝医药理论实践与医疗保健养生模式创新发展，以市场为导向，以科技创新为支撑，以体制机制创新为动力，以培育引进大企业（集团）资金、技术为重点，以打造彝药品牌为主线，不断完善彝族医药和中医药健康旅游产业链发展，全面提高企业核心竞争力和产业综合实力，将彝族医药体系的精髓与现代健康养生理念结合，大力发展医疗服务、健康养老、健康旅游、运动休闲、健康产品等产业，打造一批知名度高、带动力强的彝族医药产业集群，必将有利于促进彝族医药的进步与发展。

#### 2. 提升彝族医药服务能力，拓展彝族医药应用领域

彝族医药有着独具特色的资源优势和得天独厚的彝族医药文化及区位优

越、旅游资源丰富、生态良好的优势，一方面要最大限度发挥彝医药在治未病中的主导作用、在重大疾病治疗中的协同作用、在疾病康复中的核心作用，推进医疗机构合理布局，加强医疗中心或区域医疗中心建设，合理利用现有医疗资源，推进医疗机构与康养、健康旅游机构合作，形成医养结合一体化服务管理机制。另一方面要建设设备精良、功能特色的专科医疗康复、健康养生、健康管理的基地，打造专业化、保姆式、高品质、星级化的健康服务体系，建立国内国外医疗救治、医疗康复的专家网络，集中发展以弘扬传统彝医药文化、彰显彝医药特色为主题，结合其他本地民族医药如苗医医疗力量，发展养生康复、药膳、健康旅游、中医药美容、护理养老为一体的彝医药养生康复旅游项目体系，全面构建结构合理、覆盖面广、全产业链的彝族医药和健康旅游产业，为彝族医药的发展注入新的活力。

### 3. 加强人才队伍建设，提升彝族医药与健康旅游融合发展动力

彝族医药与中医药健康旅游业的融合发展是一种新模式、新探索，这就需要专业性的复合人才，才能为产业的发展与提升增强原动力。但是，长期以来，彝医药人才不足，存在数量和质量两方面的问题。从数量上来说，有合法资质（中医资质）从事彝医药临床和科研的人员数量较少。从质量上说，有合法资质（中医资质）的这一部分临床及科研人员，最高学历都只是中医药院校毕业的本专科学历，毕业后从事彝医药工作，也不是彝族医药专业毕业，特别是硕士以上学位的很少，没有博士学位的临床科研人员。无论从数量还是质量上，都远不能满足彝族医药继承、发展、创新的需要；同时，由于中医药健康旅游在中国发展时间较短，并且相关从业人数过少，这也使得中医药健康旅游产业发展始终面临瓶颈。因此，尽快明确彝族医药与中医药健康旅游融合发展方向，不断加快人才队伍建设，努力构建专业人才和复合型人才培养体系是彝族医药与中医药健康旅游融合创新发展的重要保证。一方面，通过加强彝族医药学科建设，学历培养与短期培训相结合，培养复合型人才。努力拓宽彝医药专门人才的培养渠道，扩大彝医药人才的培养规模和中医药健康旅游相关的旅游、服务、康养的人才培训范围，采取联合办学、联合培养的模式，力争为彝医药、中医药健康旅游事业输送更多的更好的优秀人才。另一方面要探索强校企合作、鼓励社会资本参与办学，积极建设彝族医药健康旅游人才培养和实训基地，深化产教融合并建立人才引进机制，开展旅游服务、健康服务、实作等技能培训，培养一批专业水平高、动手能力强的服务人员。

# 参考文献

[1] 楚雄彝族自治州乡土志丛书编纂委员会. 楚雄州楚雄彝医药志编纂委员会.
　　楚雄彝医药志 [M]. 昆明：云南人民出版社，2021.
[2] 王敏. 试论建立中国彝族医药战略地位的重要性. 彝族文化，2004，（4）：4-7.

叁 细分市场篇

肆

# 开发运营篇

# HB.15 中草药资源在健康旅游
# 开发中的应用

刘国栋[①]　曹晓红[②]　高　娜[③]　梁　瑛[④]

摘　要：中草药资源健康旅游价值的开发与应用是近年来康养旅游领域关注的热点。本文从中国中草药资源价值开发的历史与现状着手，通过文献研究、案例对比、案例分析的方法，整理出中国中草药资源在观社、药圃药园、世界园艺博览会、自然保护区生态环境、农林中药生产基地、城市植物公园等领域的应用现状，并对其在未来养生养老、医疗旅游方面的开发与应用价值进行了梳理，提出了中草药在未来健康旅游中的发展方向，以期业界对中草药在中医药康养旅游开发方面有所突破和创新。

关键词：中草药；中草药资源；健康旅游；开发应用

## 一、中国中草药资源旅游价值开发的历史与现状

### （一）古代药用植物与观社

中华本草应用的历史起源于古代神话传说的神农氏。《淮南子·修务训》《通鉴外记》《三皇本纪》等古籍中有神农"尝百草之滋味""一日而遇七十毒""以赭鞭鞭草木，始尝百草，始有医药"的记载。

---

①　刘国栋，北京中医生态文化研究会，高级农艺师，研究方向：中医药文化、中药产业规划。
②　曹晓红，山西大同生态环境监测中心，副高级工程师，研究方向：环境监测、森林环境。
③　高娜，博士，中国科学院教育部水土保持与生态环境研究中心，研究方向：生态学。
④　梁瑛，内蒙古乌拉特中旗党校，副教授，研究方向：乡村振兴、健康旅游。

最早记载中草药与休闲旅游相关的文献见于《诗经》，里面记载的植物约有178种，其中药用植物数量有多种说法[1]。《诗经》中的《郑风·溱洧》，是一首描写郑国3月上巳节的青年男女在溱、洧河边观社（春社）的诗。其中"溱与洧，方涣涣兮。士与女，方秉蕳兮。女曰观乎？士曰既且，且往观乎。洧之外，洵訏且乐。维士与女，伊其相谑，赠之以芍药。"诗中的"芍药"在这里表达的是一种爱情植物，但其名字里还有一个"药"（藥）字，"藥"的本义是指可以医治疾病、消除病痛从而使人舒适快乐的草木植物。可见《诗经》之前"芍药"就是一种"花大如勺"、医治疾病、助人快乐的植物。

社是古代祭祀土地神的节日，"社"分春社和秋社。在夏、商、周时期，"社"为祭拜社神活动的"春社"，春社活动中还有一项重要的婚恋祈子、男女狂欢的活动，那就是"观社"。观社期间，氏族内部男女可以自由地和自己的心上人私会。《诗经》里所描绘植物，既是那个时代人们生产生活中所"采集"的农耕作物，也是借物（植物）抒情的爱情植物。

《诗经》是记述中国古代春秋与西周之前的一部诗歌合集，诗经中的诸篇流传成文时，中医药理论尚处在孕育和萌芽之中，因此，诗中没有刻意记载植物的药用价值。药用植物（尤其是花卉植物）在何时驯化和栽培，还难于考证，但是可以肯定，远在文字出现之前，就已经有了谷物等植物的驯化和种植，而花卉植物从野生逐渐变为人工培植，最早是出于食用和药用的需要，这些"食药"中的部分植物也就成了当时"观社"的爱情植物。

### （二）药用植物园——中国本草观赏的发端

中国古代的一些野生花药植物大多是由宫廷先行培育，再进入贵族庭院、进入四民（士农工商）庭院、公园等场所这样一个过程。中国药用植物（园）培植的历史经历了以下几个历史阶段[2]。

**1. 上古时期——灵药培植时期**

《穆天子传》是中国文字中最早的记载旅行活动的一部书籍，它以日月为序，分为六卷，记述了周穆王姬满向西向东游历天下之事。卷一曰："春山之泽，清水出泉，温和无风，飞鸟百兽之所饮食，先王所谓县圃。"春山（昆仑山）县圃，也称玄圃、悬圃，传说是神农培植灵药的药圃。

**2. 秦汉时期——皇家植物园初创期**

上林苑是汉武帝刘彻于建元三年（公元前138年）在秦代的一个旧苑址

上扩建而成的一处规模宏大的宫苑。上林苑规划范围地跨长安区、鄠邑区、咸阳、周至县、蓝田县五区县境，纵横 340 平方公里，是有史书记载的中国最早的植物园、动物园，更是秦汉时期建筑宫苑的典范。

**3. 魏晋南北朝时期——专业"药圃"形成期**

中国晋代开始出现"药圃"记载。北齐时期最早出现了"药园"一词，开始出现民间药园。

**4. 隋唐时期——出现国家教育药园兴盛期**

隋唐建立了太医署，加强了中药材种植、鉴定管理和药学教育，是中国古代药用植物园最为兴盛的时期，不但有药园、药圃称谓，还出现了药栏、药院、药畦、栽药圃、采药圃等名谓，并创建了国家药园。

**5. 两宋时期——药园分类形成期**

司马光在洛阳东南购地 20 亩建立独乐园药圃，独乐园药圃至少分为 3 类：草药、蔓药及木药，按现代分类学，就是草本、藤本和木本草药，这是迄今发现古代药用植物园草药分类的最早记载。

**6. 明清时期——学用结合药圃形成期**

（1）明代医药学家李时珍辞去太医院职务，返乡开辟小药圃钻研药学，还走访各地药圃，辨清了许多混淆药物，同时记述了 180 种药用植物的栽培方法，并全部收载在巨著《本草纲目》之中，为世人留下了一笔宝贵文化遗产。

（2）清代乾隆年间的医药学家赵学敏、赵楷兄弟"区地一畦为栽药圃"，将疑惑草药种植在自家园圃，亲身辨认草药，分别撰写了《本草纲目拾遗》《百草镜》中药名著。

（3）乾隆五十四年，怀庆府河内（河南沁阳）县令范照黎在其《怀药诗》巧妙地将怀山药、怀牛膝、怀地黄、怀菊花写在诗中，生动反映了当时怀庆乡村到处是四大怀药药圃的盛况。

**7. 民国时期——前店后园鲜药应用与"药用植物园"创建期**

民国时期，国内广西、四川、浙江等省市的知名药店多设有药园，前店后园，鲜药成为中医临床应用之鼎盛时期。民国三十六年（1947 年）浙江省立医学院建成"浙江省立医学院附属药用植物园"，为中国最早的"药用植物园"机构称谓。

肆　开发运营篇

### 8. 1950—现在——医药研融合发展期

这个时期为各省市自治区医科研究院、药用植物研究所、中药大学的药用植物园建设期。北京药用植物园、南京药用植物园、广西药用植物园区、中国医学科学院药用植物研究所云南分所等药用植物园相继诞生。

### （三）世界园艺博览会园艺中草药园建设开辟了中草药的世界之旅

世界园艺博览会是由国际园艺生产者协会（AIPH）批准举办的国际性园艺展会。截至2021年，"世园会"共举办了30余次，在中国已经举办过的园艺博览会有9届："1999年昆明世界园艺博览会"（A1类）、"2006中国沈阳世界园艺博览会"（A2＋B1类）、"2010年台北国际花卉博览会"、"2011西安世界园艺博览会"（A2＋B1类）、"2013中国锦州世界园林博览会"（IFLA和AIPH首次合作）、"2014青岛世界园艺博览会"（A2＋B1类）、"2016唐山世界园艺博览会"（A2＋B1类）和"2019北京世界园艺博览会"（A1类）、"2021年扬州世界园艺博览会（A2＋B1类）"。中草药作为世界园艺植物大家庭中的一员，在1999年昆明世界园艺博览会上首次亮相，即受到了广泛的关注，以后陆续在沈阳、西安、青岛、北京世界园艺博览会上展现，见表1。

表1　世界园艺博览会（中国）中药园展示表

| 内容/城市 | 昆明1999 | 沈阳2006 | 西安2011 | 青岛2014 | 北京2019 | 扬州2021 |
|---|---|---|---|---|---|---|
| 药草园名称 | 药草园 | 药草园 | 药草文化区 | 草药园 | 百草园 | 药草花园 |
| 所属区域 | 专题展园 | 专类展园 | 长安园 | 草纲区 | 生活展区 | 国内展区 |
| 占地规模 | 14亩 | 42亩 | 不详 | 6亩 | 50亩 | 不详 |
| 栽培品种数量 | 300种 | 300余种 | 不详 | 50余种 | 350种 | 不详 |
| 室内展厅 | 4个 | 无 | 无 | 无 | 本草印象馆 | 无 |
| 展示效果 | 较好 | 好 | —— | —— | 最佳创意 | 不详 |
| 中医文化 | 李时珍 | 不详 | 不详 | 本草纲目 | 阴阳五行 | 不详 |

中草药在世界园艺博览会有影响力的两个展园是1999年昆明世界园艺博览会药草园（以下称昆明世园会药草园）和2019北京世界园艺博览会百草园（以下称北京世园会百草园）。

**1. 昆明世园会药草园**

昆明世园会药草园占地面积 8700 平方米，园区在设计体现的是中国传统的江南园林风格，表现出立体山水画的模式，以名贵珍稀、常用中药种植为主，划分了珍稀名贵药区、云南特产药区、常用中药区、民族药区、药用花卉区等几个区域。在布局上以自然式为主，辅以规则式。力求体现"棵棵是药草，株株能治病，月月有花开，步步是景观"的建园宗旨。

昆明世博园曾凭借着当时全世界规模最大、最具原创性的园林园艺大观园，以及独有的历史文化和景观价值，成为带动昆明市的旅游发展的"名片"。

**2. 北京世园会百草园**

北京世园会百草园是 2019 中国北京世界园艺博览会最具特色的专业化展园之一，占地面积 32967 平方米。北京世园会百草园以阴阳五行文化为灵感来源，精心营造出与木、火、土、金、水对应的五大展区，包含多个古风今韵、极致匠心的自然和人文景观。

北京世园会百草园以"本草园艺化、中医生活化"为理念，以"传播中医文化，引领健康生活"为宗旨，用园艺手法展示中草药之美，展现中医药文化的博大精深；以"草"为脉，呈现中草药源于自然，和于人文，成于药材的演变过程；以"药"为本，展示全国各地丰富的道地药材及药用植物；以"方"点睛，体现中医方药的独特魅力。北京世园会百草园也成为历届世界园艺博览会中影响力最大的中医药文化展园。

**（四）野生中草药的集群生长开辟了中草药原生态之旅**

中国领土南北跨越的纬度近 50 度，东西跨越经度 60 多度，拥有 5 个气候带、寒温带、温带、暖温带、亚热带和热带，地势自西向东分为三个阶梯。历史上，在这多个纬度带和三个阶梯区分布着许多集群生长的野生中药材，由于受人类的过度挖掘和采集，野生中药材逐渐减少，这些区域的原始森林地区、次生林区已经被国家列为自然保护区、国家野生植物保护区。

**1. 大小兴安岭山地野生中草药**

大兴安岭是中国一个天然药材基因库，境内有各类药用植物 1144 种，总储藏量高达两百多万吨，其中国家药典收录的中药材有 110 种，具有种群

肆　开发运营篇

221

面积大、药用价值高、品性道地独特等特点。一些大面积分布的野生杜鹃（满山红、映山红）、金莲花、紫菀等天然中草药，已经成为人们旅游观赏的新景点。

**2. 内蒙古自治区东部草原野生中草药**

在内蒙古自治区东部的锡林郭勒草原至今还分布着野生芍药、兴安益母草等天然景观中药材。野生芍药主要分布在乌拉盖牧场、贺斯格乌拉牧场、哈拉盖图农牧场，特别是距离贺斯格乌拉牧场东北12公里处，因漫山遍野全是芍药花，因此得名"芍药谷"。每年的六月中下旬是芍药花盛开的季节，吸引着大批的摄影爱好者和附近的游客来观赏打卡拍摄。

**3. 云南省文山州麻栗县野生石斛**

石斛属是兰科最大的属之一，也是被子植物最大的属之一，全世界约1500种，主要分布于东南亚的热带、亚热带及大洋洲。石斛属中具有药用价值的有50余种，作为重要的常用中药材，中国对药用石斛的开发利用和研究历史悠久。《中国药典》（2020版）收录了石斛、霍山石斛、鼓槌石斛、流苏石斛、铁皮石斛等5个品种为药材品种。这几个药材野生石斛主要分布在云南、贵州、广西、广东和海南几个省份，其中，云南省是药用石斛资源分布比较全面的省份，总体归属高黎贡自然保护区。

云南省石斛植物自然分布呈L形，自然分布与人工种植区域集中在北纬25°以南地区，集中分布在德宏、保山、普洱、版纳、红河、文山等地区。石斛的野生资源分布在海拔1800米以下，气候温暖潮湿、降雨充沛地区阳光散射的阔叶林中，野生石斛多以寄生在长有苔藓高大乔木的树干上或石缝中，群落常有2～3个品种并生的状态。云南省文山州麻栗县的野生石斛抚育区已经成为重要的中草药科普考察基地。

**（五）农林中草药生产基地园区开辟了"三生"融合之旅**

中药材生产是中国特色农业的重要组成部分，也是中国一些边远山区农村经济发展的主导产业之一。《全国道地药材生产基地建设规划（2018—2025年）》提出：到2025年，健全道地药材资源保护与监测体系，构建完善的道地药材生产和流通体系，建设涵盖主要道地药材品种的标准化生产基地。国家林业和草原局《林草中药材产业发展指南》也提出："通过生态种植、野生抚

肆　开发运营篇

育和仿野生栽培等生态培育方式生产中药材。"中草药的三生融合"生产、生态、生活（文化旅游、食疗养生）"发展，为中草药的产业开辟了中医药文化旅游新空间。

**1. 北京市门头沟区灵之秀黄芩山茶**

北京市门头沟的黄芩产业起源于 2003 年，当时北京市门头沟区大力推进以"一区六带"为产业内涵的生态农业区建设，作为支持"企业打造地区新产业、开发就业新出路"的政策保障，把黄芩野山茶产业纳入了政策支持范围。最早在清水、斋堂、雁翅三个深山镇种植黄芩 1 万亩，开发黄芩茶、黄芩中药材产品，带动农村农民致富。北京市灵之秀文化发展有限公司自 2010 年举办"北方有嘉木"首届京西山茶节以来，到 2022 年成功举办"芩之旅"灵之秀京西山茶旅游文化节，已经连续举办了 12 届山茶旅游文化节，成为京西永定河流域中药文化旅游的名片。

**2. 恒山野生黄芪抚育基地**

道地的黄芪中药材属于典型的"人种天养"型药材，它对土壤、地形、气象等条件要求相当严苛。中国最优质的黄芪（正北芪）产地在恒山山脉，2014 年"恒山黄芪"成为国家地理标志保护产品。山西恒广北芪生物科技股份有限公司从 2004 年起在广灵县发展了 1 万余亩生产型黄芪基地，还发展了 3 万余亩仿野生黄芪生态栽培基地，被中国中药协会授予"黄芪道地药材保护及生产（野生辅育）基地"，将基地打造成了中医药文化旅游"黄芪的海"。

**3. 甘肃省苦水玫瑰**

苦水玫瑰是钝齿蔷薇和中国传统玫瑰的自然杂交种，中国四大玫瑰品系之一，原产于甘肃省祁连山脉的永登县，是世界上稀有的高原富硒玫瑰品种。1984 年，兰州市将苦水玫瑰定为兰州市市花。苦水玫瑰还获得了国家质检总局颁发的原产地证书，永登苦水玫瑰农作系统被列入中国重要农业文化遗产名录。目前，永登县的苦水玫瑰种植面积已经稳定在 10 万亩以上。在庄浪河河谷，每年举办的"中国玫瑰之乡·兰州玫瑰节"吸引着全国各地的游客前来旅游和观光。

**（六）中草药花卉角色的转变开辟了中草药的城市生活之旅**

牡丹、芍药、玫瑰、菊花、荷花类中药既是中国城市的市花，又是百姓常见的中药材品种。以这些花类中药建立的公园、观赏园正在点缀着城市的美好生活。如洛阳、菏泽两市的各类牡丹园；亳州市的芍药花海大世界；平阴县的玫瑰花海；中国四大名菊（怀菊、祁菊、黄山贡菊、杭州白菊）中的菊园。近年来，在国内兴起的荷花专类园也成了城市及近郊的新亮点，如武汉东湖磨山以荷花为主的大型水生花卉区、南京的莫愁湖、杭州新"曲院风荷"，都是以荷花欣赏为主的大型公园；还有以野趣荷花为主，旅游结合生产的荷花民俗旅游资源景区，如广东省三水区的荷花世界，湖南省岳阳市的团湖风景区。此外，河南省卢氏县、山西省安泽县的连翘；中国栀子之乡——河南省唐河县出产的唐栀子；中国桂花之乡——湖北省咸宁市的桂花公园；安徽省宣城市、山东省临沂河东区的贴梗海棠园；陕西省安康市白河县光皮木瓜园等，都以苗木园区和园林景观的形式点缀在城乡之间，成为城市市民休闲观光的好去处。

## 二、中国中草药康养旅游价值的开发与应用

根据生命的发生规律，掌握防病保健的知识和方法，主动进行能够保养身心，适应环境，增强体质，增进智慧，延年益寿的实践，这种自觉强身益寿的保健活动叫作养生[3]。

在中医学中，养生又称养性、摄生、道生、保生，人们把侧重老年益寿延年的重要方式和手段叫作"养老"。养生贯穿于生命的全过程，养老始于"老年"阶段。养生追求的目标是身心灵健康，益寿延年，最高境界是"治未病"。养老追求的结果是寿老、寿世。

中草药资源是中国中医治疗未病、欲病、已病的重要物质基础及中医养生养老的重要食材和方剂成分。

### （一）民族草药资源在中国少数民族康养旅游中的价值

民族医药本质上虽属医学范畴，但具有较多的人文因素。它既有自然文化，又有人文文化；既有物质文化，又有非物质文化；还有非物质文化寓于物质文化之中难以分割的双重文化。这种多元丰富文化特性，既能够满足人类对美或愉悦的需求，又能对人们产生某种吸引力，这正是旅游资源的最基本特征。[4]

**1. 四川省甘孜州德格南派藏医药的开发与应用**

甘孜州天然药物资源丰富，中藏药材种数占四川全省已知种类的40%以上，是四川省重要药材产区。德格八乌、虫草、德格玉隆马蹄大黄、贝母、知母、红景天、雪莲花等药材因蕴藏量大、药用价值高而闻名中外。

结合现代旅游的需求和南派藏医药优势，甘孜州将南派藏医药独特的医疗方式、养生保健手段以及特产藏药产品等作为载体，将藏族特色医疗技术及特色藏药制作作为南派藏医药的灵魂向外推广和宣传，开展藏医专家进行个性化健康咨询，体验藏药浴、藏药膳等传统藏医健康保健服务，让游客充分认识、了解、体验南派藏医药带来的享受。

目前，德格县的宗萨藏医药大健康产业中心在海南博鳌乐城国际医疗旅游先行区开办了藏医传统诊疗室，慕名前来接受藏医诊疗的患者络绎不绝。下一步宗萨藏医药大健康产业中心将与海南博鳌超级中医院在藏医药内治、外治、药浴、心灵养生、康养旅游等方面进行全面合作。

2020年成都高新区支持德格县精准扶贫的"对口帮扶"项目"四川省南派藏医药传承与创新产业化示范基地"在成都天府生命科技园建设。基地作为南派藏药医药研发中心、产品推广窗口及社会资源的对接平台，将负责南派藏医药大健康产品的研发和推广，进一步促进了中藏医药产业发展，带动藏民脱贫致富。

**2. 广东省连南瑶医瑶药文化园**

瑶医用药大多就地取材，"医药结合"是瑶医的特点。自古以来，瑶医都是自己诊病，自己采药、加工、配方、发药，"习医者必懂药，识药者必会医"。

2020年连南县在瑶医瑶药文化园中的连南瑶医馆开展了"非遗传承健康生活"主题系列活动。会议围绕传统医学在人民大众健康生活中发挥的重要作用，宣传传统医学在新冠肺炎疫情防控中发挥的积极作用。

连南县瑶医馆工作人员还组织与会人员和群众参观了瑶医馆，向现场观众介绍了一些日常可入药的药植及功效。开展了"神奇独特的瑶医药"体验活动，给现场群众准备了体验针灸、药浴、药膳泡脚、品尝养生茶、瑶药干品、养生药膳汤、瑶族保健养生酒等项目，还准备了具有瑶族特色的长桌宴美食，让群众大开眼界，大饱口福。

肆　开发运营篇

### （二）中草药资源是中国长寿之乡、候鸟式养老基地吸引游客的特色资源

**1. 长寿之乡赤水市天鹅堡高山康养基地**

天鹅堡高山康养小镇是赤水市政府 2013 年通过招商引资而精心打造的高山康养小镇。经过几年建设，已经建成一个以健康产业为核心，集健康、养生、养老、休闲、旅游等多元化功能为一体的特色康养小镇。康养小镇拥有"休闲、度假、避暑、养生"四大功能区，成为赤水高山康养旅游候鸟式养老的新坐标。金钗石斛、天麻、竹林等中药材，以及赤水河酒、晒醋、竹林产品、富硒农林产品、矿泉水等养生养老资源为天鹅堡提供了独特的康养旅游资源，使得天鹅堡高山康养小镇备受川渝黔游客的青睐。每到高温酷暑期，日达万人的旅居者和游客，前来这里享受夏日的清凉，休闲养生。

**2. 郴州市桂阳县神农蜂健康养老院**

郴州市神农蜂蜂业有限责任公司是一家集医疗保健、养生养老、蜂产品生产加工、生态旅游于一体的综合性企业。目前，公司成立了桂阳神农蜂生态农业有限公司，专门负责老年养老公寓项目的运营，把单纯的养老公寓，做成了集蜂疗文化、生态旅游、养生保健、养老疗养于一体的生态旅游综合体。神农蜂养老院先后荣获全国五星级休闲农业与乡村旅游园区、湖南省休闲农业示范园、湖南省五星级乡村旅游区。实现产业高度融合，第一产业为蜂蜜、蜂王浆、蜂花粉，第二产业为蜂酒、蜂蜡、蜂蛹及连锁加盟店，第三产业为蜂疗医院、养生中心、特色餐饮、休闲娱乐。利用蜂疗三联法在医疗、健康保健、亚健康慢病管理等领域获得了较大成功。

### （三）中草药资源是中国康养小镇旅游服务的吸引点

2016 年 1 月，国家旅游局颁布了首个康养旅游规范性文件《国家康养旅游示范基地标准》，在康养旅游的政策上予以了保障，逐步规范康养旅游的发展。该标准同时界定了康养旅游、康养旅游示范基地、康养小镇的概念。康养小镇是指以"健康"为小镇开发的出发点和归宿点，以健康产业为核心，将健康、养生、养老、休闲、旅游等多元化功能融为一体，形成的生态环境较好

的特色小镇。

**1. 云南省彝良县小草坝天麻小镇**

昭通市彝良县被誉为世界天麻原产地，其中小草坝天麻个大、肥厚、饱满、半透明，质地实、无空心，品质优良，药用价值为世界一流，是昭通天麻的代表，也是云南省天麻的代表，素有"云天麻"之称。

彝良县（天麻局）充分利用小草坝高原特色天麻农业，结合小草坝景区的自然风光，规划建设一处以天麻为主题，集医药、养生、养老、疗养为一体的天麻小镇。天麻小镇规划占地面积约 3.58 平方公里；建设内容包括天麻特色产业园组团、音乐小镇组团、森林温泉酒店组团、颐养社区组团、音乐峡谷剧场组团、区域内配套房地产开发项目、区域内产业经营服务以及区域内配套公共服务设施建设等内容。天麻小镇可满足 200～500 名游客每日休闲、观光的旅游需求，游客在这里可以体验亲手采挖天麻的乐趣，并现场加工天麻，品尝到天麻药膳、天麻火锅等餐饮。

**2. 岭南国医小镇**

岭南国医小镇位于广州市从化区太平镇格塘村，规划面积 1 万亩，是以继承与弘扬中医药历史传统文化为主题，以振兴祖国中医药建设事业为使命，融合中医药文化与旅游、生产与加工、产品与技术、商业与流通、教育与科研于一体的综合性项目。小镇由岭南中医药文化博览园、马骝山南药森林公园、岭南民俗名宿文化村 3 大主体组成。划分为 5 大板块、八大基地，其中，岭南中草药种质种苗繁育基地收集了南药种源超过 1300 种。建有国医园、百草园、四季本草花海、中医药文化博览中心（中药材标本 2500 多种）等中草药展示区。民俗名宿村的"颐栖园"集民宿、房车、露营和康养等功能于一体，以中医药文化为核心，体现岭南特色的建筑风格，并融入中医药文化元素和中草药植物园林景观，让游客在清新淡雅的环境中切身感受优秀的中医药传统文化，体验众多健康养生服务。

# 三、中国中草药医疗旅游价值的开发与应用

有关中国医疗旅游的历史记载可以追溯到 4200 年前的《山海经》，《山海经》记述的是大禹治水后，率领辅臣和六事等官员考察华夏山川、记录当地

物产风情，划分九州的经（历）集。其中《五藏山经》有关植物的记载多达525 处，如《山海经·五藏山经·南山经》记载："有草焉，其状如韭而青华，其名曰祝余，食之不饥。有木焉，其状如榖而黑理，其华四照，其名曰迷榖，佩之不迷。"[5]。

## （一）四川药王谷辛夷花

四川药王谷位于绵阳市北川羌族自治县，漫山遍野的辛夷花和福禄花次第开放，与樱花、连翘花等相互映衬，形成了独特的天地五彩花海奇观。

辛夷树只生长在海拔 2000 米左右的山谷。药王谷的自然环境得天独厚，成为辛夷树的理想家园。谷中分布着 1800 余棵辛夷树，树龄最大的有四五百年。

辛夷花是著名的药花，治疗鼻炎效果显著。每年春天，成片的辛夷花竞相开放，从浅粉到粉色到紫粉，大大小小，层层叠叠，染红了整片山头。从 3 月到 11 月鲜花不断，慕名前来赏花疗鼻的游客不计其数。

药王谷旅游度假区除了赏花外，还安排了资深老中医坐诊，通过"望闻问切"的中医诊疗方法，为游客提供健康调理服务。度假区还备有秘制古方药膳，将食材与中药材完美融合，为游客量身定制健康饮食；景区自产药材制作出的 50 种中药饮片、药饮等，也深受游客喜爱。

## （二）时珍故里蕲春艾灸疗法

蕲春是明代药圣李时珍的故乡，蕲艾是蕲春"四宝"（蕲竹、蕲艾、蕲蛇、蕲龟）之一。蕲春县大力发展蕲艾产业，打造全国康养旅游目的地城市。截至 2021 年年底，蕲春县蕲艾种植面积稳定在 20 万亩以上，参与蕲艾全产业链开发的经营企业已达 2000 家，先后开发出了蕲艾条、艾柱、日化、精油、灸贴等 28 大系列近千个健康养生产品，年产值超过 80 亿元。蕲春县以培育"蕲春艾灸师"劳务品牌为蕲艾全产业链突破点，以国家非遗传承"蕲春艾灸疗法"为核心，大力发展艾灸养生馆，涌现了"千年艾养生馆""李时珍康养中心""艾在水云间""时珍艾灸馆""蕲春艾灸馆"等知名艾灸馆品牌。这些品牌艾灸馆（养生馆）已经成为蕲春县作为国家中医药健康旅游示范区，开展艾灸医疗健康旅游的新名片。

# 四、中草药在健康旅游产业未来发展方向

## （一）挖掘六觉要素需求开发中草药旅游价值

"六觉"一词源于古希腊哲学家亚里士多德（前384—前322年）提出的传统五个器官的分类：视觉、嗅觉、味觉、触觉及听觉。后来德国哲学家伊曼努尔·康德提出了了解外面世界的5种感觉方法——五感法。五感法就是运用人的眼、手、口、鼻、耳，对所观察的对象来看一看、摸一摸、尝一尝、闻一闻、听一听。后来又增加了一个"知觉"，成为六觉。

"六觉"与中国古代《黄帝内经》提到的"九窍"一样，都是表达人如何来感知自然，适应自然的手段和方法。挖掘人的"六觉"需求，去开发中草药健康旅游价值同样具有新的价值和意义。

### 1. 视觉要素

主要是通过对中草药的园艺化栽培，依据不同中草药花卉（叶片）的颜色、色泽、花期，以及中药植物（乔灌、草本、木本、藤本）形状特点进行分类搭配，展示不同季节中草药的园艺景观和田园风格，使游客通过眼睛视觉，获得中草药的旅游价值。

### 2. 听觉要素

中国的中草药里不仅仅有草本和木本中药，还有动物药、矿物药，甚至一些本草典籍里泉水也是中药。听觉要素中，呦呦鹿鸣、虫鸣鸟啼、曲水流觞、雨落屋檐、风林松涛，以及人们创造的草药音乐歌曲，这些与大自然的融合的声音都可以疗愈身心。

### 3. 触觉要素

触觉主要是通过手、脚等身体的不同部位接触中草药，包括种植草药、采摘草药、炮制草药、涂抹草药、贴敷草药、敲打身体（桑枝棒）等触觉活动。通过这些触觉体验活动来开发中草药的旅游价值。

### 4. 嗅觉要素

嗅觉主要通过鼻子、肺部器官来感受。在中国通过气味鉴定"性味"，且

具观赏价值的中草药如下：

（1）含挥发油，有明显特殊香气的中草药，如辛夷、厚朴、白芷、川芎、当归、薄荷、广藿香、紫苏、干姜等。

（2）具蜜腺和含挥发油，香气宜人的花类中药，如月季花、玫瑰花、金银花、菊花等。

**5. 味觉要素**

主要通过口、舌、咽喉等器官，能够吃到嘴里，具有旅游观赏价值的中草药。

（1）具有鲜明纯正而恒久的苦、酸、甜、咸、辣等味道的中草药。如苦味中药：黄连、苦参、山豆根、穿心莲、胡黄连、苦杏仁；酸味中药：乌梅、木瓜、山楂；甜味中药：蜂蜜、甘草、党参、罗汉果；咸味中药：大青叶、玄参、白薇；辛辣味：干姜、郁金、高良姜、草果、草豆蔻等。

（2）药味间杂，同时具有两种以上味道，或嚼之稍久而变味的中药。如黄芪、沙苑子嚼之味甜而有豆腥气；西洋参、陈皮、板蓝根、桔梗先甜而后苦；枳壳先苦而后微酸；续断味苦、微甜而后涩；厚朴苦而辛辣；肉桂嚼之味甜辣；秦艽、双边栝楼根味苦涩等；五味子具有五种性味。

（3）通过餐饮药膳品鉴的中药，如"食药两用"名录中的中草药。

**6. 知觉（感觉、思觉、心觉）要素**

知觉是通过感觉器官，包括视觉、嗅觉、味觉以及立体感觉器官对外界客体和事件的产生的感觉信息的加工过程，或者说是客观事物直接作用于感官而在头脑中产生的对事物整体的认识。如在现实生活中，随着人们年龄和阅历的增长，接触的中草药越来越多，当人们形成对某一中草药"知觉"的时候，这类中草药各种的感觉信息就会出现，形成一个整体形象。这类中草药多为中国先祖日常文化生活中世代传承，隐藏在基因骨子里的中药，我们一想象就能知道它的整体信息，如对白酒、醋、茶叶、蜂蜜、生姜、杨梅、酸枣等食药同源的知觉。通过对这些中药的"知觉"，我们能将这种知觉文化价值轻松地融入中医药康养旅游活动中。

**（二）在中医师的指导下进行旅游中草药产品的开发**

在中草药应用的萌芽期和早期，一般都是采用单味药的。随着人们发现的中草药品种的日益增多，以及对疾病认知的逐渐深化，阴阳学说、五行学说等哲学思想应用到人与疾病的关系中，由单味药发展到了多种草药的配合应用。医师们通过大量的实践，掌握了"相生相克""君臣佐使"的配伍经验，应对较复杂的病症，同时又能获得安全而更高的疗效，中草药方剂诞生。因此，在考虑药物药性"七情"作用关系的情况下，要在中医师的咨询指导下，结合国家出台的食品药品安全法规，进行旅游中草药产品的开发。

### （三）针对不同民族区域开发不同的健康旅游产品

中国是一个统一的多民族国家，地域差异、生活习惯的不同，形成了不同民族独特的医药文化和医疗方法。少数民族医药源于自然与民间，是中国传统医药的重要组成部分，是各族人民长期与疾病作斗争的经验总结和智慧结晶。在开展中草药健康旅游产品时，应进一步挖掘不同少数民族的草药文化价值、医疗价值，民族医药专家与旅游文化专家共同协作，开发出不同区域少数民族的中草药旅游服务产品和服务项目。

### （四）按照中草药文化、中草药景观、中草药多功能价值开发旅游产品

中国目前传统的中草药旅游产品比较单一，中草药旅游产品仅限于地方特色中药材原料、地方老字号中成药、方药。在国家大力推动健康旅游目的地城市、中医药健康旅游示范区（示范基地）的过程中，要结合重点中草药的文化背景、中草药景观、中草药的多功能价值来开发中草药旅游服务产品。

（1）地方特色中药材：山茱萸、佛手瓜、三七、石斛、天麻、艾草。

（2）药食同源品种：中药蜂蜜、凉茶、山药、决明子、灵芝。

（3）芳香中药材：植物精油、肉桂、藿香等香料产品。

（4）中草药旅游品：中草药护肤品、化妆品、茶代、香包、香囊等。

（5）草本中草药饰品、食品。

### （五）针对道地药材产区开发道地药材中草药旅游

农业农村部、国家药品监督管理局、国家中医药管理局印发《全国道地药材生产基地建设规划（2018—2025 年)》，按照"以品种为纲、产地为目，

定品种、定产地和定标准相结合，优化道地药材生产布局"的原则，将全国道地药材基地划分为 7 大区域：东北道地药材产区、华北道地药材产区、华东道地药材产区、华中道地药材产区、华南道地药材产区、西南道地药材产区、西北道地药材产区。国家林业和草原局印发的《林草中药材产业发展指南》按照区域林草类型布局将全国划分为 9 个林草中药材生产区，包括大小兴安岭林区、长白山林区、三北防风固沙林草区、黄土高原水土保持林区、黄淮海地区林区、长江中下游地区林区、云贵川地区林草区、岭南地区林草区、青藏高原林草区。全国的主要省市结合农业、林草材产区也划定了本省的道地药材主要生产区。从事中医药健康旅游的机构，以及从事农林文旅生态产业规划的单位，应该充分研究掌握这些道地药材及林草中药产业规划和分区内容，协助地方政府和投资企业有针对性地开发"道地药材中草药旅游"各类服务产品。

## 五、结语

中草药是一种独特的健康旅游资源，具有多元属性。作为植物，它或散或群，共生于山坡、丘陵、沟壑、林地、平原地中，集聚则可以形成大小景观；作为花卉，它存于山野、驯化于圃园、植景于城市绿化地带，成为人们观赏、合影拍照、抚摸愉悦的喜爱；作为药植，它有名字、有故事、为花卉、为疗疾的苦口良药；作为食草，它可以是救荒本草，走向餐桌、走向茶台；作为动物，它可以建成鹿苑、蚕桑园、乌鸡凤园；作为矿物药，它可以是石膏矿、朱砂矿，可制成麦饭石工艺品及器具；作为医疗矿泉水，它可以是含氡、碳酸氢盐、硫酸钙成分的天然医疗矿泉水；作为手工艺品，它可以是艾条、沉香、毛猴、香囊、插花等生活艺术品。总之，中草药无时无刻不存在于我们的生活中，无时无刻不陪伴在我们的旅行中，作为中医药健康旅游的重要家庭成员，我们要把它开发好、利用好。

## 参考文献

[1]唐廷猷.《诗经》中的植物与药用植物［J］.中国现代中药，2020，22

（04）：636 - 640.

［2］袁经权，缪剑华．我国药用植物园的历史沿革［J］．中国植物园，2009
（12）：14 - 21.

［3］刘占文．中医养生学［M］．北京：中国中医药出版社，2012.

［4］汤朝晖，高永翔，杜娟，等．四川省民族医药文化的旅游资源开发初探
——以南派藏医药为例［J］．康定民族师范高等专科学校学报，2009，18
（05）：59 - 61.

［5］王红旗，孙小琴．全本绘图山海经·五藏山经［M］．武汉：武汉大学出版
社，2011.

肆

开发运营篇

# HB.16 中国历代名医故里旅游资源现状与开发报告

张　聪[①]　韩　丽[②]

**摘　要：** 名医故里是名医生平轨迹的一部分，是中医药健康旅游的重要组成内容。通过对于名医故里旅游资源、与名医故里相关的其他资源、中医药健康旅游的其他资源整理、分析、总结，针对目前名医故里旅游资源现状，针对性给出名医故里中医药健康旅游的建议，包括制定全国历代名医故里清单、将名医故居作为文物来管理和对待、强化名医故里中医药文化进校园、把名医故里"人文游"的品牌效应打响、重视民族医药名医故里开发等。

**关键词：** 名医故里；中医药；旅游

故里，是指旧时的门巷故居，泛指老家、故乡，也常用来指长时间居住的地方。中国历史上，名医名家众多，这些名医名家几千年来为维护人们健康做出了不可磨灭的贡献。名医故里是名医生平的见证，是名医行医、治学、授业等的地方，也常常记载了名医的治学态度、学术思想、生活习惯、道德品质等。近年来，国家相关部门出台了一系列与中医药旅游产业发展的相关文件，如《中医药发展战略规划纲要（2016—2030年）》《国务院关于促进旅游业改革发展的若干意见》《国务院办公厅关于进一步促进旅游投资和消费的若干意见》和《国家旅游局、国家中医药管理局关于促进中医药健康旅游发展的指导意见》等，旨在进一步挖掘和推动中医药旅游资源的开发和利用，促进中医药旅游产业的发展。名医故里，作为中医药旅游的重要资源，其发展情况与

---

① 张聪，医学博士，北京中医药大学中医学院养生康复教研室副教授，主要研究方向：中医养生康复的理论与实践。

② 韩丽，针灸学博士，北京中医药大学中医养生学研究所副教授，研究方向：针灸在养生康复中的应用研究。

中医药旅游向更好的方向发展息息相关。探讨名医故里旅游资源现状，发展中医药旅游，不仅是产业发展的需要，也是中医药特色文化传承和发展的需要。

# 一、名医故里旅游资源现状

## （一）历代名医故居现状

故居，可包括出生地、祖宅、定居地、长期学习或授业之地等。名医故居是中医药文化的载体之一，是优秀中医药文化遗产的重要组成部分，是不可移动文物。在中医药旅游中特别是人文游中，名医故居起到地标性作用。随着社会的发展和时代的变迁，大多数古代名医故居已经消失不见；也有名医故里当地政府重视文物保护，使得名医故居得以相对完好地保存下来；还有故居依托了周边环境的自然风光、人文历史、名人传说等，得到了更多关注，获得了更多资金投入和修缮、保护及利用，在中医药旅游产业发展中起到了重要作用。

### 1. 多数古代名医故居已消失或破败

中国历史上历朝历代名医辈出，但在经历了战争、自然灾害、朝代更迭、城镇变迁、人为破坏等历史进程后，多数古代名医的故居已经无法考证，尚有部分故居残破不全。如编著了中国现存最早的脉学专著《脉经》的晋代医学名家王叔和（201—280），据考证，其为山东省高平市人，高平市王寺村是王叔和的故里。王叔和故居是位于王寺村北的一处由黄土崖挖掘而成的土窑洞。这个土窑洞距今已有 1700 余年，除了窑尾尚保存外，其他部分早已坍塌。明末著名医学家李中梓（1588—1655），据考证为现今上海浦东惠南镇人。但目前在浦东已无法找寻李中梓故居，似乎在全国也鲜见李中梓纪念馆、塑像等。由于多数古代名医的故居已无法考证，使得名医故里旅游资源缺失了重要内容。

即便是近现代名医的故居，也常因为各种原因未得到妥善保护。例如，闻名京城的北京四大名医的故居，保存现况就很不理想。其中，被誉为京城四大名医之首的萧龙友先生（1870—1960）在北京的故居，位于兵马司胡同 59 号，已经有一部分被拆除，变成了大杂院，且并没有文物保护标志；孔伯华先生（1885—1955）的一处故居位于土儿胡同 61 号，现已被拆除，另一处故居为宏庙胡同 33 号，现已难觅踪迹；汪逢春先生（1884—1949）的故居目前已经无处考证；施今墨先生（1881—1969）的故居位于东绒线胡同 74 号，该故居是北京市名医故居中，唯一被列入保护单位的名医故居。

由于古代名医众多，无法考证或没有得到保护的名医故居占大多数。此外，多数中医业界的古代名医尚无法达到张仲景、李时珍这样历史人物的知名度，因此，对其故居的保护也往往无法得到有效关注。

**2. 名医故居保护被逐渐重视**

随着各级政府部门对文化遗产、文物保护的逐渐重视，具有活化文物之称的名人故居也被更多地方政府纳进了保护范畴，名医故居也在此列。

清代著名医家、温病学说主要的创始和奠基人叶天士（1667—1746），是现今的江苏苏州人。叶天士故居位于苏州城区阊门外下塘街 48～54 号，该故居已于 2009 年被相关部门列为苏州市重点文物保护单位。不过，除了在故居 48 号的正门上方挂了中英文对照的"叶天士故居"的牌子外，原本的故居大部分已经被多户居民居住，用作了普通民宅。这也是名人故居保护的一个通病，就是由于各种原因导致的故居的产权不够清晰，以至于在进行故居保护和维护过程中，给实际操作带来了诸多不便。

2020 年，苏州市出台了《姑苏区名人故居保护修缮利用示范项目三年行动计划》，首期选取 10 处名人故居完成保护和修缮，并围绕故居开展商业利用。在首期 10 处故居中，就包括人们为纪念清末民初吴门医派名医曹沧洲（1849—1931）而修建的曹沧洲祠。曹沧洲祠位于苏州市瓣莲巷 4 号，2002 年，曹沧洲祠被列为苏州市控制保护建筑。本次保护修缮后，还要进一步根据曹沧洲祠的中医药文化属性及历史地位，使其在吴门医派技艺的传承过程中充分发挥影响作用，将其打造成集学术思想展示、非遗技艺体验及门诊中医诊疗的中医主题文化馆。

南京市多年前就开展了对于民国时期名医公馆的保护，如时任南京中央医院妇产科主任、著名妇科专家李士伟（1895—1981）教授的故居，始建于 1935 年，位于鼓楼区武夷路 4 号，由中国近代建筑设计科学重要创始人之一杨廷宝（1901—1982）先生设计。2006 年 6 月，李士伟公馆被列为南京市文物保护单位，2010 年 9 月被列为南京市重要近现代建筑。曾担任民国国立中央大学口腔学院院长、中国美式牙科技术的首位教授黄子濂（1897—1979），其公馆位于北京西路 27 号。该公馆 2012 年 3 月被列为南京市文物保护单位，

肆　开发运营篇

2015 年 11 月被列为南京市重要近现代建筑。曾参与编纂中国第一部药典《中华药典》，并终生致力于服务、创建和发展中国医学卫生事业的严智钟（1889—1974）先生，其公馆于 2014 年 6 月被列为南京市鼓楼区不可移动文物。此外，还有钟南山先生的父母、协和名医钟世藩和廖月琴夫妇的故居，时任蒋介石"总统府国医"的卓海宗（1886—1948）先生的故居，著有中国第一部大型外科参考书《外科学》、曾任上海第一医学院副院长和中山医院院长兼大外科主任的沈克非（1898—1972）先生的故居，以及其他多个民国时期名医的故居，均被列为南京市级、区级的文物保护单位或不可移动文物。[1]这些名医公馆在南京市这座历史文化名城的旅游业发展过程中将成为重要的旅游资源。

上海市作为特大城市，其城市建设飞速发展，名医故居保护有失有得。中国著名中医学家、中医教育家秦伯未先生（1901—1970）是上海人，其故居是位于上海市闵行区陈行镇（浦锦街道）的"诒谷堂"，秦伯未先生曾在这里居住了近半个世纪。2009 年，该故居被上海市闵行区列为文物保护单位。

首届国医大师，第一批国家级非物质文化遗产项目中医诊法代表性传承人，广州中医药大学终身教授、博士生导师，中华中医药学会常务理事，享受国务院政府特殊津贴的邓铁涛先生（1916—2019）是广东省开平市人，其故居在开平市月山镇石蛟村。开平市及月山镇政府十分重视对于邓铁涛故居的保护、修缮和利用，并本着活化利用故居的宗旨，在当地修建了邓铁涛中医药文化基地，助力当地经济和中医药事业的发展。

2015 年获得诺贝尔生理学或医学奖得主、共和国勋章及国家最高科学技术奖获得者、中国著名的医学科学家屠呦呦女士，其旧居在宁波市海曙区开明街 26 号的姚宅，为宁波市历史建筑。经修缮，该旧居已经成为屠呦呦旧居陈列馆，并向公众试开放。

当然，也有名医故居，虽然已经被列为重点文物保护单位，但由于历史原因，目前故居被很多长期以来居住在这里的居民拆建、搭建，这无论对于文化宣传还是对于参观游览，都有一定的限制性。另外，现有对故居的保护政策与现代房地产开发有一定冲突，城市发展与文物保护如何并行，考验管理者的智慧。

## （二）名医故里多种特色旅游资源

除了名医故居之外，尚有许多与名医相关的其他旅游资源，这些旅游资源的充分利用，有利于中医药旅游产业的发展，也能带动相关地区的经济发展。

**1. 自然风光秀美的名医故里**

葛洪（283—363），东晋道教理论家、著名的炼丹家和医药学家，今江苏句容市人，著有《肘后备急方》《抱朴子》等，其中，葛洪的炼丹术对之后道教炼丹术的发展具有很大影响。在道教理论上，葛洪主张道士兼修医术，因此，他对道医也产生了深远影响。葛洪在全国的炼丹遗址很多，多集中在道教相关的名山大川，最著名的为广东博罗县罗浮山所存的数处炼丹遗迹。罗浮山自古便有"岭南第一山""百粤群山之祖"的美誉，是国家5A级旅游景区，风景秀丽，是中国的道教名山，也是古代道教炼丹修行的胜地。目前罗浮山炼丹遗址包括冲虚古观、葛洪炼丹灶、洗药池等。据说，当年苏东坡游罗浮山，路过葛洪炼丹灶，曾题"稚川丹灶"四字。葛洪隐居在罗浮山时，发现并记载了1000多种中草药，完成了《抱朴子》《肘后备》等多部道教及中医学著作。据记载，葛洪在罗浮山生活行医30年，因此，常有人将广东博罗县罗浮山作为葛洪故里之一。另外，杭州葛岭、福建霞浦县葛洪山、江西三清山也均因葛洪炼丹而声名远扬，均为自然风光极佳之地。反而，葛洪真正的故乡江苏省句容市没有罗浮山那样有名。在江苏省句容市，原有一座葛仙观，古时称葛仙庵、青云观，始建于宋皇佑二年（1050年），是为了纪念葛洪而在其故居所建。虽经过数次修缮，但在20世纪70年代被全部拆除，具体原因不详。后来，在2002年，经句容市委批准，在句容市葛仙湖公园内易地重建了全新的葛仙观，以纪念这位晋朝最为著名的医学家，葛仙湖公园和葛仙观也成为当地旅游景点之一。

隋唐时期著名的医药学家、养生学家、被誉为药王的孙思邈（581—682），其故里为陕西省铜川耀州区孙原村。在当地有一座药王山，因孙思邈行医隐居在此而得名。山上有一座药王祠，是历代人民为纪念药王孙思邈而进行祭祀活动的核心区域。每年农历"二月二"是古庙会，周围方圆百里，甚至省内外的人们纷纷来到这里赶庙会，祭拜药王，祈祷身体健康，祛病延年。庙会盛况空前，经久不衰。药王山又因内有北魏石刻，因而于1962年即被列入第一批全国重点文物保护单位。2014年药王故里景区被原国家旅游局授予"AAA"旅游景区。同年，孙原村古村落被国家住建部、国家文物局公布为国家首批传统古村落。

**2. 充满神话色彩的名医故里**

利用历史传说、神话故事为名医故里赋予神秘色彩，不仅能够为名医故里及中医药文化传播提供素材，也能为中医药旅游增添亮色。历史上有很多围绕名医产生的传说、故事，将这些内容丰富于名医故里旅游宣传，既能吸引游客，又可以带动相关产业发展。

被誉为中医养生鼻祖的彭祖，在帝尧时彭祖被封彭城，遂建大彭氏国，即今江苏省徐州铜山区。史料记载，彭祖为帝颛顼之玄孙，陆终之子，传说其寿数 800 岁。如《列子·力命篇》记载"彭祖之智不出尧舜之上而寿八百"，一说认为此 800 岁为大彭氏国存在的年限。《楚辞·天问》曰："彭铿斟雉，帝何飨受寿永多，夫何长？"这一说法认为彭祖把雉羹献给天帝，天帝品尝后感觉非常鲜美，遂赐给彭祖更长的寿命，故后世传彭祖寿数 800 岁。从人们渴望美好幸福生活的角度讲，大家更愿意相信彭祖活了 800 岁，是个接近仙人的存在。西汉刘向就在《列仙传》里把彭祖列入了仙界，并称为列仙。慢慢地，彭祖逐渐成为人们心目中神话般的人物，寓意高寿。

彭祖不仅是中医养生的鼻祖，也是中国烹饪界的鼻祖，是第一位典籍留名的厨师。彭祖所创的雉羹，是用野鸡加稷米（后来改为薏米）同炖而成的一道菜肴。相传乾隆帝在路过徐州时曾品尝过雉羹，因雉羹味美而赐名这道菜肴为"天下第一羹"。与彭祖有关的美食传说不仅包括雉羹，还有一道菜肴叫作"羊方藏鱼"。传说，彭祖之子夕丁爱好捕鱼，彭祖不许其捕鱼，恐其溺水。一日夕丁捕到了鱼，但为回避彭祖，让其母亲将他捕捉到的鱼藏入正在烹制的羊肉罐内。而彭祖在品尝到羊肉时顿感无比鲜美，在得知羊肉中有鱼后，如法烹饪，遂成"羊方藏鱼"菜肴，这也是"鲜"字的由来。有了神话传说的加持，徐州的彭祖园成为徐州十大旅游景点之一，雉羹和羊方藏鱼也成为徐州餐饮界的特色名菜。

**3. 历史人文氛围浓郁的名医故里**

清代著名医学家陈修园（1753—1823），福建长乐溪湄村人，著有《神农本草经读》《灵枢素问节要浅注》《伤寒论浅注》《金匮要略浅注》《长沙方歌括》《医学三字经》等多部著作。福建省长乐市江田镇溪湄村是陈修园卸任官职，告老还乡之地。陈修园故居在溪湄村，名为南雅堂，是在其先祖陈伯躬"溪湄堂"的旧址上重建的。陈修园当年就是在南雅堂进行授业及行医等活动。可惜的是南雅堂毁于一场大火，自此，再无人居住。陈修园之墓也在当地，与南雅堂遥遥相望。其墓在 1981 年被列为县重点文物保护单位，1985 年被福建省人民政府列为第二批省级文物保护单位。

在长乐，还有很多历史古迹及民俗习惯。距离溪湄村不远的江田镇三溪村，有江田古桥群，是位于吴航十二景之一"屏嶂铺霞"所在地屏山脚下。相关史料记载，古桥群可追溯到唐代至明代，在三溪村核心区域约有 5 座古桥。而长乐三溪村是省级历史文化名村，端午龙舟夜渡是三溪村当地独有的习俗。吸引了当地村民和大批外省游客。

在长乐境内，还有著名的董奉山。董奉（生卒年不详），东汉建安时期名医，与当时的华佗、张仲景并称为"建安三神医"。相传董奉治病不收取钱财，而是让病愈者在山中栽杏树，数年后遂成杏林，由此，中医也被称为"杏林"，这个说法即源于董奉的传说，载于《神仙传》。2008 年，董奉山被批准为福建董奉山国家森林公园。

### 4. 有学术传承特色的名医故里

杨继洲（约 1522—1620 年），浙江省三衢（今浙江省衢州市衢江区廿里镇六都杨村）人，明代著名针灸学家，被誉为针圣，代表著作为《针灸大成》。《针灸大成》在针灸界影响巨大，被翻译成多国文字。"杨继洲针灸"是浙江衢州地区的一个中医针灸流派，2009 年，"衢州杨继洲针灸"项目被列入第三批浙江省非物质文化遗产名录，成为衢州市首个传统医药类省级非物质文化遗产。2014 年，"杨继洲针灸"入选第四批国家级非物质文化遗产代表性项目名录，成为该名录传统医药类唯一的针灸项目，其传承可追溯到清光绪年间，在衢州当地有着清晰的传承谱系。第一代，雷鹤明（1883—1925），衢州龙游人，擅长杨继洲针灸，驰驱白马行医，人称"白马先生"；第二代，周明耀（1894—1967），衢州龙游人，以"金针拨障术"闻名；第三代，邱茂良（1913—2002），衢州龙游人，中国著名针灸学家；第四代，王樟连，1951 年生，衢州龙游人，国家级名中医；第五代，金瑛，衢州龙游人，2018 年获批第五批国家级非物质文化遗产代表性项目代表性传承人名单，是"杨继洲针灸"的省级和国家级代表性传承人；第六代，王爱君，师从金瑛。

名医故里是最应当将医家学术思想完整呈现的地方，重视对于名医学术思想的传承，挖掘各个名医传承谱系，对于发展中医药旅游，特别是中医药研学旅游，具有特殊意义。

## 二、与名医故里相关的其他资源

### (一) 老字号

以百年老字号北京同仁堂为例。乐显扬（1630—1688），慈城乐氏旅京始祖乐良才四世孙，曾官任太医院吏目。乐家老宅在京城有多处，规模最大者当数位于西打磨厂街的乐家老宅，现在是同仁堂中医院的所在地，目前只剩下乐家老宅的北楼和西楼了。康熙八年（1669）乐显扬在北京创办了北京同仁堂药室。乐显扬的三子乐凤鸣子承父业，于康熙四十五年（1706）在同仁堂药室的基础上开设了同仁堂药店。乐凤鸣编纂了《乐氏世代祖传丸散膏丹下料配方》一书，明确指出"炮制虽繁必不敢省人工，品味虽贵必不敢减物力"，这也作为百年同仁堂的古训延续至今。同仁堂被后人誉为"大清药王"，其十大王牌药包括安宫牛黄丸、牛黄清心丸、大活络丹、局方至宝丸、紫雪散、苏合香丸、再造丸、参茸卫生丸、女金丹、虎骨酒；另加安坤赞育丸、乌鸡白凤丸、十香返魂丹，合称"十三太保"。很多旅游团都会去前门大栅栏的同仁堂总店参观游览，顺便切脉购药，既宣传了中医药文化，也使百年同仁堂声名远播。

类似的老字号还有广州陈李济、汉口叶开泰、长沙九芝堂、广州潘高寿、杭州胡庆余堂、贵州同济堂、天津达仁堂、北京鹤年堂、哈尔滨世一堂、广州敬修堂、昆明老拨云堂、上海雷允上、武汉马应龙等。这些老字号创始人大多数是中医大夫出身，如上海雷允上药店创始人雷大升就是吴中名医，被誉为温病学派中成药开创者，为吴门医派的典范。苏州刘家浜 32 号为雷家旧宅，虽然老宅目前已经面目全非，但仍可以在苏州雷允上吴门医馆体验吴门医派文化。也有老字号创始人为商人出身的，如杭州胡庆余堂为清末著名红顶商人胡雪岩于清同治十三年（1874）创立。胡庆余堂和北京的同仁堂并称为中国著名的南北两家国药老店，故有"北有同仁堂，南有庆余堂"之说。胡庆余堂主要产品有胃复春片、庆余救心丸、障翳散等。胡庆余堂已被国务院列为全国重点文物保护单位。目前在微商中售卖较广的药食同源膏方也以胡庆余堂质量较好。

### （二）中药材市场

华佗（约145—208），沛国谯县（今安徽亳州）人，东汉末年著名的医学家。华佗创制了"麻沸散"，开创了外科手术的先河，被誉为是外科的鼻祖。其编制的五禽戏，至今仍在人们的日常养生保健中发挥着重要作用。华佗故里亳州有一座华祖庵，华祖庵始建于唐宋年间，由庙祠、华佗故居、古药园和华佗中医药文化博物馆组成。华佗纪念馆在华祖庵内，为第19家全国中医药文化宣传教育基地。华佗纪念馆常年开展多种体验项目，如五禽戏表演与传授、文化旅游年活动、养生项目体验等。

亳州还是一个历史人文氛围浓郁的城市，亳州现存各级文物保护单位231处，其中全国重点文物保护单位8处，省级重点文物保护单位44处，市级重点文物保护单位59处。拥有各类非物质文化遗产188项，其中国家级非物质文化遗产6项，省级非物质文化遗产38项。亳州还有被誉为"地下长城"的曹操运兵道、亳州博物馆、曹操纪念馆、亳州花戏楼、嵇康墓、古井酒文化博览园等，从旅游目的地、路线安排等方面看，亳州完全将华佗故里融入了城市旅游以及城市经济发展建设中。

华佗故里亳州还有一个全国闻名的所在就是亳州中药材交易中心，历史上安徽省亳州、江西省樟树、河南省禹州、河北省安国被誉为中国四大药都，其中安徽省亳州药材交易中心是国内规模最大的中药材交易市场。亳州中药材交易中心带动了当地种植、加工、经营及相关的第三产业，同时，围绕中药材交易中心，促进了亳州市交通、旅游、通信、信息业和市政建设的迅速发展。华佗故里与药材之乡呼应，成为名医故里发展的典范。

类似的中药材交易中心，还有河南省禹州中药材专业市场、成都市荷花池药材专业市场、河北省安国中药材专业市场、江西省樟树中药材市场、广州市清平中药材专业市场、山东省鄄城县舜王城药材市场、重庆市解放路药材专业市场、兰州市黄河中药材专业市场等。依托名医故里或故里周边，这些药材市场同样可以成为中医药旅游的宝贵资源。

### （三）中医药文化传播与国际产业联合体

2020中国国际服务贸易交易会上成立了"中医药名医故里文化传播与国际产业联合体"。该联合体是由北京市中医管理局牵头，张掖市人民政府、衡水市人民政府、南阳市中医药发展局、东莞市卫生健康局等单位共同发起，目的是全面促进中医药继承与创新以及中医药文化国际传播与发展。至 2021 年，该联合体已经发展为 20 余个国内城市包括海外城市加入联合体，并在 2021 中国国际服务贸易交易会期间发布了"名医故里中医药文化旅游路线"。2022 中国国际服务贸易交易会上，已有 8 个国家的近 30 个城市加入了联合体，并发布了中医药名医故里 – 世界传统医药 1 + N 文化旅游城市，这样，"名医故里中医药文化旅游路线"也从国内延伸到了海外，使名医故里中医药旅游进一步得到了拓展。

河南省南阳市是医圣张仲景故里，南阳市也是中医药名医故里文化传播与国际产业联合体成员，且是首个推出的名医故里城市。2022 年"中医药文化传播行动·走进名医故里"系列活动第三站在河南省南阳市启动。"名医故里"系列大型中医药主题文化活动，旨在更好地开展群众性中医药文化活动。本次活动与第十届仲景论坛、第五届中国艾产业发展大会同期举行，展示了围绕仲景相关的产业和产品。现场还进行了义诊等，让群众体验塌渍、针灸等中医特色疗法。

随着我们对中医药文化传播的日益重视和国际产业联合体的日益壮大，围绕名医故里中医药旅游的宣传和产业发展也必将进一步扩大。

## 三、中医药健康旅游其他资源情况

名医故里旅游资源不仅包括名医故居、故乡、故人等资源，还应当包括能够有助于行程中医药健康旅游及产业链发展的资源，这有助于中医药旅游的发展。

### （一）中医药健康旅游示范区及示范基地

2017 年，国家旅游局和国家中医药管理局公布了首批 15 家国家中医药健康旅游示范区创建单位[2]（表 1）。

**表 1　首批 15 家国家中医药健康旅游示范区创建单位**

| 名称 | 名称 |
| --- | --- |
| 北京东城国家中医药健康旅游示范区 | 河北安国国家中医药健康旅游示范区 |

续表

| 名称 | 名称 |
|---|---|
| 山西平顺国家中医药健康旅游示范区 | 吉林通化国家中医药健康旅游示范区 |
| 上海浦东国家中医药健康旅游示范区 | 江苏泰州国家中医药健康旅游示范区 |
| 安徽亳州国家中医药健康旅游示范区 | 江西上饶国家中医药健康旅游示范区 |
| 山东日照国家中医药健康旅游示范区 | 湖北蕲春国家中医药健康旅游示范区 |
| 广西南宁国家中医药健康旅游示范区 | 重庆南川国家中医药健康旅游示范区 |
| 四川都江堰国家中医药健康旅游示范区 | 贵州黔东南国家中医药健康旅游示范区 |
| 陕西铜川国家中医药健康旅游示范区 | |

2018 年，国家旅游局和国家中医药管理局又公布了第一批国家中医药健康旅游示范基地创建单位名单（表2）。[3]名单共有 73 家创建单位。包括博物馆、生态旅游景区、产业园、药用植物园、康养基地、老字号等，涉及旅游、科普、康养、特色诊疗、产品等多方面。

表2　第一批国家中医药健康旅游示范基地创建单位名单

| 地区 | 名称 | 地区 | 名称 |
|---|---|---|---|
| 北京 | 北京昌平中医药文化博览园、北京潭柘寺中医药健康旅游产业园、中国医学科学院药用植物园 | 天津 | 天津天士力大健康城、天津乐家老铺沽上药酒工坊 |
| 河北 | 河北金木国际产业园、河北以岭健康城、河北新绛七修酒店 | 山西 | 山西红杉药业有限公司、山西广誉远国药有限公司 |
| 内蒙古 | 内蒙古鄂托克前旗阿吉泰健康养生园、内蒙古呼伦贝尔蒙医药医院、内蒙古呼伦贝尔蒙古之源蒙医药原生态旅游景区 | 黑龙江 | 黑龙江中国北药园、黑龙江伊春桃山玉温泉森林康养基地 |
| 吉林 | 吉林长白山一山一蓝康养旅游基地、吉林盛世华鑫林下参旅游基地 | 辽宁 | 辽宁大连普兰店区博元聚中医药产业基地、辽宁天桥沟森林公园 |
| 上海 | 上海益大中医药健康服务创意园、上海中医药博物馆 | 江苏 | 江苏句容茅山康缘中华养生谷、江苏苏州李良济中医药体验中心 |
| 浙江 | 浙江佐力郡安里中医药养生体验园、浙江龙泉灵芝产业基地 | 安徽 | 安徽霍山大别山药库、安徽潜口太极养生小镇、安徽亳州华佗故里文化旅游基地、安徽丫山风景区 |

续表

| 地区 | 名称 | 地区 | 名称 |
|---|---|---|---|
| 福建 | 福建厦门青礁慈济宫景区、福建漳州片仔癀产业博览园 | 江西 | 江西新余悦新养老产业示范基地、江西德兴国际中医药健康旅游产业基地、江西黎川国医研中医药健康旅游示范基地、江西婺源文化与生态旅游区 |
| 山东 | 山东东阿阿胶世界、山东庆云养生基地、山东台儿庄古城、山东华茂集团 | 河南 | 河南焦作保和堂瑞祥现代农业科技园、河南开封大宋中医药文化养生园 |
| 湖北 | 湖北咸丰县中医院、湖北浩宇康宁康复休闲颐养产业基地 | 湖南 | 湖南龙山康养基地、湖南永州异蛇生态文化产业园、湖南九芝堂中医药养生及文化科普基地 |
| 广东 | 广州神农草堂中医药博物馆、广东罗浮山风景名胜区 | 广西 | 广西药用植物园、广西信和信桂林国际智慧产业园 |
| 海南 | 海南三亚市中医院、海南海口文山沉香文化产业园 | 重庆 | 重庆药物种植研究所、重庆金阳映像中医药健康旅游城 |
| 四川 | 四川千草康养文化产业园、四川成都龙泉健康科技旅游示范园、四川花城本草健康产业国际博览园 | 贵州 | 贵州大健康中国行普定孵化基地、贵州百鸟河中医药旅游度假养生谷 |
| 云南 | 云南白药大健康产业园、云南杏林大观园 | 西藏 | 西藏白玛曲秘藏医外治诊疗康复度假村、西藏拉萨净土健康产业观光园 |
| 陕西 | 陕西秦岭药王茶文化产业园、中国秦岭乾坤抗衰老中医药养生小镇 | 甘肃 | 甘肃灵台县皇甫谧文化园、甘肃庆阳岐黄中医药文化博物馆 |
| 青海 | 青海祁连鹿场、青海省藏医院 | 宁夏 | 宁夏朝天雀枸杞茶博园、宁夏银川闽宁镇覆盆子健康养生产业基地 |
| 新疆 | 新疆昭苏县中医院、新疆裕民宏展红花种植基地 | | |

这些示范区和示范基地，从多角度全方位展示了中医药健康旅游的实践路径，里边包括围绕名医故里而设计的中医药健康旅游内容主题，如安徽省亳州华佗故里文化旅游基地、甘肃省灵台县皇甫谧文化园、陕西省铜川国家中医药健康旅游示范区等。通过示范区和基地的展示，也进一步推动解决和完善如何设计合理的跨省的中医药旅游带、研学路线和内容、特色产业经济发展等问题。

## （二）中医药科普及文化宣传教育基地

2022年3月，中国科学技术协会公布了《2021—2025年第一批全国科普教育基地名单》[4]，名单上共有800个科普教育基地，其中，与中医药相关的基地有20个，涉及14个省、自治区、直辖市（表3）。

表3 2021—2025年第一批全国科普教育基地（中医药类）名单

| 地区 | 基地名称 | 地区 | 基地名称 |
| --- | --- | --- | --- |
| 北京 | 北京中医药大学中医药博物馆 | 河北 | 乐仁堂中医药健康科普馆 |
| 辽宁 | 辽宁省中医药博物馆（辽宁中医药大学博物馆） | 吉林 | 吉林省中医药博物馆 |
| 黑龙江 | 黑龙江中医药博物馆 | 上海 | 上海中医药博物馆 |
| 浙江 | 浙江中医药大学科普教育基地（健康管理研究所（公共卫生学院）、浙江中医药博物馆） | 浙江 | 中南百草园 |
| 山东 | 南亩春耕中医药文化科技园、临朐县中医药博物馆、山东省中医药文化博物馆 | 广东 | 广东中医药博物馆、广州神农草堂中医药博物馆 |
| 广西 | 广西中医药大学博物馆、广西壮族自治区药用植物园 | 重庆 | 重庆三峡医药高等专科学校三峡中医药文化馆 |
| 云南 | 云南中医药大学、云南省中医药民族医药博物馆、德宏职业学院民族健康教育与生物多样性展教实践基地 | 天津 | 天士力科普教育基地 |

国家中医药管理局于2005年启动了全国中医药文化宣传教育基地建设工作，发布了《国家中医药管理局办公室关于开展中医药文化宣传教育基地建设工作的通知》《"十二五"中医药文化宣传教育基地建设工作方案》，并制定了《全国中医药文化宣传教育基地建设标准》《中医医院中医药文化建设指南》。以此为工作指导和建设标准，先后批准了一批全国中医药文化宣传教育基地。截至2019年，全国共有中医药文化宣传教育基地81家，总面积近45万平方米，收藏展示中医药文化相关展品8万余件，年平均开放天数306天，年接待参观人次达1000余万，每年开展各类中医药文化宣传活动3000余场[4,5]。

《2020年中医药事业发展统计提要报告》[6]显示，2020年全国中医药健康文化知识普及水平保持高位，普及率达94.2%，较2019年增长了1.7%；阅读率达 92.6%，较 2019 年增长了 2.5%；信任率达 92.9%，较 2019 年增长了 1.9%；行动率达 62.2%，较 2019 年增长了 4.0%。2020 年中国公民中医药文化素养水平达到了 20.7%，较 2019 年增长了 5.1%。公民的这些中医药健康文化知识普及及中医药文化素养水平的提高，与长期以来多方位进行的科学普及和宣传是密不可分的。如作为全国中医药文化宣传教育基地的三亚市中医院，年均诊疗 1 万名左右的外国游客，该院作为中医药文化宣传教育基地，已经向海外展示和体验了中医诊疗技术，让海外游客也感受中医药理念和技术的博大精深。

## 四、名医故里中医药健康旅游开发建议

### （一）制定全国历代名医故里清单

深入开展文献研究和实地调研，制定名医故里清单，系统整理名医故里、故居、后人、传承人、传承谱系、名医墓、纪念馆等问题，制定历代名医故里清单，有效整合现有资源，统筹规划，减少重复建设和名医故里之争。

### （二）将名医故居作为文物来管理和对待

从传统文化遗产的高度去保护和宣传名医故居，保护名医故居即保护中国传统文化遗产，将名医故居列入城市经济发展和文化保护的整体框架下。民族的才是世界的，中医作为中国传统文化不可分割的一部分，在中国传承千年，在历史长河积淀中，传统医学发挥了维护中华民族健康的作用，并逐步走向世界。因此，要完善顶层设计，加大保护力度。要处理好城市发展和故居保护等矛盾，做到统一规划、整合资源、形成合力。虽然受制于现代房地产、城市规划等，但也应有长远规划，为后人留下文化历史。建议推动形成"什么是名医故居"的共识与标准，前瞻性地针对诺贝尔奖获得者、国医大师、全国名中医、岐黄学者、医学院士等的业界贡献做以判断，对其旧居、工作和学习之地等，做以早期规划。要确定故（旧）居管理归属部门，厘清责任权限，理顺历史遗留产权归属问题。加快推进名医故居资源活化利用，实施发展性保护。结合乡村振兴、城市更新改造、镇街开发等项目，给故居挂牌，并做好宣

传推介工作。保护名医故居，就是保护历史底蕴；讲好名医故事，就是传承名医精神。

## （三）强化名医故里中医药文化进校园

中医药文化自信来源于几千年来扎实有效的中医临床实践。文化自信心的树立要从娃娃抓起。中医药文化进校园是近年来提倡的，也是从养生保健和疾病预防角度，提出了将关口前移的一种举措。中医药文化自信在名医故里能够感触更深刻，体验更准确。中医科学素养的提高也不是一蹴而就，需要从小培养。名医故里对于名医、故居、名医著作学术思想，以及对于中医中药的兴趣爱好的培养，应当比其他城市更先行一步。编制合适的中医药文化进校园、幼儿园的读本，甚或开办中小学中医药文化课程，对于提高个人中医素养，防病保健，弘扬中医药文化，提升文化自信，都是十分必要且可行的。这也是为扩大名医故里宣传做人才准备。

## （四）把名医故里"人文游"的品牌效应打响

加大对于名医文化资源的发掘，丰富名医故里文化内涵。协同中医管理局、卫健委、医学院校、档案馆、中医院、博物馆等部门联动，围绕名医深入发掘其相关的个人轨迹、行医经历、生平事迹、学术思想、私淑情况、学术传承等，完善名医故里内涵。开展名人后代、相关知情者口述史整理和相关物品征集工作。整合体现名医学术思想的依托医院、医馆等资源；对于以名医相关的旅游景点、标志性建筑、纪念馆、博物馆等，以及围绕当地传统医学相关的文创产品、食养食疗、医疗或者康养线路、康养旅居地、生态涵养区等，完善顶层设计和规划，形成旅游带，重视中医药研学旅游，实现围绕名医故里的区域内"一带一路"，发展当地经济。

## （五）重视民族医药名医故里开发

民族医药是中医药的一部分，在民族地区多年来为了维护人们身体健康发挥了不可替代的作用。但由于民族地区大多地处偏远，其经济水平和文保意识等较发达城市差距较大。但名医故居是不可再生的文物，名医的学术思想特别是民族聚集地区有特色的学术思想、方法、理念等，需要得到及时继承和发扬。这就需要及时针对民族医药中的名医名家进行深入发掘，深入发掘地方志、民族医药文献、开展田野调查等。形成类似青海藏医药文化博物馆、西藏自治区藏医药博物馆、云南省中医药民族医药博物馆等立足收藏、保护、展示、研究民族文化为一体的综合型中医药博物馆，或民族医药研学、旅游路线，用民族特色之笔为中医药文化宣传教育基地造门开窗。

## 参考文献

［1］南京市地方志编纂委员会办公室. 民国南京名医公馆巡礼. 2021 – 10 – 20 http：//dfz. nanjing. gov. cn/gzdt/202110/t20211020_ 3163772. html.

［2］中华人民共和国文化和旅游部. 国家旅游局国家中医药管理局关于公布首批国家中医药健康旅游示范区创建单位的通知. https：//zwgk. mct. gov. cn/zfxxgkml/zykf/202012/t20201213_ 919275. html. 2017 – 09 – 19.

［3］中华人民共和国文化和旅游部，国家旅游局. 关于国家中医药健康旅游示范基地创建单位名单公示. https：//zwgk. mct. gov. cn/zfxxgkml/zykf/202012/t20201213_ 919259. html. 2018 – 03 – 13.

［4］中国科学技术协会. 中国科协关于命名 2021—2025 年第一批全国科普教育基地的决定. 2022 – 04 – 02. https：//www. cast. org. cn/art/2022/4/2/art _ 51 _ 182771. html.

［5］国家中医药管理局. 14 年，全国中医药文化宣传教育基地在各地生根发芽，绽放中医药文化之花！. 2019 – 08 – 15. http：//www. satcm. gov. cn/hudongjiaoliu/guanfangweixin/2019 – 08 – 19/10628. html.

［6］国家中医药管理局. 国家中医药管理局办公室关于印发《2020 年中医药事业发展统计提要报告》的通知. 2022 – 01 – 20. http：//www. satcm. gov. cn/guicaisi/gongzuodongtai/2022 – 01 – 20/24293. html.

肆　开发运营篇

# HB. 17 中国药用植物园康养休闲旅游开发现状与前景

李　标① 张占江② 马云桐③ 黄天述④ 安光琴⑤

**摘　要**：药用植物园是人类康养文明和文化发展的结晶。通过综述中国药用植物园悠久的康养休闲旅游发展史，总结归纳出中国药用植物园建设中康养旅游的理念特征及其服务的群体类型，阐述了国家药用植物园体系在康养休闲旅游中发挥的作用；系统地介绍了中国药用植物园康养休闲旅游资源概况及其所开发的康养休闲旅游产品，阐述了中国药用植物园康养休闲旅游开发的重要性；并对中国药用植物园康养休闲旅游前景进行了分析与展望。

**关键词**：药用植物园；康养休闲旅游；国家药用植物园体系；康养旅游资源；康养旅游产品

## 一、中国药用植物园概况

### （一）中国药用植物园发展史

### 1. 中国药用植物园发展沿革

药用植物园是人类医药文明发展的标志，是生物多样性保护和药用植物驯

---

① 李标，博士，中国医学科学院药用植物研究所，研究员，主要从事药用植物资源保护及应用。
② 张占江，博士，广西壮族自治区药用植物园，主任、副研究员，主要从事药用植物保育与应用研究。
③ 马云桐，博士，成都中医药大学药用植物园，主任、教授，主要从事中药资源与应用研究。
④ 黄天述，硕士，广西药用植物园，助理研究员，中药资源保护与利用研究方向。
⑤ 安光琴，硕士，成都中医药大学，研究生，主要研究方向中药资源的开发与利用。

化，开展科研学术交流、科普及文化传播的园地，也是可供旅游休憩的旅游景点。我国药用植物园具有悠久的历史，古代药用植物园兴起于秦汉时期，并在隋唐时期逐渐兴盛[1]。历代药园的性质和作用虽略有不同，但都推动了中国药用植物栽培技术以及中医药事业的发展，同时为各个时代的人们提供了追寻安然闲适、健康养生的生活方式。

（1）秦汉时期

皇家园林（上林苑）是为帝王游憩打猎的苑囿。上林苑占地约二十万亩，在汉初就引种植物3000千余种，规模与繁盛较之当今药用植物园也毫不逊色[2]。据史书记载，上林苑栽植天下州府进贡的花果蔬木，如菖蒲、山姜、甘蕉、荔枝、龙眼、柑橘、枇杷等，其中不乏众多药食两用植物，是迄今了解到的中国最早的古代植物园，也是中医药养生文化与园林景观结合的早期体现，其本质已彰显出药用植物园的康养功能。

（2）魏晋南北朝时期

这一时期，药圃、药园等相继在宫廷及民间大量修建。南朝元嘉时期（424—453年），宋文帝于原东晋宫城之东（今南京太平门九华山）修建了一座专门栽种药草的皇家园林，其北临玄武湖，并兴建楼台亭阁，是观光园林与药用植物园相结合的雏形。从北齐时期（550—557年）的诗词"千金买药园，中有芙蓉树"，也可窥得药用植物在民间百姓生活中的不凡地位。

（3）隋唐时期

隋文帝时（581—604）设立太医署，重视中药的引种栽培、鉴定研究和管理教学等，是现代教学型药用植物园的雏形[3]。药用植物园在这段时间还出现了药栏、药院、栽药圃、采药圃等称谓，更在史籍记载中首次出现了"药园师""药生"等职位，表明隋代已然开始重视中药的迁地栽培以及创办国家药园。

唐袭隋制，唐高祖武德七年（624年），唐太医署于京师长安创建国家药园，即"京师药园"，规模大、种类多[4]。并在这个时期编撰了具有影响深远的世界第一部国家药典《新修本草》[5]。许多药园、药圃亦在民间陆续诞生，其繁盛之况从唐诗中可窥一斑。"药圃无凡草，松庭有素风""独有深山客，时来辨药名"等，无不显示了古代文人得乐山水之间，于药园中求一份休憩、闲适与安然的情趣，反映了在我国古代就已经有对药用植物园康养休闲的生活向往和体验。此外，开辟药圃茶园，品香茗尝药膳，在唐朝百姓中风靡一时，诗人骚客更是趋之若鹜。休憩于一方药园，三五好友吟诗作对，缘其闲适安然的生活状态，被文人

肆 开发运营篇

墨客视作首选风雅趣事。"朝餐唯药菜，夜伴只纱灯"，"野饭药苗肥"，体现了新兴药膳已在唐代饮食文化中占据一席之地，从唐代诗词中可窥一斑。

（4）两宋时期

北宋承袭唐制，医科学校多开辟药园种植草药，到药园辨识诸药成为当时医学生的必修之课。嘉祐年间（1056—1063年），苏颂所编《本草图经》对药物的道地产区、形态特征、鉴别及栽培要点等均有详细描述，具有较高的学术价值；司马光修建药圃，并将园区划分为草药、蔓药及木药区，即草本、藤本和木本药用植物区[6]，可见，这是迄今为止了解到的古代药园对药用植物进行分类研究的最早记录。

（5）明清时期

明代医药学家李时珍（1518—1593）开辟药圃钻研药学，遍迹各地药圃，创下巨著《本草纲目》，为世人留下一笔宝贵的文化遗产。清朝乾隆年间的赵学敏（1719—1805）、赵楷兄弟"区地一畦为栽药圃"，在其居所开辟药圃，深入药园潜心研究本草，撰写名著《本草纲目拾遗》及《百草镜》。光绪十一年（1885年），医学家陈虬于浙江开设利济医学堂[7]，并设生药局和鲜药局等，主张学生积极深入药园以增强药物辨别能力，这是我国近代中医药教育的开始，促进了我国近代中医药事业之蓬勃发展。

（6）民国时期

民国时期诞生了不少现代药用植物园。民国三十四年（1945年），广西南宁高级中医职业学校开设药物种植场和药科专业班等，为广西药用植物园的诞生创造了条件；民国三十六年（1947年），在重庆市南川金佛山开办的中华民国中央林业实验所常山种植试验场，面积约0.7公顷，栽植药用植物290余种，是中国现代创办最早的药用植物种植园之一。

（7）20世纪中叶以后

20世纪中叶，国内各大药用植物园相继建立，诞生了以北京药用植物园、广西药用植物园等为代表的现代药用植物园，开始以药用植物资源的收集保护、科普研究、引种驯化以及观光旅游等作为建园主旨[8]。1955年，中华人民共和国中央卫生研究院药用植物实验标本园于京郊百望山下创办，后改名为北京药用植物园；1959年，广西药物试验场于南宁茅桥成立，后扩大规模并改名为广西药用植物园；1984年，台湾药用植物园和昆仑药用植物园成立，其中昆仑药用植物园是台湾首座药用植物园观光区；1985年，贵阳药用植物园在贵阳市南郊建立，是国内较年轻的药用植物园。同时，许多医药院校也陆续建立了校内药用植物园，如中国药科大学药植园、成都中医药大学药植园等；近些年来，许多知名企业，如天士力集团、云南白药集团等也相继筹建众多不同功能的药用植物园。

近六十年来，中国现代药用植物园从无到有，从少到多，发展快速。我国现有专业药用植物园38所，以及特色药用植物种质保存园、药用植物专类园等与药用植物相关的大型植物园35座，形成了教育、科研和旅游等多功能并举的格局，呈现一派欣欣向荣、蓬勃发展的态势。在今天，环保问题的越来越受关注，人们对健康养生生活的需求日益增加，药用植物园以净化空气、城市绿化、养生保健、科普教育等多重优势，成为新时代维护环境以及康养旅游的新选择。中国主要药用植物园（药植园）康养旅游发展情况见表1。

表1　中国主要药用植物园康养旅游发展情况

| 名称 | 建园时间/年 | 园区面积/亩 | 物种数量（约） | 特色物种 | 康养旅游条件 |
|---|---|---|---|---|---|
| 北京药植园 | 1955 | 260 | 1500 | 东北红豆杉、延龄草、珙桐等 | 11个一级分类园，18个景点，多个旅游集散广场 |
| 广西药植园 | 1959 | 3030 | 7400 | 见血封喉、赤苍藤、无忧花等 | 4A级景区，"五库一馆""立体本草纲目" |
| 贵阳药植园 | 1984 | 1350 | 1500 | 珙桐、石斛、头花蓼、天麻等 | 药博馆，药植专类园，旅游观赏专类园等 |
| 海南兴隆南药园 | 1960 | 165 | 1598 | 土沉香、海南梧桐、紫荆木等 | 3A级景区，"二湖十园六山十二景"，南药科学馆等 |
| 重庆药植园 | 1947 | 100 | 2500 | 天麻、山茱萸、黄连等 | 3A级景区，中药功效展示区、腊叶标本馆等 |
| 云南版纳南药园 | 1959 | 300 | 1200 | 阳春砂仁、檀香、龙血树等 | 2A级景区，10余个专类园，12个功能区等 |
| 华中药植园 | 1979 | 1687 | 1400 | 头顶一颗珠、七叶一枝花等 | 10余个专类园，药草、养生等多个文化广场 |
| 新疆药植园 | 2013 | 159 | 约200 | 野生大芸、甘草野生麻黄等 | 干旱荒漠区景观特点的药用植物专类园 |
| 华东药植园 | 2014 | 7500 | 1300 | 杭白菊、浙贝母、温郁金等 | 中医药文化展览馆，萌宠乐园、射击场等 |

**2. 中国药用植物园的分布集中在人口聚集地，为康养旅游打下了坚实的基础**

根据文献报道统计结果[9]，从自然地理位置来看，中国药用植物园大多集中在东部（约27座），西部则较少（约16座）。西部地区地域辽阔，药用植物资源较为丰富，但目前只有以新疆乌鲁木齐药用植物园等为代表的少数几个药用植物园。从气候区域看，中国药用植物园的分布在东部季风区较多（42座），在西北干旱区较少（1座），青藏高原（0座）；低、中海拔地区药用植物园数量较多，而在较高海拔处则为数有限。从建设主体来看，中国的药用植物园大多分布在中央直属及地方农林单位（11座）、教学科研院校（18座）、医药企业等不同部门（7座）以及在各类植物园中的药用植物园专园（36座），几乎遍布了中国所有省、直辖市或自治区。

**（二）药用植物园建设中康养旅游的理念与特征**

**1. 药用植物园规划建设的指导思想**

"园林的外貌、科学的内涵、民族的特色"是中国现代药用植物园规划建设的指导思想[10]，其内涵主要体现在药用植物园的不同类型的布局中。一类是自然式布局。中国大部分药用植物园空间布局上沿袭了古典园林景观的风格，即以天然山水景观为框架，结合高大乔木围合药用植物种植区，以形成主要的展示空间，凸显自然环境与药用植物的空间关系以及中医药文化中"天人合一"的自然理念；同时倡导自然对于身心的康养保健功效，如健身活动区、芳香理疗、康复花园等形式。二类是规则式布局。受几何式建筑风格的影响，部分药用植物园的建设具有明显的空间轴线体系，多为十字形或放射形；园区或以直线形的道路将药草种植区域的空间形态分割为规整的几何形，充分体现理性美，并在轴线交汇点或起始点设置中医药文化雕塑、科普信息牌、休憩场地或孤植乔木作为空间节点，形成均衡而有韵律的空间系列。三类是混合式布局。自然式布局的优势在于可根据复杂多样的地形地貌合理配置适宜的药用植物，却不易进行管理维护；反观规则式布局则具有清晰的空间结构和易于经营的优势；采用混合式布局建设药用植物园恰好取长补短，在中国药用植物中的应用更为广泛，如北京药用植物园、广西药用植物园等[11,12]。

**2. 药用植物园分区中的康养旅游功能的体现**

药用植物园的分区与功能密切相关，全国药用植物园的建设充分体现出各具特色的康养旅游功能：

（1）以中医药文化为主题的养生功能区的划分

中医有阴阳，景观色彩有冷暖明暗；五行相生相克解释五脏病变的相互关系，又与五色、五味等相对应；利用阴阳、五行理论，营造舒适且具有康养保健功能的药园景观[13]。如北京中医药养生文化园建设银杏种植区，以针对肺病咳嗽、老人虚弱体质的哮喘等症状，银杏果实白色，于五行归金、于五脏属肺，即白以养肺，帮助缓解肺部病症。

（2）以生态群落特征的、人与自然和谐为主题的旅游风景观光功能区的划分

根据药用植物的自然生态习性以创建稳定的生态群落、合理配置药用植物并结合整体空间布局进行功能分区[14]。配置形式主要有两类：上中下层乔灌草配置；上层疏林与下层药用植物地被配置，如药畦、药田等。

（3）以旅游观光为主题的康养旅游乐园功能区的划分

在药用植物园的康养旅游建设中，融合中医药文化内涵的特色项目，将药用植物的科普展示与游客的体验活动相结合，增加药用植物园的参与性[15]，如药材辨识、功效科普、药膳药饮、植物书签药皂、健康疗养等。一些基于药田景观的药用植物园，通常与其生产特性结合，如开展药材的栽植、采收、晾晒、炮制等传统中医药类型园艺活动，使游客享受融于大自然的舒适，同时获得身心的释放，这也是园艺疗法中的一种。

不同的药用植物园在分区划分的时候，往往不是单一一种分区方法，如广西药用植物园的分区，就是多种方法的融合。部分不同类型药用植物园及分区情况见表2。

表2　部分不同类型药用植物园及分区

| 植物园 | 分区 |
| --- | --- |
| 北京药用植物园 | 民间药区、系统分类区、藤蔓植物区、阴生岩生及珍稀濒危植物区、展览温室等 |
| 北京地坛公园中药文化园 | 火（心）区、木（肝）区、水（肾）区、金（肺）区、土（脾）区等 |
| 广西药用植物园 | 道地药物区、药物疗效区、木本药物区、萌生药物区、藤本药物区、药用动物区等 |
| 华南植物园药用植物区 | 药用花卉区、水生药用植物区、南药植物区；解表药区、化痰止咳药区等 |

续表

| 植物园 | 分区 |
|---|---|
| 昆明世博园药草园 | 珍稀药草标本区、民族药草区、药用花卉区、常用药草区等 |
| 成都中医药大学药用植物园 | 蕨类植物区、裸子植物区、被子植物区；沙生植物区、水生植物区、道地药材区、天然药物区、民族民间药物区等 |

### (三) 中国药用植物园康养旅游服务的群体类型

药用植物园多以科研教习、资源保护和科普展示为目的，具有中医药的科学内涵，符合园林景观的美学要求，体现传统中医药的文化特色[16]。现今国内已建设本土药用植物园 80 多座，在康养旅游服务的主要群体类型有以下几种。

**1. 大型药用植物园的科研兼康养旅游服务**

药用植物园队伍里的领头羊，往往具有面积大、科研实力强、多功能综合性全面发展的特点，如北京药用植物园、广西药用植物园等集药用植物资源的引种保存、科研教习、科普展示、观光养生等综合性功能于一体，是典型的综合性药用植物园，并以打造世界精品药用植物园为发展目标。每年可接待不同类型的康养旅游群体，同时还能取得一定的经济效益。

**2. 科研教学型药用植物园的附属康养旅游服务**

以科学研究，教学展示为主要功能定位，药用植物园是中药资源学、药用植物学等药学类课程的重要教学实践基地，也是科学研究的场所[17,18]。同时也是科普展示以及康养旅游观光的重要基地，每年都接待着数以万计的大、中、小学生及社会游览者，如中国药科大学药用植物园、成都中医药大学[19]药用植物园等。

**3. 植物专类园的特色康养旅游服务**

通常选用具有相似特点的药用植物作为主要构景元素，包括种属、形态特征、生态习性、观赏及利用价值等，以打造具有特定中医药文化主题内容，并具有资源保护、旅游观光、开发生产等多功能的主题园，充分展现出药用植物园的古典园林艺术和地域文化特色，如北京药用植物园[20]。

**4. 专门康养旅游药用植物园**

中国药用植物园是古典园林艺术与传统中医药文化相结合的完美产物。在生态文明、中医药保健养生、观光休闲以及传统文化备受关注的社会背景下，药用植物园康养旅游应运而生，如华东药用植物园等[21]。

各类药用植物园并不是单一存在，而是具有不同程度的职能，只是功能定位上有所侧重，不论哪一种，都具有建设康养观光型药用植物园的基础旅游设施及条件，并且每年接待上万游客，在开发中医药文化休闲旅游，药用植物园观光科普，开发特色中医药文化康养产品、文化产品以及科普产品等方面发挥了特色优势。

### （四）国家药用植物园体系在康养旅游中发挥的作用

#### 1. 国家药用植物园体系概况

国家药用植物园体系是以系统地收集保存药用植物种质资源、保护物种多样性为目标；以北京药用植物园作为技术依托，并以各自的药用植物园为体系的主体园，联盟全国其他不同气候区中具有代表性的药用植物园的全国药用植物园联盟机构[9]。由主体园、共建园和联系园三部分组成，三者互通共享，共同发展，相互促进。

（1）主体园

由中国医学科学院药用植物研究所与 7 个分所（云南、海南、广西、新疆、重庆、湖北、贵州）的药用植物园构成主体园，专业从事药用植物的迁地保护和资源保存，分别保存保护温带、热带、亚热带、干旱荒漠区域的药用植物。

（2）共建园

由保存药用植物的种质上有特色和优势药用植物园组成，如中国药科大学药用植物园、成都中医药大学药用植物园、广州中医药大学药用植物园等 10 座药用植物园。共建园分为三类，第一类是以政府、农林院所、各中医药大学为主体的药用植物园；第二类是以企业为主体建设的药用植物园；第三类是为专门收集某类药用植物的园区，如枸杞园、银杏园、甘草园等药材为主的专类园，又如傣药园、蒙药园、藏药园等以某个民族药为核心的保存园。

（3）联系园

中国科学院的一些植物园及各省市植物园中的药用植物专类园，如中国科学院西双版纳植物园、北京植物园、中国科学院武汉植物园等 10 座植物园中都有药用植物专类园，为联系园。

国家药用植物园体系建设系统地推进了中国药用植物种质资源保护与利用，为生态文明建设，大健康产业以及三农经济发展贡献了本行业力量。

**2. 国家药用植物园体系已取得的成就奠定了康养旅游的科学内涵，势必推动其产业发展**

（1）药用植物迁地保护药用植物资源的概况

中国现已建成北京药用植物园、广西药用植物园等为代表的 38 座专业园。其中高校下属的药用植物园大约 20 座。在其他 35 座综合性植物园内，建设有药用植物园或者草药园。已引种保存药用植物 6800 种左右，约占资源种类的（63%），其中珍稀濒危药用植物 200 余种。例如，广西药用植物园中收集保存了南方和东南亚药用植物 6800 多种，北京药用植物园中收集保存了北方药用植物 1500 多种，兴隆南药园内收集保存南药 1200 多种，西双版纳南药园内收集保存了南药 2000 多种等。

（2）国家药用植物种质资源库中保存的种质资源

国家药用植物种质资源库（北京、海南、成都）是中国最大的药用植物种质保存、保护体系的专业机构，目前已保存药用植物种质 3 万余份，近 3600 物种；其中国家南药基因库，保存顽拗性药用植物种子 573 种，6577 份；保存有濒危、栽培资源及海外资源等多种类型，同时已保存有 DNA、化合物等药用资源[22]。

（3）药用植物种质资源信息共享平台建设

国家药用植物园体系创建了中国药用植物迁地保护以及种质资源保存的信息共享平台（www. cumplag. cn）。平台药用植物信息数据库包括迁地保护物种信息、科研信息、科普宣传功能模块，促进各园信息与物种资源的无障碍交流，提高种质资源的利用效率，推动各园间的科技合作。

（4）制定并颁布《药用植物园体系建设管理规范》团体标准，出版了《中国迁地栽培植物志》药用植物第一册。

从药用植物园的基础要素，功能定位以及发展方向出发，遵循中国植物园联盟建设标准，制定符合中国国情的药用植物园开发和管理标准；确立药用植物园植物迁地保护、综合园和专类园治理、园区环境及科普宣传等各个方面的管理规范，最终形成行业标准。《中国迁地栽培植物志》药用植物第一册已出版发行。以植物园内引种栽培的 55 科 140 药用种植，全面系统地整理了这些物种基础数据资料、并构建专科，专属，专类植物类群规范数据库以及翔实的图文资料库，为我国药用植物的引种驯化、迁地保护、开发利用以及药用价值研究等方面提供珍贵的药用植物引种观察资料。

药用植物在健康养生方面的作用日益突出，是康养旅游景观建设以及许多保健品、化妆品、日用香料的原料或配料的重要来源；药用植物资源的开发与可持续利用被赋予更加丰富的使命和内涵。

## 二、中国药用植物园康养休闲旅游资源与产品

### （一）中国药用植物园康养休闲旅游资源概况

中华民族有着悠久的历史，几千年来，中医药为我国人民健康和繁衍昌盛做出了重要贡献。从遥远的古代起，中华民族的祖先就劳动、生息、繁衍在我们祖国的土地上，共同为中华文明和建立统一的多民族国家贡献着自己的才智。全国38座药用植物园基本分布在全国各地，就地收集保存了大量的道地药材，为保护药用植物资源做出了极大的贡献，也构建了中国药用植物园康养休闲旅游的资源本底。药用植物园的属性，与生俱来地决定了自身具备开展康养休闲旅游的资源禀赋。药用植物园康养休闲旅游资源包括自然资源、人文资源、中医药民族医药文化资源等，在满足开展物种保存、科学研究和产品开发的同时，也在康养休闲旅游方面起着基础性和支撑性的积极作用。药用植物园康养休闲旅游为人们亲近自然、养颜健体、修身养性以及营养膳食提供了重要途径，令人在精神、身体与心智层面达成和谐自然良好状态的一项旅游活动。

中国药用植物园的分布区域大、范围广，各园的地理位置、所处地貌、建置时间、民族特点等存在一定的差异，使得各园区资源禀赋各不相同。特别是地处民族地区的药用植物园，受地理位置、生活环境、宗教、风土人情、生活习俗等因素的影响，在与自然灾害和疾病的长期斗争中积累了防病治病和卫生保健的丰富治疗和用药经验，逐步形成了各自特有的民族医药学，具有明显的区域和民族特色。部分民族地区的药用植物园相应地建成了一批民族药专类园，比如北京药用植物园的民族药园，广西药用植物园的壮药园、瑶药园，海南兴隆南药园的黎药园，云南西双版纳南药园的傣药园，贵阳药用植物园的苗药园，以及辽宁农科院经作所药用植物园的蒙药园、满药园等。民族特色康养休养旅游是独特的药用植物园旅游品牌，扩大了各民族的交流交融，促进少数民族文化传承。

中国药用植物园大力发展康养休闲旅游，近年来，不仅在旅游基础设施、园林景观、特色医药文化展示、体验场馆等康养旅游设施条件上大幅提高升级，而且在旅游线路、康养项目、康养产品开发上做文章，形成了独特品牌效应。

### 1. 药用植物园康养休闲旅游资源的类型

中国幅员辽阔，是跨越纬度较大的国家，地貌和气候复杂多样，孕育了丰富的旅游资源。药用植物园的属性，决定了自身具备开展康养休闲旅游的资源禀赋。中国药用植物园的分布从南部的海南兴隆南药园到北部的黑龙江中医药大学药用植物园，从东部的中国人民解放军海军军医大学药用植物园到西部的新疆药用植物园，处于不同的气候带和地理位置，分布全国各地，各个园的地理位置、所处地貌、隶属关系、功能定位、建置时间等存在一定的差异，它们之间的资源禀赋具备不同的特点。

（1）山水地貌资源

中国药用植物园分布全国各地，所处的大环境迥异。但药用植物园绝大部分都是建设在城市或郊区，地形地貌以及占地面积受到一定的局限，小部分药用植物园是依小山丘而建，大多平地而建，是典型的迁地保护基地。唯独重庆药用植物园是建立在重庆市金佛山国家级自然保护区北麓，自然条件优越。

（2）人文历史资源

重庆药用植物园是中国最早建立的药用植物园，早在1937年，国民政府行政院赈济委员会将创办安置抗日沦陷区难民的"垦殖区"选址在金佛山，办事处设在三泉，委任留美农学士刘雨若为办事处主任，并组织开荒种植常山、黄连、大黄、玄参等中药材。广西药用植物园作为全国中医药文化宣传教育基地、国家旅游标准化试点单位和国家4A级旅游景区，承担着传播中医药文化的重任，通过建设"立体的本草纲目园"将中医药文化和药用植物的景观展示相融合，在中医药文化传承和传播方面起到很好的示范作用。

（3）生物景观资源

从全国的生物多样性角度来看，中国南部及北回归线附近较为生物物种较为丰富，并孕育了中国大部分的药用植物。药用植物园专类园或者主题园既是收集和迁地保存植物种质资源的主要展示区，也是药用植物园开展科学研究、科普教育和中医药民族医药文化传播的重要场所，还可集中展示药用植物园的造园艺术和地域特色文化。从中国药用植物园物种资源收集数量来看，南部的药用植物园植物资源优势明显，收集的物种最多，最具代表性的是广西药用植物园，2011 年被英国吉尼斯总部以药用植物物种保存数量和面积认证为世界"最大的药用植物园"。

（4）休闲科普资源

据统计，广西药用植物园引种栽培了 6800 种药用植物，北京药用植物园露地引种栽培了 1500 种药用植物、温室保存展示有 2000 余种药用植物，重庆药用植物园引种了 2500 种药用植物，其他的药用植物园引种的药用植物也在几百上千种，丰富的药用植物资源，使得各园区环境清幽，也蕴含着深厚的植物知识和中医药文化知识，成为开展休闲求知旅游的最佳场所之一。

（5）康养产品资源

各园区开展药用植物的研究，取得了大量的成果，生产了系列的康养产品，如北京药用植物园开发的保肝益肝效果极佳的灵芝孢子粉，广西药用植物园生产有良好预防"三高"功能的绞股蓝茶，兴隆南药园研发的系列精油等，成为当地知名的特色产品，许多旅游者慕名而来。

**2. 药用植物园景区质量分级**

药用植物园作为科普展示和中医药文化传播的载体和窗口，也积极按照国家旅游景区等级评定标准开展相关软硬件设施建设，并积极参与评定工作，目前评定为国家 4A 级旅游景区有广西药用植物园，国家 3A 级旅游景区有重庆药用植物园、海南兴隆南药园及长江药用植物园，国家 2A 级旅游景区有云南西双版纳南药园，其他药用植物园也在规划和筹备国家 A 级景区的评定工作。此项工作的开展，为药用植物园提升康养休闲旅游产品的质量以及服务的水平等方面起到了积极的推动作用。

**3. 药用植物园康养开发力度**

康养休闲是药用植物园的优势，全国各地药用植物园，受自身功能使命的影响，康养休闲旅游开发的力度、创收水平与能力具有一定的差异。科研类的药用植物园，如北京药用植物园、广西药用植物园、兴隆南药园、贵阳药用植物园等，园区面积较大，成立了科普旅游管理机构，专门开展康养休闲旅游业务，每年吸引了大量的旅游者，收益也较高。教学型的药用植物园，它们隶属各高校，往往规模较小，以完成教学内容或专项课题研究为主要任务，因此在开发康养休闲旅游力度较低，参观者大多是在校学生或到校进行学术交流时的学者，康养旅游的收益往往局限于少量的科研成果转化的产品，收益具有不可确定性。

## （二）中国药用植物园康养休闲旅游产品

### 1. 康养休闲旅游产品概况

（1）康养休闲旅游产品开发情况

中国康养休闲旅游产品主要依托优越的自然资源环境，选择一些本身就具有康养价值的旅游目的地，让旅游者身心得到放松，比如乡村田野、森林、温泉胜地等；其次，将一些参与性和体验性较强的项目融合，比如设计一些运动健身项目、娱乐项目、民族传统趣味性体育项目等；再次，结合传统的中医保健和现代高科技医疗技术资源和先进的医学设备，为旅游者提供针灸、理疗、按摩等医疗康复项目；最后，加入养生文化方面的项目，比如养生美食、养生讲座、养生体验活动等。但是目前，中国在康养旅游中以度假疗养模式居多，依托于疗养院将短期旅游度假与医疗体检相结合。提供的康养旅游产品，还处在比较粗放的状态，服务质量存在很多问题，致使旅游者满意度偏低[23]。

（2）康养休闲旅游产品的需求

①人性需求。近年来随着大众经济条件的改善和生活水平的提高，人们的思维发生了转变，即从解决温饱问题到追求品质生活和精神享受。但生活压力加大、环境污染问题加剧以及人们不健康的生活方式，亚健康群体的增加。结合我国老龄化的问题，使得老年群体更加关注自身健康问题，更加倾向于养身型的旅游方式。

②康养需求。随着国家经济水平的改善，大众对自身身体状况更加重视，以及中医的推广，使得中医的医疗保健效果得到了社会认可。《黄帝内经》一书中就提到了气候会对人的身体产生影响，甚至会诱发一些疾病。如"空调病""办公室综合征"等慢性疾病，当人们感觉自己身体不适，却在西医检测中却没有明显的病变。传统中医有"治未病"的理念，防患于未然，强调对身体的调养[24]。

③品质需求。随着中国经济实力的不断提高，国民收入的不断增长，游客的出行方式也逐步发生了变化，这不仅仅是交通工具的区别，其本质是旅游内容的变化。游客不再是上车睡觉，下车方便，到景点赶着拍照，回家毫无感受的赶集式旅游。旅游也从传统的走马观花趋向于深度的体验游，游客更注重出

肆 开发运营篇

游过程中修身养性、放松自我的品质享受和对闲情逸致生活的追求[25]。

（3）康养休闲旅游产品的供给现状

①配套设施不健全。很多旅游产品在发展初期都会出现配套设施不健全的问题，康养旅游不仅仅是一个旅游概念，还需要很多配套的设施与之相结合。康养旅游产品的开发不仅需要旅游资源作为基本支撑，更需要有相关的康养设施相配套，如医院、疗养院、健身场所等配套资源。由于国内大多数植物园都是公益性科研事业单位，在康养旅游开发过程中，景区旅游只是园区产业的其中一部分，景区整体公共基础设施都十分薄弱，不能很好地将资源优势转化为经济优势。

②产品特色不突出。总体来说，虽然目前国内对植物园的中医药相关旅游产品的开发已经有了一定的规模，但这过程中仍存在着诸多问题，如康养休闲旅游产品开发模式僵化，项目设置不合理等问题。康养休闲旅游作为新兴的产业项目，在发展过程中往往忽视了将"旅游"与"康养"的融合，没有体现当地中医药文化特色，尤其是中医药主题与特色不突出的问题，导致很多康养休闲旅游项目雷同，产品缺乏吸引力，影响其可持续发展。

③专业化人才不足。目前，中国康养休闲旅游服务型人才十分紧缺。2019年，教育部办公厅等七部门发布《关于教育支持社会服务产业发展提高紧缺人才培养培训质量的意见》中提出鼓励引导有条件的职业院校积极增设康养休闲旅游服务相关专业点，引导应用型本科高校、本科层次职业教育试点院校加快培养大型康养综合体经营管理等急需人才。康养休闲产业既需要从业者具备基本的旅游服务技能，又需要其具备医疗卫生、康复护理以及养生方面的专业知识[26]。中国拥有旅游管理专业的学校数目不多，而且很多旅游管理专业的学生毕业后并未从事旅游行业的相关工作，且中医药大学也不多，培养的中医药人才不能满足市场发展的需求，既拥有中医药知识又拥有旅游经营和服务意识的复合型人才更是匮乏，中国面临着正规旅游人才培养严重缺乏的现象，旅游产业的整体接待水平和服务质量以及旅游产业的综合管理水平都有待提高，专业的旅游人才，特别是中、高层管理人才的培养更需要加强，中医药养生旅游产业的从业人员业务素质水平有待提高。

（4）康养休闲旅游产品的开发现状

从药用植物园体系来看，大部分药用植物园属于公益性事业单位，其主业还聚焦在药用植物的收集保存和科学研究，在科研成果转化方面受体制、机制的约束和限制，对康养休闲旅游产品的开发还缺少内生动力，针对康养休闲旅游的产品开发和成果转化还相对偏少，仅有部分自身开发或当地特色的保健产品及药食同源产品，以及药浴、药膳、艾灸等康养体验项目。药用植物园以植物为核心的布局和展示，园区普遍还缺乏对中医药传统文化的挖掘和呈现，不能满足广大游客对康养文化需求。作为科研事业单位和高校内设机构的药用植物园，在专业化的康养旅游从业人员方面还相对匮乏，康养休闲旅游整体上服务水平低，难以满足康养休闲旅游者多元化的需求，不能为健康旅游者提供真正意义上的健康旅游体验。另外，目前社会上的康养休闲旅游产品的标准化规范化程度还不高，产品结构单一，缺少个性化服务，这种供需不平衡的形势将严重阻碍康养休闲旅游的快速发展。

### 2. 药用植物园康养休闲旅游产品分类

中国药用植物园康养休闲旅游产品十分丰富，部分园区根据康养休闲旅游发展的需要，结合引种、栽培、科研、推广等工作，大力挖掘自身资源优势，按旅游业开展的食、宿、行、游、娱、购等方面的基本需求，开发了系列的旅游产品。

（1）食，民以食为天，食在中国的药用植物园里独具特色，在药用植物园里的食，首推药膳，药膳是中医学的一个重要组成部分，是中华民族历经数千年不断探索、积累而逐渐形成的独具特色的一门实用学科，是中华民族祖先遗留下来宝贵的物质与文化的遗产。国人强调药补不如食补，在药用植物园的品牌加持下，以纯正的药用植物为食材与佐料，以传统中医药理论为指导，以现代烹饪技术为保障，色、香、味、形为一体的药膳饮食。北京药用植物园、广西药用植物园、贵阳药用植物园、重庆药用植物园等单位，都研发了专门药膳系列的餐饮，深受旅游者的欢迎。其次是功能饮品（代用茶、功能酒），药用植物园以资源为优势，充分挖掘药用植物的功效，开发一系列的功能性饮品，如重庆药用植物园的黄精酒、西双版纳南药园的砂仁酒、广西药用植物园的甜茶和绞股蓝茶等，十分畅销。

（2）宿，留下旅游者住宿是深度开展康养休闲旅游、提高效益的有效举措。近年来各药用植物园也开始重视住宿设施的改善，通过利用自身条件或与相关企业合作的方式，解决或完善康养休闲旅游所需要的住宿条件。如广西药用植物园利用原有的旧办公楼，按照四星级酒店的标准，改造建成了有 180 余间客房的怡养花园大酒店；重庆药用植物园建设了可以接待 120 人住宿的科技培训中心等。

（3）行，就目前国内的情况来看，绝大部分药用植物园位于城市或城郊不远处，交通条件非常优越，可进入性强，在新时代新发展的机遇下，受各城市高速发展的带动，开展康养休闲旅游非常便利。

（4）游，药用植物园的核心参观内容为药用植物和传统中医药文化，受植物分布的影响，各药用植物园的主要参观的目标植物具有较强的地域性，围绕特色植物结合传统中医药文化开展建设，各个园区都设立有自己的旅游参观路线。如北京药用植物园引种东北红豆杉、延龄草、桃儿七、珙桐、水杉等特色植物，旅游路线有河图洛书、濒湖神韵、红叶映榭、桑间云山、本草留芳、灵湖叠药、林间步道、本草阁室景点；兴隆南药园以南药为重点，引种了沉香、胖大海、檀香等名贵香料植物，以推介芳香精油产品为重点设计的旅游路线有沉香广场、黎药园、檀香园等；贵阳药用植物园的药博馆等知名景点取得良好的经济效益。

（5）娱，药用植物园以药用植物为媒介，以弘扬传承中医药文化为目标，开展的活动非常多，影响也越来越大。如每年举办的赏花节、康养节，结合政府部门举办的如中医中药中国行的活动，使得很多药用植物园的旅游者络绎不绝。

（6）购，药用植物园充分发挥在药用植物研究领域聚焦的人才和专业的优势，开发了大量的康养产品，并设置专门的销售场所，它们种类多、层次广、跨度大、品质优，是旅游者到药用植物园康养休闲旅游购物重点。如重庆药用植物园开发了有灵芝养生片、黄精饮料、鹿血酒、鹿血片、酱香铁皮石斛酒、清香铁皮石斛酒、铁皮石斛含片、保鲜天麻、药香植物皂、外用膏剂、中药香囊等；北京药用植物园开发有灵芝孢子粉、灵芝提取物、西洋参、人参、枸杞子、各种花茶等保健药材和产品；兴隆南药园开发的芳香精油为主的产品有香材、香粉、香片、线香、精油、提取物等。

### 3. 药用植物园康养休闲经营服务状况

国务院发布的《"健康中国2030"规划纲要》，支持养老服务产业与健康、旅游、文化、健身休闲、金融、地产、互联网等产业融合发展，丰富养老服务产业新模式、新业态。各地的药用植物园基础设施相对完善，开展康养休闲旅游具有得天独厚的条件和优势，也是中国康养休闲旅游行业不可缺少的重要组成部分。目前康养服务包含了养老、健康、养生等多种服务内容，一般要求有相应的医疗卫生、养生健康等设施和服务与之配套，而康养旅游更是一种相对

肆 开发运营篇

高级的旅游形式，对基础设施要求相对较高。随着物质生活水平的提高，人们对"健康、长寿"的需求越来越强烈，融合时下发展迅猛的休闲旅游、养生旅游迎来重大的发展机遇，人们将目光投向药用植物园，期待在集文化展示、科普、养生体验和观赏游憩于一体的文化休闲空间，来满足人们对健康生活、保养生命的需求。近年来，随着药用植物科普展示、康养保健理念植入、传统医药文化交流方面的打造，具有先天资源优势综合性药用植物园区如北京药用植物园、广西药用植物园等通过基础设施的升级改造，如完善专业植物类专园建设，景区多功能服务更智能化，文化特色和主题更鲜明，让游客共享到生态文明的成果。

（1）综合性药用植物园的经营特色

综合性药用植物园康养休闲旅游包含的服务类型广泛且较为齐全。如，广西药用植物园按照《本草纲目》为蓝本的"本草纲目园"主题园，展示民族传统医药文化的"民族药物科普园"，展示世界各国国树国花和用药习俗的"世界知名药物科普园"，涵盖姜科、木兰科、兰科等20个药用植物专类园，以及正在建设的诗经植物园。园内配以藤廊、水体、小桥、步汀、叠水、亭廊、花架等园林形式加以贯穿，形成了以中医药文化为底蕴、以南药药用植物资源展示为内容的极具特色的康养生态园林景观。园区内有康养酒店、药膳餐厅，总建筑面积超10000平方米，酒店环境典雅、设备先进，是集餐饮住宿、旅游度假、健康养生等为一体的多功能四星级酒店。酒店功能完备，服务配套设施齐全，有精致典雅的中餐厅及咖啡厅可接待宾客约500人；客房共131间，酒店内设有大堂、服务总台、休闲吧、商务中心、旅游信息咨询台等；还有风光秀丽的花园游泳池、雅静的室内球馆。建有占地面积达80亩的高尔夫练习场球场，场内最远打击距离380码，拥有92个专业打位，功能完善，服务优质。

（2）科研型药用植物园的经营特色

科研型药用植物园康养休闲旅游所呈现的科技特色显著。如，贵阳植物园借助园内蕨园、苗药园、百草园、独藤成荫等药用植物专类园区均设置特色游览步道，游览步道设计与景观环境相协调，可使游客充分领略贵阳药用植物园内药用植物的独特景观，游览步道旁布局有廊架、凉亭、中医药文化雕像等，强化贵阳药用植物园的生态环境，打造了聚人气、开放式、参与性强的慢行系统。园区投入资金近亿元进行科研、科普及配套基础设施建设，建成了科研办公大楼、药用资源博物馆、网球场、健康养身会馆、拂云楼等设施，为康养休闲旅游营造了良好的环境。

（3）文化专类型药用植物园的经营特色

文化专类型药用植物园康养休闲旅游地域、人文特色优势明显。如，兴隆南药园作为典型的文化专类型药用植物，景区入口、游览线路、指示标志等旅游景区基础设施均按国家景点要求完成改造。兴隆南药园经过升级改造，完成了"二湖十园六山十二景"园区建设。二湖既是南药湖和黎药湖；十园既是包括主要收集东南亚国家、非洲等热带地区植物的"一带一路"园，收集具有民族传统医药特色的黎药园，珍稀特有南药园，原生态园，姜园，香草园，百果园，食疗本草园，降香园，以及具有热带岛屿特色的三沙园；六山即沉香山、檀香山、百合山、龙舌兰山、麒麟山及百草岭等；在结合科研与园林小景的设计理念方面，为增加科普性与趣味性，把肉豆蔻、马钱、青皮、坡垒、原生龙眼、见血封喉、马拉巴紫檀等十二种园区重点南药物种打造成园林文化独景，兴隆南药园自2010年开园以来，先后与高等院校、中小学校开展南药研学科普活动，每年接纳教学实习、社会实践等3000人次；近3年来接待康养休闲游客达80万人次。兴隆南药园是中国南药科普和康养旅游的重要目的地和基地。

（4）教学型药用植物园的经营特色

教学型药用植物园康养休闲旅游中的科普教学氛围浓厚，如中国药科大学药用植物园、成都中医药大学药用植物园、广州中医药大学药用植物园等秉承"医药结合，系统中药"的建园理念对药用植物园进行规范化的管理，在满足自身教学需要的同时，积极开展中医药文化民族医药文化的普及和传播。教学型药用植物园大多地处校园内，部分面积相对狭小，对社会开放仅限于参观、旅游、科普文化宣传推广等项目，相对以上药用植物园的康养休闲旅游设施和经营范围较为局限。

（三）中国药用植物园康养休闲旅游开发的重要性

按照国务院印发的《关于促进健康服务业发展的若干意见》以及国家旅游局和国家中医药管理局联合下发的《关于促进中医药健康旅游发展的指导意见》，康养休闲旅游作为旅游与健康养生融合发展的新业态，更需要依托突出的文化养生优势、丰富的旅游资源以及优越的市场区位，引导推动旅游和健康养生相关业态的融合发展，促进健康服务、养老、体育等产业和旅游业的整合。在 2016 年国家旅游局发布的《国家康养旅游示范基地》标准中，明确提出康养旅游要强化产业的联动与融合，以形成康养旅游产业与观光、度假、体育旅游等旅游产业的联动，并与当地的相关产业如医疗业、有机农业和养老产业等的融合发展。药用植物园作为兼具自然优势、生态优势、文化优势、区域优势、民族优势及康养优势等为一体的康养休闲旅游目的地，开展康养休闲旅游具有得天独厚的条件和优势，也是我国康养休闲旅游行业不可缺少的重要组成部分。

**1. 发展康养休闲旅游是药用植物园自身发展的需要**

从全国药用植物园的发展定位来看，药用植物园担负着收集保存和开发药用植物这一重要健康资源的神圣责任，也肩负着科学普及和文化传播的光荣使命，同时其自身的发展也需要产业创收来维系其基本的运营。因此，发展康养休闲旅游是药用植物园立足自身优势为社会提供健康服务产品，同时也是自身发展的迫切需要。各药用植物园依托自身特点与优势，依托全国中医药文化宣传教育基地、国家中医药健康旅游示范基地、全国科普教育基地、全国中小学生研学实践教育基地、全国休闲农业与乡村旅游示范点、中华中医药学会科普基地等国家级以及地方各类基地的建设与打造，积极开展中医药民族医药文化科普研学课程的开发与实践，培养出一批批的科普师资和讲解队伍，利用线上线下相结合的模式开展健康大讲堂、香囊锦囊制作、养生茶制作、药用植物识别、药材真伪鉴别等丰富多样的体验课程，积极推广和宣传中医药民族医药文化，以培训＋产品，活动＋产品，研学＋产品等多种方式带动康养旅游产品的开发与销售。

**2. 发展康养休闲旅游是实现健康中国的需要**

根据世界卫生组织的定义，健康包括身体健康、心理健康、良好的社会适应能力以及道德健康。健康素养，就是指一个人能够获取和理解基本的健康信息和服务，并运用这些信息和服务做出正确的判断和决定，以维持并促进自己的健康的能力。《健康中国行动（2019—2030 年）》提出 15 项重大行动，其中包括健康知识普及行动。《"十四五"国民健康规划》提出："深入开展健康知识宣传普及，提升居民健康素养。"当前，部分居民维护健康的知识和技能还较缺乏，不健康生活行为方式相当普遍，健康素养水平还有较大提升空间。因此，大力普及健康知识，持续提升全民健康素养，依然是一项紧迫而重大的任务。

**3. 发展康养休闲旅游是满足人民群众美好生活的需要**

新时代中国社会主要矛盾也转化为人民日益增长的美好生活需要和不平衡不充分的发展之间的矛盾，满足人民群众不断提升的对健康生活的向往，也是药用植物园需要为之努力的方向。在新的时代背景下，药用植物园康养休闲旅游产品的开发还需要强化与相关产业的深度融合，在园区建设规划及景观设计方面，多考虑将中医药＋旅游、民族文化＋旅游、健康养生＋旅游、科普研学＋旅游、体育休闲＋旅游等模式，结合自身特点和区域特色开发康养休闲旅游产品，积极引导广大科技工作者将科学研究和产品发展相结合，将科研工作与科普工作相结合，培养一批兼具健康养生和研学旅游专业技能的复合型人才，为广大群众提供更加科学、养生、普惠、多元的健康休闲旅游产品。

# 三、中国药用植物园康养休闲旅游前景与展望

中国药用植物园的康养休闲旅游内容丰富、品位独特，具有广阔的发展空间和良好的发展前景。

自然山水的浸萦、园林文化的熏陶。药用植物园碧色满园，绿水青山，岗峦叠翠，亭榭檐廊，曲径通幽，步移景异，园中有园。有国槐、洋槐、银杏、杜仲等林荫成道；有金银木、山茱萸、文冠果、一叶萩等灌木辉映；有牡丹、芍药、射干、黄芪等成丛成片；有蒲公英、委陵菜、知母、玉竹等地被满园；有荷花、芡实、茭白、慈姑等水中玉立；还有温室中的各态药植吐艳芬芳，园区生态环境变化万千。不同宽窄异质的园路纵横交错、环绕相通，导路牌、警示牌、宣传栏、植物铭牌应有尽有，分园分区分块排布有序，赏览畅游其中，身心放松，精神愉悦，城市中的绿肺，市民的芳草地，休闲康养的绝佳之地。

药用植物的滋润、中医药文化的漫吸。采自各地野外的药用植物引种到药用植物园里辅以铭牌、分区栽植，是药用植物园里的重要组成。药用植物园是药用植物的伊甸园，对药用植物资源收集保存、科研科普、展示展销、产品开发等是其重要的使命和担当。同时，药用植物园也是中医药文化和传统医药文化的博览园，根据药用植物的不同属性对其进行分类排布，凸显出中医药文化的博大精深。药用植物园俯拾皆是文化，药用植物的来源、名称、科属、性味、功效及其分布排列都是中医药文化的体现，可以看到药用植物的四气五

味、性味归经，又可见到其道地性、名方中的君臣佐使、名由故事，还能了解到哪些是大宗药材植物、哪些是濒危珍稀、哪些是药食两用，仔细品来还能发现其每种药用植物与健康保健、防病治病的关系。徜徉药用植物园真能满足五官五感，还能得到精神文化上的补益，康养良多。

医药产品的展示、药膳营养的补充。在药用植物园不仅可赏析药用植物、品吸中医药文化，而且很多园区还能提供丰富的健康产品和药膳品鉴。有药用植物的种子种苗、盆花标本，有四时养生所需的保健药材、饮片饮品，还有药花、药茶、药酒、药膳及美容化妆产品，还有各园研发的民族药品、功能食品、芳香礼品。

动与静的结合、绿色与人文的驿站。踏步在药用植物园，可静观苗的出土、枝的伸展、花的开放、叶的变色、果的成熟，还可在太极广场打太极、五禽广场舒展四肢、五行广场转跳九宫八卦。也可携小孩、家人或朋友前往药用植物园参观标本馆、药博馆、科技展厅，识别中药材的真伪，浏览中药的制造过程，探究本草康体医病的来龙去脉；还能陪伴小孩亲手体验一把中药香囊、养生茶、玫瑰纯露的制作，热爱表演的朋友还可参与演绎上山采药、仙草救命、吴茱萸的传说。乃保健养生的乐园，文化旅游的最佳打卡地。

传统与现代辉映、身心灵的完美统一。走进药用植物园，既能领略中医药和传统医药的文化传承，还能感知科技新时代的发展。这里有树影婆娑、绿荫环绕，药味芬芳四溢、沁人心脾，还有新科技、新产品的投入与使用。拿出手机扫一扫铭牌上的二维码，便知此植物的前世今生，还能阅览其适用或禁用范围；手机上下载植物拍照鉴别软件，拍照即知植物名称及用途，还可了解其相关知识；甚至足不出户，一机在手、虚拟现实，就能在网上逛遍中国所有药用植物园，是"元宇宙"极好的题材与背景，身心与自然、旅游与文化、健康与养生的高度吻合，康养休闲旅游的胜地。

中国药用植物园作为康养休闲旅游的最佳目的地之一，具有得天独厚的资源优势和人文优势，是康养休闲旅游的重要内容和打卡地。但如何进一步丰富优质旅游产品供给、创新旅游产品体系、优化旅游产品结构、提高供给能力和水平，切实提高康养旅游服务质量等，是中国药用植物园普遍需要正视和面对的问题。随着中国经济社会的发展，人民生活水平的普遍提高，国民对于健康和身体素质乃至文化素养的提升需求不断增强；同时，中国也将或正在步入老龄化社会，老龄化问题、健康养生问题日益凸显，这些都为康养休闲旅游提供了巨大发展空间和广阔发展市场。尤其是几年来的新冠肺炎疫情，在很大程度上也改变了人们对自身健康的认知和重视；而且现代休闲旅游发展成以家庭游、亲子游、亲朋游为主要单元，人们对康养旅游的意识和注重"安全、健康、品质"出行的需求越发增强，这就给中国药用植物园的康养休闲旅游创造出巨大商机。未来，药用植物园康养休闲旅游市场将不断扩大，发展前景一片光明，同时也将面临新的机遇和新的挑战，各药用植物园还将要在突出核心与特色，打造独一无二的康养品牌上下足功夫。

# 参考文献

[1] 袁经权，缪剑华. 我国药用植物园的历史沿革 [J]. 中国植物园，2009
　　（12）：14－21.

[2] 陈兴福，肖忠. 重庆市药物种植研究所药用植物园的建设与发展 [J]. 中国植物园，2000（13）：69－70.

[3] 刘欣. 唐太医署世界上最早的医科学校 [J]. 中国医学人文，2016（10）：2.

[4] 张新悦，王莹.《新修本草》的现代研究进展 [J]. 中国现代中药，2019，21（3）：399－403，408.

[5] 张喆星. 景观建筑的地域文化认同——以华东药用植物园主入口建筑设计为例 [J]. 城市建筑，2019，16（36）：117－118，12.

[6] 徐杰，张志鹏，陈丹燕，等. 中药鲜药的现代应用与研究进展 [J]. 中国现代中药，2022，24（1）：160－168.

[7] 郑国志，郑国庆. 陈虬生平及利济医学堂的历史沿革 [J]. 医学与哲学，2011，32（5）：72－74.

[8] 刘庆. 广西药用植物园旅游商品开发存在的问题与对策 [J]. 企业科技与发展，2009（22）：37－38.

[9] 李标，魏建和，王文全，等. 推进国家药用植物园体系建设的思考 [J]. 中国现代中药，2013，15（09）：721－726.

[10] 王斯卉. 基于药用植物特色表达的植物专类园景观营造——以丽水市华东药用植物园百花谷为例 [J]. 中国房地产业，2019（15）：17－19.

[11] 邢咏. 国家（北京）药用植物研究所药用植物园改扩建景观设计 [J]. 城市建设理论研究，2013（13）：1－4.

［12］孙超，武孔云．开发贵州药用植物资源的初步研究［C］.//2007 年中华中医药学会中医药传承创新与发展研讨会论文集．2007：112 – 114．

［13］陈晨．基于中医药文化主题的药用植物专类园规划设计探讨［D］．重庆：西南大学，2015．

［14］刘晓静，李素英．上聚源农业观光园的药用植物园规划设计［J］．北京林业大学学报（社会科学版），2014，13（2）：93 – 98．

［15］赵书笛，李素英．新型药用植物园规划设计探析［J］．中国园林，2015，31（9）：90 – 94．

［16］郑国栋，杨秀娟，郑雪花，等．医药院校建设药用植物园的思考与分析［J］．广东化工，2018，45（7）：255 – 256．

［17］陈金曼，林小桦，黄海波，等．医药类院校现代化药用植物园的建设与实践应用——以广州中医药大学为例［J］．当代教育实践与教学研究，2022（2）：104 – 106．

［18］闫婕，彭成，裴瑾，等．国家中药种质资源库的建设思路与发展策略［J］．成都中医药大学学报，2021，44（1）：14 – 19，31．

［19］黄宏辉．广州中医药大学大学城校区药用植物园规划、建设、管理［D］．广州：华南农业大学，2011．

［20］李品明，秦琴，周卯勤，等．重庆市药用植物园景区规划研究［J］．西南师范大学学报（自然科学版），2011，36（3）：194 – 198．

［21］蔡伟，俞燕洁．药用植物园之专类园营建策略初探——以华东药用植物园百药谷区为例［J］．中外建筑，2020（4）：178 – 181．

［22］黄璐琦，邵爱娟，吴志刚，等．药用植物种质资源标准化整理、整合及共享［C］.//第二届海峡两岸（鼓浪屿）中医药发展与合作论坛暨 2007 海峡两岸中医药成果交流会论文集．2007：38 – 43．

［23］王瑗琳．国内康养旅游服务产品的开发策略探析［J］．中国商论，2017，（34）：39 – 40．

［24］赵豆．《黄帝内经》中的哲学践行模式探讨［D］．合肥：安徽大学，2019．

［25］孙谦，鲁彩英，苏昊，等．基于游客需求的甘肃省中医药康养旅游产品开发研究［J］．旅游纵览，2021，（07）：45．

［26］徐晓君．大健康背景下康养旅游发展策略研究［J］．旅游纵览，2020，（08）：52 – 54．

肆

开发运营篇

# HB.18 药膳在中医药健康旅游中的应用研究

张玉苹① 郭紫薇② 李 杰③ 孙 瑞④

**摘　要**：中国饮食文化源远流长，药膳作为一种药食结合的特殊膳食形式，其呈现形式各异，发挥着食养和食疗的功效，其中蕴含丰富的中医药思想。在中医药健康旅游中，应用药膳要从"天人合一"的整体观出发，遵循"辨体施膳""辨证施膳""三因制宜"的原则，立足中医阴平阳秘的健康观，极大程度地发挥中医食养的优势。本报告分析了药膳的行业现状、阐述了不同地域的优势与特色，最后提出药膳在中医药健康旅游中健康发展的5点建设性意见，以期促进中医药健康旅游的健康发展。

**关键词**：药膳饮食；中医药；健康旅游

国务院办公厅在2015年发布的《关于进一步促进旅游投资和消费的若干意见》中指出要积极发展中医药健康旅游，构建集中医药康复理疗、养生保健、文化体验于一体的中医药健康旅游示范产品。药膳作为中医饮食文化的重要组成部分，呈现出不同的形式，正逐步走入百姓的日常生活中，其蕴含着丰富的中医哲学思想，具有未病防病，延年益寿等功效。本报告以药膳为切入点，研究其在中医药健康旅游中的应用现状与前景，旨在进一步推动中医药健

① 张玉苹，医学博士，北京中医药大学副教授，副主任医师，主要研究方向：中医养生治未病的传统与现代研究、中医药生活方式的建立与推广。
② 郭紫薇，中医学硕士，图书编辑，中国医药科技出版社，主要研究方向：中医养生治未病的传统与现代研究、中医药生活方式的建立与推广。
③ 李杰，中医学硕士在读研究生，北京中医药大学中医学院，主要研究方向：中医养生治未病的传统与现代研究、中医药生活方式的建立与推广。
④ 孙瑞，中医学硕士在读研究生，北京中医药大学中医学院，主要研究方向：中医养生治未病的传统与现代研究、中医药生活方式的建立与推广。

康旅游的健康发展，提升中医药服务人类健康的能力。

## 一、药膳的不同呈现形式

药膳是将中国传统医学与烹饪知识结合在一起，不仅"寓医于食"，而且"药借食力，食助药威"。药膳将食材与药材完美结合在一起，可以达到防病治病、保健强身、延年益寿的功效，其呈现形式与制作工艺和场景息息相关。近代以前，典籍中的药膳常以自制的家庭菜肴或汤药形式出现，如花泉类、汤品类、熟水类、粥糜、果实面粉类、脯鲊类、家蔬类、野蔌类、酝造类、曲类、甜食类、法制药品，共十二大类（《遵生八笺》）[1]，还可分为谷类、茶类之属（《饮食辨录》）[2]，也有自制汤药，如当归生姜羊肉汤等经典名方（《金匮要略》）[3]。近现代药膳更贴近传统大众美食，按照呈现形式可分为菜肴类、糖点类、粥食类、饮料类、粉类、泥类、糊类等（《中医药膳学》）[4]。在现代多种新技术的应用之下，药膳的发展呈现出便捷新颖的样式，如冲服剂类、浓缩剂类、胶囊类、罐头类等（《中医药膳学》）[4]。药膳依形态的不同，可分为流体类、半流体类、固体类。流体类可呈现为"汁类，饮类，汤类，酒类，羹类"，半流体类可分为"膏类、粥类、糊类"，固体类可分为"饭食类、糖果类、粉散类"（《中医药膳学》）[4]。根据入膳药材加工处理方式的不同，药膳可呈现为"席上见药"和"席上不见药"两种形态。入膳药材可通过取汁、磨粉、焯水等方式，结合炖、焖、蒸、炒、酱、炸等烹饪方法，展现出不同的工艺形体[5]。

## 二、药膳的中医药思想

药膳是中国传统医学宝库中的一枚瑰宝，蕴含了丰富的传统中医药思想，主要体现在天人合一的整体观、阴平阳秘的健康观、药食同源的食养观、未病先防的预防观等方面。

### 1. 天人合一的整体观

人与自然界是有机的整体，饮食要顺应四时寒热温凉变化适时调整，正如

《素问·宝命全形论》所记载"人以天地之气生，四时之法成"[6]。人们的饮食要适应四时阴阳的变化规律，顺应春生、夏长、秋收、冬藏之势，遵循"春夏养阳，秋冬养阴"的原则，顺应一年四季与二十四节气的特点，选择不同的药食食材，制作四季药膳、节气药膳。

**2. 阴平阳秘的健康观**

《素问·生气通天论》有"阴平阳秘，精神乃治"的论述。《素问·阴阳应象大论》还有："阴阳者，天地之道也，万物之纲纪，变化之父母，生杀之本始，神明之府也"[6]。万事万物都要顺从自然界阴阳之变化之道，人体的健康是要保持阴平阳秘的状态。药膳中的药材具有寒、热、温、凉四性，以药材的偏性调整人体阴阳的偏颇，在药膳制作的过程中依人体质寒热状态选择不同的材料，寓医于食，达到延年益寿、平衡阴阳的目标。

**3. 药食同源的食养观**

"食养"一词最早出现在《黄帝内经》中，有"谷肉果菜，食养尽之"的论述[6]。"药食同源"源自上古神农尝百草，《神农本草经》载药物 365 种，其中上品药 120 种，多为滋补强壮、延年益寿之品。药膳中多选用可以久服的、药性平和之品。卫生部在 2002 年公布了既是食品又是药品的物品名单，包含 86 种食品（药品）。该物品名单不断补充完善，目前已经补充至百余种。

**4. 未病先防的预防观**

《素问·四气调神大论》言"是故圣人不治已病治未病，不治已乱治未乱，此之谓也"[6]。"治未病"思想是中医的特色和优势，药膳利用药物与食物本身的偏性来纠正人体的偏性，在生活和临床中均可发挥重要价值。如药膳在儿童养生保健中的应用，不仅能够调整脏腑阴阳偏颇，还可以满足小儿生长发育的需要[7,8]；药膳还可防治抑郁症的发生、减缓其复发率[9,10]；将中医药膳应用到糖尿病的防治中，可提高糖尿病人的治疗效果，提高其生存质量[11,12]。

总之，中国的药膳文化内容丰富、源远流长，它承载着中国传统中医药文化的思想，深入人们的日常饮食，护佑人们的健康。据统计，自汉初到明末有关药膳的著作已达 300 部，药膳文化是名副其实的中华民族宝贵的文化遗产[13]。膳食运用要遵循"辨证施膳""辨体施膳""三因制宜"的原则。

# 三、药膳的不同地域特色

中国幅员辽阔，由于地理位置与气候的不同，人们的饮食习惯与口味有较大的地区差异。早在《黄帝内经·素问·异法方宜论篇》中就有记载，"东方之域……鱼盐之地，海滨傍水，其民食鱼而嗜咸……西方者，金玉之域，沙石之处……其民华食而脂肥……"，详细介绍了中国东南西北中五方的差异[14]。在饮食习惯上，中国素有"南甜、北咸、东辣、西酸"之说，这点从中国的八大或十大菜系的差别之中可见一斑[15]。赵荣光先生在《赵荣光食文化论集》中提出"饮食文化圈"的概念，在全国、全民族的视野下把中国分为"东北地区""京津地区""黄河下游地区""长江下游地区""东南地区""黄河中游地区""长江中游地区""西南地区""西北地区""中北地区""青藏高原区"11个饮食文化圈[16]。不同地区的药膳特色与当地的气候、饮食习惯、制作工艺、药材特产等息息相关。

## （一）东北地区饮食文化圈

东北地区饮食文化圈（以黑龙江省、吉林省、辽宁省以及内蒙古自治区东三盟为中心的地区）膳食口味咸重，药膳特色是使用当地特产的珍贵山野动植物资源，如黑河流域的名野菜木耳、猴头、百合、贝母、玉竹、马齿苋、刺五加、野苋、五味子、山丹、香薷等，都是当地经常食用的药食资源[17]。中国东北地区饮食文化圈居民习惯食用以桔梗为原料的咸菜，桔梗具有清肺止咳、利咽排脓等功效[18]。吉林省特色长白山珍宴，采用人参、鹿茸、熊掌、雪蛤、松茸蘑等数十种长白山珍稀特产为原料制作而成。

## （二）京津地区饮食文化圈

京津地区饮食文化圈（以北京市、天津市为中心地区）膳食口味以咸香为主，药膳特色是讲究时令，注重佐膳。如秋梨膏，选取上等秋梨配以生地、葛根、麦冬、藕节、贝母、蜂蜜等原料，具有止咳祛痰、生津润肺的功效；其他药膳如炒肝儿是以猪的肝脏与大肠等为主料，以蒜等为辅料，以淀粉勾芡制成，具有补肝明目、养血补血的功效。传统小吃冰糖葫芦，乃用竹签贯以山里红（山楂）、海棠果、葡萄、蜜枣、橘子、麻山药、核桃仁等，蘸以冰糖，甜脆而凉，具有开胃健脾、活血行气、益智美容等作用。天津小吃丰富多样，如小吃贴饽饽熬鱼、面茶、十八街麻花、狗不理包子都是当地特色美食小吃，当地人喜食河鲜、海鲜，有"吃鱼吃虾，天津为家"的俗语为证。

### （三）黄河下游地区饮食文化圈

黄河下游地区饮食文化圈（大致包括山东省以及山西省、河北省、河南省部分地区）膳食口味以咸鲜为主，药膳特色是本土药材与当地的传统历史文化相结合。如山东济南选用当地特产的平阴玫瑰、山东阿胶制作的著名小吃胡庄玫瑰花球，利用现代细胞破壁技术，以平阴玫瑰、阿胶、芝麻、蜂蜜等药食制作而成，具有滋阴润燥、美容养颜的功效；还有济南著名的小吃荷花粥，以荷花、粳米煮制，具有清热消暑、宁心安神、益气活血的效用。山东泰山当地结合药草资源优势，推出了包含灵芝蒸鸡、四叶参蒸鸡、冰糖黄精汤等的特色泰山药膳宴。山西地区有入选国家非物质文化遗产名录的药膳八珍汤，俗名"头脑""长寿汤""益母汤"，自明代名医傅山先生创制以来，已在山西太原地区传承三百多年，其主要成分有黄芪、良姜、长山药、莲藕、肥羊肉、黄酒等，经常食用可达到舒筋活血、养心益肾、滋补亏虚的功效。

### （四）长江下游地区饮食文化圈

长江下游地区饮食文化圈（包括安徽省、江苏省、浙江省的大部及上海市、江西省局部地区）膳食口味清淡、食甜突出，药膳特色是选取当地道地药材，如浙江"浙八味"，注重保留当地民族文化特色。安徽亳州怀养堂药膳结合当地历史文化传统，研创的三大招牌菜分别是"芍花鸡""曹操鱼头""华佗十全汤"，其中芍花鸡是由炖鸡中加入人参、葛根、石斛、红枣、枸杞、白芍、虫草花和芍花等中药材制成，具有美容养颜、养血补血、平肝降燥之功效。浙江省在2020年举办第二届"浙江十大特色药膳"中包括石斛猪肚鸡、桑塘鸭、黄帝常春煲、黄芪当归牛筋汤、石斛花炖香鱼等，石斛猪肚鸡是选用浙江省道地药材铁皮石斛，与猪肚同煲，具有补虚生津、健脾益气的功效。浙江省的畲族保留了许多药食传统，如苦野叶（败酱草）、臭节草（鱼腥草）、麦粒骑（野百合）等，这些当地日常食材亦是良药；当地传统的民间药膳重在养生调补，遵循春季升补、夏季清补、长夏淡补、冬季滋补的习俗，还有一系列传统民间药膳，如茵陈饼、参金冬瓜汤（太子参、金银花）、百合芦笋汤、沙参百合润肺汤、归芪鸡汤等[19]。

## （五）东南地区饮食文化圈

东南地区饮食文化圈（包括广东省、福建省、海南省及浙江省、江西省等局部地区）膳食口味清淡、鲜美，根据当地气候和人的体质，药膳注重滋补气阴、清热祛湿。广东岭南地区形成了独特的凉茶文化与药膳汤粥文化，此地区人们的体质以阴虚兼痰湿体质、痰湿体质热化者为常见，当地人常饮用的五花茶、癍痧茶等，具有清热解毒、利湿益气养阴功效；具有当地特色的药膳汤粥食，如岭南"老火汤"，是以药材与食材共同长时煲煮而熬成，如鸡骨草煲猪横脷、五指毛桃猪骨汤、菜干猪肺汤等，是享誉国内外的药膳美食[20]。海南特色小吃椰子饭、椰子糕，具有补益脾胃、生津补虚等功效[21]。另外海南名吃清补凉，由玉竹、薏苡仁、百合、龟苓膏、椰汁、西米露等组成，可健脾祛湿，清凉能补，补而不燥，非常适宜海南湿热地区的居民食用。

## （六）黄河中游地区饮食文化圈

黄河中游地区饮食文化圈（大致包括陕西省、山西省大部以及河南省、甘肃省等部分地区）膳食口味酸辣，口味稍重，饮食注重面食，五谷杂粮并食，各类牲畜与谷类都有。河南省焦作市结合本土道地药材——四大怀药制作的药膳极具特色，如怀牛膝炖土鸡、九月肉片、太极山药泥、文房四宝山药、怀山药烧甲鱼、怀地黄焖羊肉等。其中怀牛膝炖土鸡，取牛膝补肝肾、强筋骨之效，配合土鸡补气生血之功，适用于肝肾不足、腰膝酸痛者食用。陕西人喜醋，有助于面食消化，陕西省著名小吃"葫芦头泡馍"，据说是受医圣孙思邈指点，从其随身携带的葫芦中加入西大香、上元桂、汉阴椒等芳香开胃健脾的药物而成，肥而不腻，味道鲜美。

## （七）长江中游地区饮食文化圈

长江中游地区饮食文化圈（包括湖北省、湖南省大部地区）膳食口味酸辣、微辣，辣得程度不及西南地区。饮食上重视原料搭配和滋味渗透。湖北省鄂菜以稻、鱼为主，喜食杂食；其中湖北省竹溪县丰溪镇利用当地中药材优势，创新开发药膳养生与生态旅游相结合的新模式，研制出诸如蒸盆、乾隆石锅鱼、天麻珍珠肉丸、宫廷药膳鸡、凉拌天蒜和晶丝羊肚菌等特色药膳美食。湖南省湘菜多辛辣、重咸多油，且湖南地区多雨潮湿，居民多患湿热疾病，所以当地人自制的药膳，如擂茶、芝麻豆子茶、茴香茶等，多具有提神解腻、和胃解表、祛湿发汗、健脾和胃的功效，其中擂茶由茶叶、米仁、芝麻、生姜等制成，非常适合"口味重"的湖南人饮用。

### （八）西南地区饮食文化圈

西南地区饮食文化圈（包括云南省及四川省、广西壮族自治区、贵州省大部地区）膳食口味麻辣、酸辣，饮食呈现多民族文化与区域文化共存的特征。川菜以辣著称，与四川地区气候潮湿多雨密切相关，调味品多用辣椒、花椒、麻椒等辛温之品，以除湿散寒。川味药膳火锅，是结合川菜的辣味与巴蜀地区常见的火锅形式，形成的一款主要材料有瘦牛肉、黄芪、人参等的特色火锅。云南地区的饮食同时具有多民族文化特色，饮食依托当地特色药草资源，形成了诸多药食合一的美食，如文山的三七炖鸡、兰坪的当归煮羊肉、丽江的玛咖炖排骨、彝良的小坝天麻豆花爆肚尖、德钦的冬虫夏草炖鸡和帕哈煮螺蛳、丘北的小黑药炖鸡、大理的干炸地参等。

### （九）西北地区饮食文化圈

西北地区饮食文化圈（以新疆地区为主，并甘肃省、宁夏回族自治区、青海省等地区）膳食口味以咸为主，辅以干辣椒和香辛料调味。西北饮食习俗古朴，其茶文化和酒文化别具特色。宁夏回族自治区盖碗茶是将茶叶、核桃仁、芝麻、桂圆、大枣、枸杞、冰糖等放入茶碗中冲泡而成；西北农村流行的罐罐茶，煮法与煎中药的方法十分相似。西北特色饮食"牛羊肉泡馍""当归生姜羊肉汤"可御寒健体、补益虚弱[22]。新疆地区的饮食立足当地药食资源，创新推出黄芪馍馍、沙棘酸味拌面等，已成为当地旅游餐饮的一大特色。

### （十）中北地区饮食文化圈

中北地区饮食文化圈（以内蒙古自治区为中心的地区）膳食口味以咸重为主，蒙古族饮食主要分为白食和红食两大类，白食即为乳制品，红食即以肉为原料制成的食品。当地特色饮食有奶茶、砖茶、羊背子、烤全羊等不同品种。酸奶可解渴消食，常见的有牛、驼、羊等三种酸奶[23]，是蒙古族十分喜爱的饮品。内蒙古奶茶，以砖茶水、鲜奶，配合盐、黄油，泡炒米制作而成，具有解渴充饥、暖胃抗寒的功效。

### （十一）青藏高原地区饮食文化圈

青藏高原地区饮食文化圈（包括西藏自治区及青海省、甘肃省等部分地区）膳食口味偏咸、油腻，主食以小麦、青稞面粉制作的面食为主，肉食主要是牛、羊等和其乳汁。当地高寒缺氧，食物资源获取单一。青藏地区不出产茶叶，但青藏地区具有饮茶的传统。茯茶是在茶水中放上草果、金芥、生姜、红枣和青盐等一同煮沸，具消食解腻、醒脑提神的功效[24]。酥油茶是藏族特色小吃，是将茶汁、酥油、香料与盐搅拌而成，藏医学认为，其具有增液润肠、温脾益气、抵御寒冷的功效，十分适合高寒地区的居民饮用。

中国地域辽阔，药膳地区特色各异，大多符合当地气候特点与人们的饮食习惯，其制作工艺也具备当地特色。入膳药材多选用当地特产与道地药材，药膳功效依当地的气候特点、人体体质而不同。另外各地药膳风味多受到当地菜系的影响，与各地悠久的历史文化与独到的烹饪特色分不开。总之，不同地区的药膳受到当地自然地理环境、气候特点、资源特产、饮食习惯等的影响而不同。

## 四、药膳在中医药健康旅游中的作用

药膳作为中医药宝库的一枚瑰宝，可推动中医药健康旅游的发展，同时传播中医健康理念，促进机体健康，弘扬中华饮食文化。

### （一）传播中医健康理念

《"健康中国2030"规划纲要》明确提出，要充分发挥中医药优势，提高中医药服务能力，突出中医药对健康保障的重要作用。在中医药健康旅游中积极发展药膳，有助于传播中医健康理念。中医健康观主要包括四个方面：阴平阳秘——关注人的躯体健康、天人合一——关注人与自然、社会的和谐统一[25]、形神合一——关注人的心理健康[26]、修炼心性——关注人的道德健康[27]。

## （二）发挥食养优势，促进机体健康

《"健康中国"2030 规划纲要》指出要"引导居民形成科学的膳食习惯，推进健康饮食文化建设"，食养食疗在国民膳食营养知识全面普及，在中医养生"治未病"中被赋予了重要的职责和使命[28]。"食养"，即饮食养生，最早见于《素问·五常政大论篇》："大毒治病，十去其六……谷肉果菜，食养尽之，无使太过，伤其正也"[6]。全国科学技术名词审定委员会中医药学名词审定委员会审定的《中医药学名词》定义"食养"为选择适宜的食物进行养生的方法[29]。食养是应用食物于健康人群以达养生之目的，而食疗是应用食物于患者治疗疾病的方法。

尽管食养文化有几千年历史，目前消费者对食养品需求巨大，但广大人民群众对食养的认知情况并不乐观。有必要加大食养科普，通过政府、相关机构、企业引导等方式，采用灵活多样的食养文化宣传形式，提升人民群众对食养的认知度，从而推动我国食养文化发展[30]。

## （三）弘扬中华饮食文化

饮食文化是人类最本能的文化。中国地大物博，各地区饮食文化从物质层面、技艺层面和意识层面，表现出中国饮食文化多样性的特点。汉代张骞出使西域、丝绸之路的开通、中西方饮食的文化交流，使中华饮食文化不断发展和完善。历史文化是中国饮食文化传承的脉络，中国饮食文化发展的历史铸造了中国南北不同的饮食风俗——黄河流域饮食文化和长江流域饮食文化，饮食文化的创新转化是中国传统饮食文化现代传承的方向[31]。

总之，将药膳融入中医药健康旅游中，发挥药膳的食养作用，对于弘扬传统中医药文化，促进中国传统饮食文化与中医药健康旅游的互动发展具有重要意义。

# 五、药膳餐厅的现状分析

药膳餐厅是中医药文化旅游中人们体验药膳的重要窗口，许多的药膳餐厅

肆　开发运营篇

与当地的旅游相结合，运用当地的道地药材制作，成为中医药文化健康旅游的特色项目。成都的御膳宫以百年老店同仁堂为依托，传承博大精深的中华文化及饮食文化，将药与食完美融合在一起，是典型的以旅游人流量带动经营的药膳餐厅；河南孟州怀膳坊将当地的道地药材文化——怀药文化融入当代饮食中，独自开辟出一条新的健康饮食途径，实现了"食"与"医"的巧妙结合。

近年全国各地出现越来越多的药膳餐厅。截止到2021年10月，全国有名的药膳餐厅包括北京御苑福膳、孟州怀膳坊、成都杏林宾馆药膳、成都御膳宫药膳餐厅、成都饮膳斋、成都三仁堂药膳餐厅、上海本草传奇药膳餐厅、广州食养坊、云南酒林药膳餐厅、台湾食养山房等。药膳餐饮业因人们健康意识的提升以及中医药健康旅游业的发展而具有巨大的市场需求与发展机遇，有些药膳餐厅经营多年，一直受到大众的喜爱，究其背后原因是其专业团队的用心制膳，使得每道药膳不仅色、香、味俱全，而且发挥出了其应有的功效。但是，还有更多的药膳餐厅却只是昙花一现，无法做到真正的药食结合、寓药于食。药膳餐厅市场在中医药健康旅游中还存在一系列问题，发展前景不容乐观，分析如下：

1. 商家缺乏足够专业的中医知识以及对药膳应用存在错误认识。许多旅游商家没有专业中医的背景，对于基础的中医知识也缺乏认知，而且也没有过多地关注人体的体质差异，简单地认为药膳就是食材与中药的简单结合，因此出现了"乱放药材""分量随意""不分人群""不分季节"的现象，导致制作出来的药膳既缺乏食材的美味，也难以发挥出药膳的真正功效，甚至还会发生消费者服食后出现不适等现象。

2. 消费者对于中医药膳的认知度比较低。中华上下五千年的文明，中医早已贯穿人们的日常生活中，但人们常常是日用而不知。因中医养生知识的缺乏，使消费者不了解药膳防病治病、延年益寿的功效，常出现"谈医色变""闻药色变"的现象，甚至抵触心理，在旅游的过程中拒绝品尝含有药物制作出来的膳食，导致药膳陷入"叫好不叫座"的尴尬境地[32]。

3. 药膳制作成本高，见效慢。从药膳本身来分析，一方面，药膳作为食物与药物的结合体，制作的复杂程度就明显高于一般食物，又因加入了当地的道地中药材，往往售价会高于一般食物；另一方面，药膳的制作与中药材的选择需经过专业的中医人士挑选推荐，其功效的发挥也需要一个过程，这与当今人们快节奏的生活以及追求效率的观念相违背，使其在融入中医药健康旅游的

肆 开发运营篇

过程中面临诸多困境[32,33]。

# 六、药膳在中医药健康旅游中的发展建议

中医药健康旅游是新兴融合业态，为中医药的发展提供了新机遇和新路径。我们要从天人合一的整体观出发，立足传统中医的健康观，以阴平阳秘为目标，极大程度地发挥中医食养的优势。为此，作者提出以下几点建议：

### 1. 打造融中医药文化于一体的药膳品牌

打造中医药膳精品品牌，由专业中医药专家团队研讨，推出不同地域、不同季节、不同人群的药膳系列配方，建设有中医药文化特色的药膳体系，使其既能体现中医辨证施食、因人制宜、因时制宜、因地制宜的养生思想，又能把药膳与中医药文化融为一体，打造精品品牌。我们还可将中医药故事融入药膳中，让人们在品尝药膳的同时，了解背后的故事和中医药文化内涵，体会中医药的魅力。

### 2. 发挥不同地区的特色与优势

发挥当地的优势资源，充分利用现在便捷的物流条件，可在各地区的美食节、美食街推广药膳，既能丰富人们的饮食，还能让人们可以体验到不同地区的饮食特色与文化。让药膳融入百姓的日常生活中，利用节日加强宣传，还可以在园林酒家、书场茶馆、家居旅馆中推广应用；结合二十四节气文化，推出不同地区的系列"药膳"，在各地中医药健康旅游中，结合中医药文化、当地优势资源，开展标准化的生产，保证品质，全国推广。

### 3. 呈现更为多样的体验形式

我们可以推出更多不同形式的药膳体验，如设立药膳体验厨房，为旅游者提供现场亲身体验药膳制作的条件，制作完成后可以选择自行食用（如汤类、菜类）或包装后带回（如膏类）或者是半成品以及简单药膳视频制作的二维码，让旅游者把体验带回家。还可融合现代科技推出更多新品种，以商品、纪念品形式销售；在旅游中设置相关辨证食养的科普环节，以助消费者自行选择合适的药膳；还可以"中国非物质文化遗产"为立足点，提供原址参观、亲身体验等服务，如茶厂参观、花茶制作体验等，制作纪念礼盒，在销售产品的

同时增加文创产品，有助于中国传统饮食文化的传播。

### 4. 提升从业人员中医专业素养

强化相关从业人员培训，使其同时具备中医知识和烹饪技能，使从业人员更加专业。主要包括增加专业工作岗位，如药膳厨师岗、辨证点餐服务岗、指导体验药膳制作岗等；根据不同专业岗位设定不同培训方向，如烹饪方向、营养学方向、中医理论方向等，制定考核标准，组织专业培训，实现持证上岗。

### 5. 加强政府引导与监管

政府相关部门要引导与保护好中医药健康旅游中的药膳餐饮行业，包括出台引导政策、健全监管法规，逐步形成一套科学、严谨的监督管理保护体系，实现药膳在中医药健康旅游产业的持续健康发展。

总之，药膳在中医药健康旅游中发挥着重要作用，以促进人类健康、传承中华文化为目标，本着中医"天人合一""辨证论治"的原则，结合各地的优势资源，让旅游者在旅行的过程中感受到中医饮食的魅力，体悟到中医药促进身心健康的真谛。

## 参考文献

[1] 李文静，林燕.遵生八笺［M］.北京：中国医药科技出版社，2017.

[2]（清）章穆.调疾饮食辨［M］.中医古籍出版社，1987.

[3]（汉）张仲景；何任，何若平整理.金匮要略［M］.北京：人民卫生出版社，2005.

[4] 谭兴贵.中医药膳学［M］.北京：中国中医药出版社，2004.

[5] 邱锦申，刘志勇，陈丽，等.浅析食疗药膳的应用原则与制作方法［J］.江西中医药，2022，53（07）：19－22.

[6] 田代华.黄帝内经素问［M］.人民卫生出版社，2005.

[7] 余莹，王志坚，何进伟.中医食疗药膳在儿童脾胃调理中的应用_ 余莹［J］.中医儿科杂志，2020，16（3）：90－92.

[8] 吴丽丽，周蓓，易蔚，等.药膳在小儿五脏养生中的应用_ 吴丽丽［J］.河南中医，2018，38（2）：188－191.

[9] 袁志鹰，资源，谢梦洲.中医药膳食疗对抑郁症的防治作用研究进展_ 袁志

鹰［J］．中国中医药现代远程教育，2020，18（16）：146－149.

［10］童海涛，艾志福，陈常莲．基于中医体质探讨抑郁症的食疗药膳_童海涛
［J］．中国中医药现代远程教育，2021，19（20）：70－71.

［11］程霞．中医食疗药膳治疗Ⅱ型糖尿病疗效观察［J］．中西医结合心血管病电
子杂志，2018，6（03）：149－150.

［12］魏丽萍．中医药膳防治糖尿病研究概况和思考［J］．山东中医药大学学报，
2019，43（04）：421－424..

［13］蒋旻．基于价值链的药膳餐厅商业模式分析［D］．上海：复旦大学，2009.

［14］黎敬波，纪立金，郑红斌．内经选读［M］．北京：科学出版社，2017.

［15］王书光．我国饮食文化的地域差异［J］．中学地理教学参考，2002，（09）：
13－14.

［16］王维维，秋实．甜酸苦辣咸——中国饮食文化的地域差异［J］．中国食品，
2007，（11）：14－15.

［17］曹福全，杨得成，孙磊．"绿水青山就是金山银山"视域下黑河药食同源与
营养保健山野菜开发利用研究［J］．黑河学刊，2021，（02）：1－4.

［18］苏龙嘎，锡林其其格，通拉嘎，苏宁，乌云，浩斯，斯琴．药食同源蒙药材
桔梗道地性的文献探索［J］．中国民族医药杂志，2022，28（04）：39－42.

［19］朱美晓，鄢连和，杨婷婷，吴婷．浙江畲族民间药膳资源调查与分析［J］．
中成药，2016，38（10）：2310－2312.

［20］刘焕兰，石伟超，曲卫玲．岭南养生文化的源流与发展探讨［J］．中华中医
药杂志，2015，30（09）：3372－3374.

［21］李华丽．海南传统特色饮食文化研究［J］．中国市场，2010，（44）：95－97.

［22］杨文珺．浅谈西北饮食文化特色［J］．大众文艺，2011，（11）：156.

［23］张雨桐．内蒙古饮食文化研究——以阿拉善地区为例［J］．文化创新比较研
究，2019，3（28）：57－58.

［24］李朝．青藏高原饮食民俗文化圈及特征研究［J］．青海师范大学学报（哲学
社会科学版），2008，（03）：78－82.

［25］于迎，杜渐，薛崇成，杨秋莉．基于《内经》的中医健康观［J］．中国中
医基础医学杂志，2011，17（02）：147－148.

［26］祝景旭，李晓敏．论形神合一的中医健康观［J］．江西中医药，2014，45
（04）：5－6.

［27］李德杏，李晓康，王蕾，王泓午．中医健康观的早期文化构建［J］．湖南中

医杂志，2014，30（04）：1-3.

［28］刘海燕，辛宝，王前．社交媒体情境下食养食疗传播思考［J］．西部中医药，2021，34（09）：85-88.

［29］中医药学名词审定委员会．中医药基本名词（2004）［M］．北京：科学出版社，2005.

［30］何庆英，王立元，方建和，刘红宁，朱卫丰，易惺钱，陈淑贤，陈晓凡．居民对中医食养认知现状及建议——基于横断面研究的分析［J］．江西中医药，2021，52（03）：32-40.

［31］项芳．中国饮食文化传承对旅游的影响研究［J］．轻工科技，2022，38（02）：144-146+170.

［32］刘柏彤．药膳餐饮市场经营现状的分析［J］．商场现代化，2015（13）：46.

［33］李旭，蔡一司，秦东泽，等．大健康产业发展探究——基于消费者对药膳偏好的调查研究［J］．中国市场，2022，1104（5）：74-75.

肆　开发运营篇

# HB. 19 江西上饶国家中医药健康旅游示范区建设进展

万晓文① 盛文彬②

**摘　要：** 上饶市作为江西省唯一入选国家中医药健康旅游示范区创建单位，全国首批 15 个示范区建设单位之一，承载着发展江西省中医药健康旅游先行者的责任。示范区建设获批以来，上饶市对中医药健康旅游的模式和机制进行了积极探索，先后制订、出台了一系列促进中医药健康旅游示范区建设的方案和产业支持政策，现已遴选培育了 10 个市级中医药健康旅游示范基地、23 个示范项目、13 个中医药文化旅游示范基地创建单位、12 个热敏灸小镇和 25 个定制药园建设项目，初步形式了中医药健康旅游"上饶样板"。但也面临配套支持政策缺乏、宣传力度不足、无突出的品牌优势、服务内容同质化严重等诸多问题。建议从多区融合，发挥政策叠加效应、加大政策扶持、创新机制体制、创新宣传模式、发挥市场驱动作用等方面出发，推动上饶市中医药健康旅游稳步发展。

**关键词：** 中医药；健康旅游；国家示范区；建设进展

## 一、上饶国家中医药健康旅游示范区创建背景

中医药产业是中国传统的、具有民族特色的最重要的产业之一。党和国家一直以来高度重视中医药领域工作，极大地推动了中医药事业发展，取得了显著成就。但中国中医药领域资源总量仍存在明显不足，中医药服务出现萎缩，高层次人才缺乏，传统的中医药事业与现代新兴产业结合不足，产业集中度较

---

① 万晓文，博士，江西中医药大学，教研室主任，副教授，主要研究方向：健康管理。
② 盛文彬，硕士在读，江西中医药大学，研究生，主要研究方向：健康管理。

低，无法充分发挥新时代中医药优势，无法满足新时代人民群众对于健康的需求。2016 年全国卫生与健康大会上，习近平总书记强调："要着力推动中医药振兴发展，坚持中西医并重，推动中医药和西医药相互补充、协调发展，努力实现中医药健康养生文化的创造性转化、创新性发展。"随后国务院下发《关于促进旅游业改革发展的若干意见》和《中医药发展战略规划纲要（2016—2030 年)》等文件，明确提出：要发展中医药健康旅游，推出一批以中医药文化传播为主题，集中医药康复理疗、养生保健、文化体验于一体的中医药健康旅游示范产品；开发具有地域特色的中医药健康旅游产品和线路，建设一批国家中医药健康旅游示范基地和中医药健康旅游综合体。为了贯彻落实国务院《关于促进旅游业改革发展的若干意见》和《中医药发展战略规划纲要（2016—2030 年)》等部署，2017 年 9 月 12 日国家旅游局、国家中医药管理局公布了首批 15 家国家中医药健康旅游示范区创建单位，江西省上饶市作为省内唯一、全国首批 15 个示范区建设单位之一。

# 二、上饶中医药健康旅游示范区项目创建简介

## （一）项目启动

2016 年 7 月国家旅游局和国家中医药管理局出台了《关于开展"国家中医药健康旅游示范区（基地、项目）"创建工作的通知》。上饶市拥有世界遗产 3 个（三清山、龟峰、铅山武夷山）、国家 5A 级景区 3 个（三清山、龟峰、婺源江湾）、4A 级景区 30 个，4A 级以上景区数量位列全国设区市第一位等优质中医药旅游资源，发展中医药健康旅游具有得天独厚的条件。为了充分挖掘旅游资源，促进旅游产业升级改造，促进健康旅游经济的发展，2016 年上饶市政府决定积极响应"国家中医药健康旅游示范区（基地、项目）创建"，明确提出：通过三到五年的规划建设，形成全域上饶中医药健康旅游发展框架。并于 2016 年 9 月 9 日将《上饶市国家中医药健康旅游示范区申报文本》送达江西省旅游局、省中医药管理局。9 月 15 日，江西省旅游局、省中医药管理局将上饶市作为项目首选地，向国家旅游局、国家中医药管理局申报。至此，拉开了上饶市创建"国家中医药健康旅游示范区"的序幕。

2017 年，上饶市全面实施"工作落实年"行动，全面推进中医药在全市的综合改革，提高中医药的服务能力，将传统中医药领域与时代创新相结合，加大中医药人才队伍的建设，推动中医药事业和产业融入和发展。同年 9 月成功入选首批国家中医药健康旅游示范区创建单位，成为全国首批 15 个示范区建设单位之一，全省唯一入选。

### （二）建设目标

上饶市积极探索中医药健康旅游"上饶模式"，推动中医药健康服务与旅游有机融合，探索以中医药文化传播和体验为主题，融中医疗养、康复、养生、种（养）植、文化传播等与旅游一体的中医药健康服务模式。

**1. 打造中医药健康旅游"上饶模式"**

上饶地区中医药医学文化底蕴深厚，不仅拥有丰富的中药资源，同时具有三清山风景区等丰富的旅游资源，旅游业发展良好。随着经济的跨越式发展，人民生活水平越来越高，对健康生活的需求越发强烈，中医药产业与旅游产业相互融合是解决人民需求的有效手段之一。上饶市中医药健康旅游充分发挥地域旅游、中医药文化和健康养生资源的优势，通过加强顶层设计，打造中医药健康旅游产业平台，建设一批本土化的中医药旅游企业，吸引外部优秀企业与高校进入，合作进行中医药健康旅游示范区建设。计划用 3 年左右时间，在全市建成 10 个中医药健康旅游示范基地，100 个中医药健康旅游示范项目，打造属于自己本土的中医药健康旅游品牌，形成全域性中医药健康旅游产业框架。

**2. 培养中医药健康旅游高层次复合型人才**

中医药人才培养周期长、难度大是客观事实，基层缺乏充足的高水平中医药人才，更缺乏同时拥有中医药专业技能和旅游领域相关知识的人才。培养中医药健康旅游高层次复合型人才需要加强企业与中医药院校之间的合作，上饶市拟在建设期间积极推动"校企合作"，积极推动市属高校申报健康旅游相关专业，给予建设经费支持。同时加强与省属中医药高校、科研院所合作，在示范区建设、中医药人才培养、中医药科技创新、中医药健康旅游产品研发、中药资源普查等方面开展合作，帮助上饶中医药育"名医""名科""名院""名品"，促进上饶市中医药事业产业发展，不断完善和共同推进上饶国家中医药健康旅游示范区建设。

### 3. 促进健康旅游经济增长

上饶市中医药文化底蕴深厚，旅游基础厚实，拥有得天独厚的发展条件。借助"国家中医药健康旅游示范区建设"，我们因势利导、乘势而上，把这些得天独厚的中医药优势、旅游优势融合转化为产业优势、经济优势，加速发展中医药健康旅游产业的发展。力争到2030年中医药康旅人次数、实现综合收入比2020年翻一番。

## （三）建设措施

### 1. 推进上饶国家中医药健康旅游示范区"一核五区"建设

落实《上饶国家中医药健康旅游示范区建设规划（2018—2020）》和《国家中医药健康旅游示范区认定标准》，加快"核心区"建设，做强做大中医药道医养生旅游区、中医药康复养老旅游区、中医药传统文化体验区、中医药乡村休闲旅游区、中药种养殖观赏旅游区、上饶道地中药材植物园区。成立"上饶国际医疗旅游先行区管理委员会""上饶国家中医药健康旅游示范区管理委员会""中共上饶国际医疗旅游先行区工作委员会"，推进各区域中医药康旅示范区和基地建设。

### 2. 出台系列产业扶持政策

上饶市先后出台了《关于贯彻新理念培育新动能的实施意见》《上饶市人民政府关于加快推进中医药发展的实施意见》《上饶市中医药健康旅游先行先试融合发展的指导意见》《关于促进中医药传承创新发展的若干措施》《上饶市关于加快推进中医药发展的若干政策意见》等系列措施，在财税支持、用地保障、人才引进、产业扶持、创新创业等方面做到"人无我有、人有我优、人优我特"，不断提升示范区的吸引力、集聚力、竞争力。

### 3. 加强高层次中医药健康旅游人才培养

发挥政府引导作用，支持中医药企业、医疗机构、高等院校、科研院所合作建立中医药技术创新平台，推进上饶道地药食同源中药及健康旅游产品的研究、开发，设置上饶市中医药重大科技研发专项，围绕上饶中药资源优势，加大中药产品研发，形成具有上饶特色的中医药品牌。

依托北京中医药大学、中国中医科学院、江西中医药大学、江西医学高等专科学校，加大中医药专业人才培养力度。每年选拔一批中医药骨干人才进行培训，加强基层中医适宜技术技能培训和推广力度，继续落实人才政策扶持计划。

### 4. 推进一批重大项目建设

以项目为抓手，推进一批中医药健康旅游重大项目建设。一是建好一片种植基地。实施"药材种植扩面"工程，重点发展"三子一壳"（枳壳、吴茱萸、车前子、黄栀子），覆盆子、青钱柳、香榧等药食同源品种，三叶青、红豆杉、铁皮石斛等珍稀品种以及梅花鹿、蛇、河麂等药用动物品种。二是引进一批重点企业。实施"知名药企入饶"工程，引进培育一批销售收入过亿的龙头企业。三是打响一批本土品牌。实施"饶信医药振兴"工程，推进"名医""名科""名院""名品"建设。四是开发一批医旅精品。实施"特色项目示范"工程，推动中医药同养生养老、乡村旅游、文化体验、种植观赏和工业观光等业态紧密结合，建设一批中医药健康旅游特色小镇。

## 三、上饶国家中医药健康旅游示范区建设进展及成效

### （一）推出一批中医药健康旅游精品路线

获批国家中医药健康旅游示范区创建单位以来，上饶市依托丰富的自然资源优势，深度挖掘和整合具有地域优势的特色中医药文化。2021年上饶市公布首批中医药健康旅游精品路线，包括中医药道文化养生游、中医药传统文化养生游、中药材种植观赏游、中医药现代研学游，涵盖三清山中国道教文化园，葛仙村道教养生文化园、铅山县河口古镇、横峰县药植园、万年珍珠养殖基地、余干大明湖芡实基地、鄱阳艾草种植基地、上饶国家中医药健康旅游示范区核心区等16个中医药健康旅游景区景点。初步形成了以葛仙山葛仙村道教养生文化园为代表的"中医药道医养生游"、以横峰药植园、德兴祖氏百草为代表的"中医药传统文化游"、以河口明清古街中医文化体验为代表的"中医药'一带一路'游"。

### （二）"一核五区"建设初见成效

2018年上饶市人民政府颁布了《上饶市中医药健康旅游先行先试融合发展的指导意见》，提出：全市中医药健康旅游融合发展围绕"一核、两轴、多点"框架建设。"上饶国际医疗旅游先行区管理委员会""上饶国家中医药健

康旅游示范区管理委员会""中共上饶国际医疗旅游先行区工作委员会"已正式挂牌，实现了"两区合一"，建设的核心区已基本成型。核心区围绕"产、学、研、医、养、美"，初步形成了"旅游＋医疗""旅游＋养生""旅游＋美容""旅游＋康复""旅游＋养老""旅游＋中医药"发展模式，全市 35 个中医药健康旅游重点项目加快建设，总投资达 443 亿元。

### （三）中医药健康旅游信息化发展进入快车道

2019 年上饶市中医药健康旅游工作发展委员会召开；上饶国家中医药健康旅游示范区"道地中药材种植实时监测云数据分析＋区块链信用数字技术运用"试验建设研讨会，将互联网云技术等高新技术引入中药材的种植产业中，实现高质量、高品质、可追溯和信息透明的中药材种植。

### （四）遴选了一批中医药健康旅游示范项目

2019 年遴选培育了 10 个市级中医药健康旅游示范基地、23 个示范项目、13 个中医药文化旅游示范基地创建单位。2020 年，命名了 12 个热敏灸小镇和 25 个定制药园建设项目，积极带动了示范区的建设。

### （五）中药材种植初具规模

全市中药材种（养）植形成了鄱阳湖滨湖地带、北武夷山脉、怀玉山脉、黄山余脉 4 大产业区。芡实、葛、艾草等 10 个大宗道地药材种植面积突破 20 万亩，年产量 3 万余吨，年产值 5 亿多元。

## 四、上饶国家中医药健康旅游示范区建设展望及建议

### （一）上饶国家中医药健康旅游产业建设的不足

#### 1. 支持配套政策有待完善

上饶国家中医药健康旅游示范区自成立以来，出台了一系列的扶持政策，初步形成了支持政策框架，但还不是很完善。从制度创新层面来看，中医药健

康旅游是一个全新的概念，其发展内涵、内容、模式及动力机制还有待探索，传统的管理机制、体制很难适应新形态健康旅游业的发展。

缺乏统一的指挥和领导，且各部门对中医药康旅的发展认识不一致，难以制定真正统一的能够推动发展的政策。中医药康旅产业的建设与发展不仅是旅发委、中医药管理局两个部门的事情，还涉及农业等多个政府部门的管控，不同部门之间的协同配合是健康旅游产业发展的基础。政策的统一性要求不同配套政策协同推进，现政策反应速度与政策制定周期难以及时跟随市场需求的导向，没有与时俱进的配套政策支持，中医药健康旅游难以充分发展。

**2. 宣传力度不足，缺乏创新性**

一方面，在内部宣传上，中医药康旅主管机关在观念上缺乏对发展中医药康旅的意义与重要性的正确认识。在供给侧方面，业务部门对供给侧的重视程度有待加强，在市场需求充足的情况下，以顾客需求为导向是产业蓬勃发展的基石。另一方面，对外部宣传不足，虽然国民对健康需求愈加上升，但对于中医药康旅的认识度偏低，在互联网平台对于中医药健康旅游的宣传很少，且缺乏中医药康养的效果与特点的宣传，宣传形式单一，缺乏创新性。

**3. 缺乏品牌优势，服务内容同质化严重**

上饶市有三清山等知名旅游品牌资源，但如何将山水旅游品牌与中医药健康旅游结合，创建响亮的"中医药健康旅游品牌"，任重道远。中医药健康旅游项目重点在于中医药和健康旅游，普通的旅游项目现已趋近成熟，而以地域特色为基础依托中医药健康的健康旅游在国内还处于探索期，中医药康旅的形式、内容和模式还很不成熟，缺乏具有典型代表性的运营模式；总体而言，大部分中医药健康旅游形式、内容单一，服务层次不高，体验性不强，同质化严重，中医药健康旅游的内涵还需不断挖掘。

（二）推动上饶市中医药健康旅游示范区发展的建议

**1. 多区融合，发挥政策叠加效应**

加强中医药健康旅游顶层设计，构建精简高效、权责明晰的中医药健康旅游示范区和基地的管理体制、机制，加强市级层面统筹管理。在各区成立中医药康旅专门管理机构，集中行政权限，提高管理行政效能。推动上饶市不同区域中医药健康旅游政策共享，加快构建区域一体化机制，在项目引进、配套扶持等方面发挥区域联动效应，避免区域间项目重复引进，低层次同质化竞争，错位发展，互为补充，发挥政策叠加效应，进而促使全市中医药康旅产业协调发展。

### 2. 加大政策扶持，创新机制体制

中医药健康旅游作为一个新兴产业，在发展初期亟须政府的政策扶持。上饶市政府为了促进国家中医药健康旅游国家示范区的建设，颁布实施了系列配套政策，极大地促进了示范区发展。随着示范区建设从初步的框架建设，进入到深层次的内涵建设，其相关产业配套政策、管理体制机制需要大胆创新。作为示范区要勇于发挥"先行先试"的政策优势，敢于打破常规，突破政策极限，以市场为导向，以有利于产业发展为导向，鼓励相关部门出台具有创新性的政策。

在管理机制上，以市场为导向，积极引入社会力量，鼓励中医药康旅企业、专业机构和协会制定具有地域和行业特色的中医药康旅服务标准和体系，加大社会企业进入中医药健康旅游产业的政策扶持，放宽准入门槛，保障用地供给，优化税收服务，同时加强监管。在基层，出台相关政策，推动中医药健康旅游产业融入精准扶贫。

### 3. 创新宣传模式，树立"上饶样板"品牌

一方面，提高中医药健康旅游认识。上饶市是一个旅游大市，有相对比较成熟的传统旅游产业，旅游产品成熟，配套完善，经济效益也较好。而中医药健康旅游是一个全新的概念，其内涵、内容、形式、运行机制还不完善，还有很多不清楚的地方，经济效益也不凸显。有没有必要花费大力，从零开始探索必将困扰上饶市广大一线旅游管理干部。因此，要发展上饶市中医药健康旅游，首先要解决管理干部的思想，要打破传统旅游业思维，深刻领会发展中医药健康旅游的重大意义，深刻理解"上饶样本"对"健康上饶"建设的意义；另一方面，从宣传的形式来说，要与时俱进，创新宣传模式。加强互联网平台上的宣传，利用新媒体平台传播快且广的特点，针对不同人群特点，做好顶层设计，有计划、有目的地宣传，打造唱得响的品牌。

### 4. 以"游"促建，发挥市场驱动作用

充分挖掘、满足消费者需求是产业生存发展的根本。中医药健康旅游产业作为新型旅游产业，相关案例不足，市场需求不清晰，只能通过实践摸索，不

断提炼、总结、完善、提高，没有捷径可走。因此，相关管理部门，应大胆地尝试，发挥示范区"先行先试"的政策优势，以市场为驱动，引导社会资本进入中医药健康旅游产业，传统旅游与中医药健康旅游结合，百花齐放，百舸争流，积极开展不同发展路径探索，形成具有上饶地域特色的"中医药健康旅游模式"。

# 参考文献

［1］毛慧青，段晓静．中医药文化旅游创新模式研究—以上饶市为例［J］．西部旅游，2021，6（6）：36－38．

［2］曹婷婷，姚东明．江西中医药健康旅游发展模式与发展对策研究［J］．江西中医药大学报，2016（4）：98－100．

［3］江西省健康委员会．"乘势而上顺势而为"上饶市中医药健康旅游的实践探索［EB/OL］．［2019－05－14］．http：//hc. jiangxi. gov. cn/art/2019/5/14/art_ 38210_ 2394109. html

［4］上饶新闻网．这边风景独好——上饶中医药健康旅游产业驶入"快车道"［EB/OL］．［2018－11－19］．http：//www. srxww. com/html/article/1024/2018_ 1127081. html

［5］陈紫荆，陈柳莹，等．政策工具视角下江西省中医药健康旅游政策文本分析［J］．旅游规划，2022（4）：59－67．

［6］朱海东．中医药旅游业发展策略研究［D］．北京：中国中医科学院，2014．

［7］杨彦锋，李书娟．中医药健康旅游前景可期［J］．中国西部，2015（16）：2．

伍

研究教育篇

# HB. 20 中国中医药健康旅游学科发展报告

赵汉青① 孙美琪② 张 帅③

**摘 要**：中医药健康旅游是中医药学与旅游学交叉融合的新学科，中国具有广阔的自然资源和深邃的文化资源，具备开展中医药健康旅游服务的基础和特色优势，而学科建设与发展是产业创新前进的重要推力。本报告通过调查近二十年国内高等院校、职业院校专业改革与学科发展情况，运用文献计量分析方法统计国内相关学科前沿进展与发展方向，结合国内健康旅游服务行业需求与市场情况，对中国中医药健康旅游学科发展现状进行评估及展望。本报告分析发现，中国中医药健康旅游学科发展尚处于起步探索阶段，在学科规划、专业设置、人才培养等各方面均尚不成熟，人才匮乏是短板，专业建设创新力度不足，课程设置过于混杂，缺乏高精尖研究方向。本报告认为，健康旅游是健康中国战略的重要内容，中医药健康旅游学科发展具有强大的生命力，下一步发展应先围绕应用型创新，服务中医药产业和地方需求，谋划本科以上"交叉学科"门类专业设置，实现学科发展的重大突破。

**关键词**：中医药健康旅游；学科发展；旅游学；大健康；发展报告

## 引言

中医药健康旅游学科是伴随着中医药健康旅游产业的产生发展而逐渐形成的集中医中药、旅游、管理、文化、林业、体育等多学科于一体的综合性大健

---

① 赵汉青，医学博士，河北大学中医系主任，研究方向：中医药竞争情报学。
② 孙美琪，河北大学中医学院学生，研究方向：中医药大健康。
③ 张帅，河北大学中医学院研究生，研究方向：中医药大健康。

康学科，为中医药健康旅游产业的发展培养各层次的人才，服务于产业发展并探索和指导产业发展方向。目前国内尚未开设直接以中医药健康旅游管理为名的专业，但在中医药大学和职业技术学院中有健康服务与管理等相关专业将中医药健康旅游作为研究和培养方向。

## 一、中医药健康旅游学科发展现状

### （一）发展历程

中国中医药健康旅游学科建设刚刚起步，安徽中医药高等专科学校在2016年开办国内第一个中医药健康旅游专业方向，其人才培养模式和架构仍处于探索阶段。但中医药健康旅游产业早于20世纪初便在海南、广西、四川、山东、安徽等省开展试点工作，2007年后逐渐成为旅游热点[1]，国务院在2009年提出推动中国中医药文化走向世界的中医药事业新发展思路。在学科理论层面，2000年王景明最早提出了"中医药旅游"的概念，将其作为生态旅游的分支之一，是一种集旅游和中医药一体的交融性产业，是中医药产业的延伸和旅游业的扩展[2]；田广增认为中医药旅游是旅游发展到一定阶段后，以中医药的深厚文化内涵、独特理论体系和内容为基础，以各种医疗和健身方法、药材观赏、购买和使用为基本吸引物而产生的一种新的旅游方式。[3]张群认为作为生态旅游的分支之一的中医药旅游，是一种探索性的以中医药为载体的旅游项目，集旅游与中医药为一体，是中医药的延伸和旅游业的扩展。[4]自国务院于2014年发布《关于促进旅游业改革发展的若干意见》后，"中医药健康旅游"一词才逐渐被大众熟知，2016年随着《中医药发展战略规划》的发布，中医药健康旅游进入相对成熟阶段，以互联网＋背景下的旅游创新发展为侧重点，旅游业与中医药文化双向促进[5]。《关于促进中医药健康旅游发展的指导意见》指出到2025年，形成类型丰富的中医药健康旅游产品体系，中医药健康旅游基础设施和配套服务设施基本完备，形成中国中医药健康旅游产业体系。到2025年，中医药健康旅游人数达到旅游总人数的5%，中医药健康旅游收入达5000亿元；在全国建成50个中医药健康旅游示范区、500个中医药健康旅游示范企业（基地）、中医药健康旅游综合体，培育打造一批具有国际知名度和市场竞争力的中医药健康旅游服务企业和知名品牌[6]，中医药健康旅游的发展大有可为。随着中医药旅游产业的探索与发展，不断出现新需求和新问题，为满足产业对人才的需求、激发产业活力、指导产业发展，中医药健康旅游学科应运而生，与产业相伴而行，但学科发展有其独立性，可能会提前或滞后于产业发展。在2002年前后，国内中医药职业院校开始探索"旅游保健"人才培养，基本上是改革旅游管理专业人才培养方案，在其课程体系中植入保健课程模块，如急救常识、旅游卫生保健技术等课程，培养学生的保健意识、保健技能，其目的是更好地开展旅游服务。2005年后，浙江农林大学组建了旅游与健康学院，开展了一系列旅游与健康相关联研究，但在人才培养上，仍只有"旅游管理"专业[7]。虽然陆续有学校开设了健康管理、中医药养生保健、森林生态旅游与康养、健康大数据管理与服务等相关专业，但至今仍未形成独立学科专业。

## （二）中医药健康旅游学科院校设置情况

经调查发现，截至2022年9月，针对不同的人才培养目标，开设中医药健康旅游的学校主要有医科大学和各省市职业技术学院，有19所中医药大学和126所职业技术学院开设了相关专业，并且许多综合类的旅游管理专业虽未开设细分学科，但有进行相关方向的探索。虽然多主体共同参与的学科建设环境尚未形成，但中医药健康旅游学科已具有一定的学科基础，有系统化的旅游、中医药基础课程和师资队伍，进行了探索性的尝试[8]。

## （三）中医药健康旅游学科课程设置情况

经调研，中医药健康旅游人才培养主要集中在旅游学科和中医药学科专业培养，根据学校类型不同，人才培养方案中的专业设置各不相同，各院校间差距较大。见表1，在医药类高等学校和职业院校中，中医药健康旅游人才培养设置了大量医学类课程，如果是中医药类院校专业，则偏重于中医药专业课程，如果是综合类医科大学或健康学院，则偏重于临床医学或公共卫生与预防医学相关专业课程；在管理类院校的专业培养课程设置中，相关医学内容占比较低，大多数以管理类课程为主。

伍　研究教育篇

表1 相关学科专业主要课程设置

| 专业 | 课程设置 |
|------|---------|
| 健康管理 | 管理学概论、中医学概论、基础医学概论、预防医学、健康统计学、药理学概论、健康管理学概论、健康信息管理、卫生法规、健康心理学<br>部分高校按以下专业方向培养：中医推拿、健康信息管理、中医健康管理、中医保健康复技术 |
| 健康服务与管理 | 中医学基础、基础医学、预防医学概论、循证医学基础、健康管理概论、营养学基础、运动与健康、服务管理、卫生事业管理、社区健康管理、医药企业管理、养老机构管理、健康信息管理 |
| 老年保健与管理 | 老年生理与心理概论、老年沟通技巧、老年人综合能力评估、传统老年康复保健、常用老年康复技术、常用老年照护技术、特殊老人综合照护技术、营养管理与养老、老年运动保健 |
| 中医养生保健 | 中医学基础、实用方剂与中成药、推拿治疗技术、中医疾病防治学、临床疾病概要、中医养生保健、中医美容技术、药膳食疗学、中医养生学、经络腧穴学、中药鉴定技术、临床方剂应用、推拿治疗技术、中医养生保健方法与技能、药膳食疗技术、中医美容技术、养生医学概要、中医疾病学 |
| 智慧健康养老服务与管理 | 社会学概论、社会心理学、老年学概论、老年病学、老年社会学、老年理论与实践、老年营养与膳食、老年产业管理、老年护理 |
| 健康大数据管理与服务 | 基础医学概论、高等数学、流行病学、卫生统计学、计算机网络与互联网技术、大数据技术与应用导论、数据库概论与数据结构、大数据查询与处理、数据可视化技术、软件工程、临床医学概论、健康管理概论、健康信息管理、大数据存储与运算、数据仓库与数据挖掘 |

数据来源：相关高等学校、职业技术学院教务处。

## （四）中医药健康旅游学科当前存在的问题

与中医药健康旅游产业发展相比，学科发展的起步较晚发展较慢，还存在着滞后性，尚未形成科学完整的体系。高校培养的中医药健康旅游人才尚不能满足中医药健康旅游行业需求，中医药健康旅游学科还需要进一步发展。目前存在的问题如下。

### 1. 人才培养定位不清，院校培养目标不明，设置的具体课程与行业现状和发展需求契合度不高

中国中医药健康旅游产业迅速发展，一方面产生了许多新兴岗位，另一方面也遇到了进一步发展的新问题，当前中国迫切需要培养一批既懂中医药又懂旅游，或是兼具外语、设计、营销等相关技能的人才来投身到产业实践中，也需要一批具有国际视野和多学科知识的高端人才为产业发展指明方向。而目前

的培养体系和课程，与传统的旅游或是保健专业并无太大区别，也并未考虑到新兴岗位对于人才素养的要求，这样培养出来的人才在进入中医药健康旅游这一具体领域时依然会感到无从应对，难以适应行业和岗位要求与发展。

### 2. 校企之间沟通合作较少，在产教融合方面探索不足

学科发展应适应和指导产业发展，与产业发展相互促进，而校企之间的交流与合作是学科面向产业定方向、面向市场育人才的必由之路，学科发展是一个系统性工程，是涉及多个主体、多个层次的持续开发，与企业缺乏沟通合作，企业主体缺位，会导致学科发展得不完善和不落地，只能停留在理论层面，滞后于产业发展。同时在培养方式上也缺乏理论与实践相结合的模式，学生缺乏对应岗位和行业的实践训练，难以应对行业要求。

### 3. 多学科交融性不强，中医药与旅游"双师型"师资数量较少

中医药健康旅游学科是典型的多学科交融产物，只有多学科的融合共创，才能使中医药健康旅游学科蓬勃发展，而目前主要课程的设置或是偏重于中医学或是偏重于管理学，学科融合度较低。中医药健康旅游作为一个新兴和前沿学科，有其自身发展规律，而不是两个学科的简单相加，要充分考虑市场对人才的需求和人才的发展方向与路径，从而制定融合多个学科的、科学的、实用的、创新的课程体系，而目前的课程设置对于培养中医药健康旅游的人才来讲，缺乏全面性和实用性，难以适应中医药健康旅游产业发展的需要。

### 4. 目前仍未形成独立的中医药健康旅游学科

当前，中医药健康旅游专业人才培养只是零散分布于管理学院的旅游管理专业，中医药类大学的健康管理专业，林业大学的管理学院等，多作为一个研究方向而存在。虽然进行了初步的尝试，但仍是大类学科中的一个摸索方向。在这种情况下，中医药健康旅游学科的发展会受到诸多限制，学科特点难以体现，人才培养的独特性受到制约，多学科合作与校企融合的推进和实现难度较大，不利于学科的创新性发展。

### 5. 学生的生涯规划与发展方向不明，职业信念和信心尚未建立

新产业新学科共有的问题是缺乏足够的范例和前人经验，学生在选择专业时，对自己未来的发展方向缺乏足够的参考，容易陷入迷茫和缺乏信心。再加上目前的学科发展中，学校与产业衔接较差，学生缺乏对于中医药健康旅游岗位的具体感知以及对行业的整体把握，难以较早确立自己的职业生涯规划与发

展方向，中医药健康旅游仍然处于探索和发展阶段，新理论新方法不断涌现，也对人才的创新能力提出了更高的要求，如何在快速发展的产业环境中与时俱进、找到自己的发展方向是中医药健康旅游人才的一大考验。

**6. 师资队伍建设不足，尚未建立专业融合、结构合理、经验丰富的教师队伍**

目前，任课教师的知识结构还不完整，旅游专业教师的中医药素养不足，而中医药专业的教师缺乏旅游管理知识，学科建设人才先行，想培养融合型人才，要先建设融合型教师队伍。中医药健康旅游专业是一个实用性学科，而目前的教师队伍以学校教师为主，企业教师较少，教师队伍理论知识较强，而对于中医药健康旅游产业的实操经验不足，不利于学科与产业发展对接。

## 二、中医药旅游学科发展趋势

本研究运用文献计量学方法分析近二十年中医药健康旅游学科发展情况，使用 CiteSpace 软件进行数据分析，数据来源为中国知网，文献检索方案为：将篇名定义为"中医"并含"旅游"，或者"中药"并含"旅游"，"康养"并含"旅游"或者"健康"并含"旅游"，年限定义为 2001—2022 年，来源类别选择期刊，手动剔除相关无效文献，最终选定 3317 篇期刊。

图 1 展示了作者的合作共现分析，其中节点代表作者，节点字体大小代表其中心性，节点形似年轮，节点越大表示发文量越多，节点间连线代表合作关系，连线越粗，代表合作次数越多，分析共包含 725 个网络节点，289 条连线，网络密度为 0.0011，表明分布较为分散。通过轮环的大小可以看出，张建国、陈秋华、陈雪钧、李莉、邹凤莲、黄秀娟、杨财根、武克军、刘春放、薛群慧、张红、曹辉等学者的发文量较多。合作关系较为紧密的有陈秋华、修新田、黄杰龙、曹辉团队等，节点和连线结果表明，健康旅游研究论以个人发表为主，但是合著的发表量与作者合作网络关系成正比，并且学术影响力也比较大。

图 2 展现了主要发文机构，发文主要集中于林业大学、中医药大学的旅游管理类学院，林业大学主要有东北林业大学、北京林业大学经济、福建农林大学、中南林业科技大学等；中医药类大学主要有江西中医药大学、北京中医药

伍 研究教育篇

大学、成都中医药大学等。分析包括 623 个节点，162 条连线，网络密度为 0.0008，反映出各机构之间合作较少，并且合作的机构更多的为同类机构之间的合作，跨学科跨领域的合作相对较少。

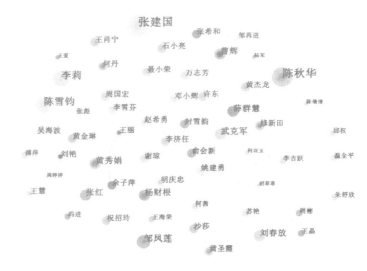

图 1　中医药健康旅游学科主要发文作者

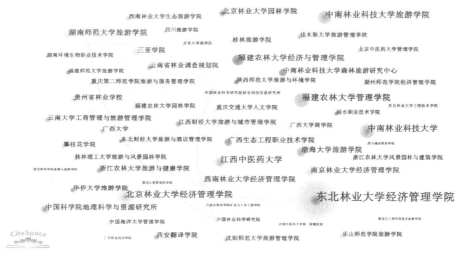

图 2　中医药健康旅游学科主要发文机构

　　图 3 和图 4 展示了关键词和关键词聚类，由此可看出，研究重点主要集中于旅游资源的开发利用、健康旅游产业发展现状和发展对策、健康旅游的细分类型：如森林旅游、康养旅游、生态旅游、养生旅游，目前对于中医药健康旅游的研究还比较浅，中国中医药健康旅游的理论研究仍处于探索阶段，主要集

伍　研究教育篇

中于资源开发和模式探索上，尚未形成一个成熟的模式和路径。同时也可以看出中医药健康旅游学科发展在努力为产业发展指明方向。

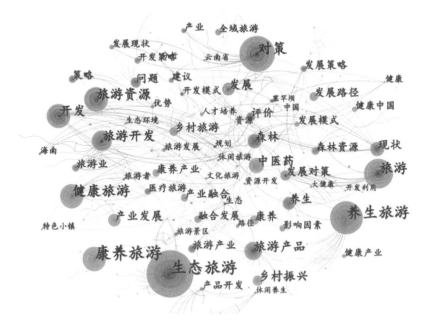

图3　中医药健康旅游学科重点研究主题

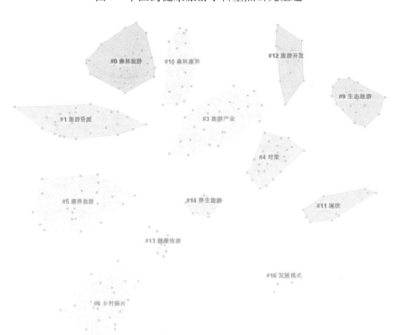

图4　中医药健康旅游学科主要研究区块

## 三、中医药健康旅游学科发展建议

### （一）顶层设计应统筹规划、协调各方、共谋发展

中医药健康旅游既是新学科又是融合性学科，需要多个主体的共同参与，从多学科融合学科体系化发展再到与产业对接融合这一协同联动体系的建立，离不开各机构、各学校、各企业的协调与合作，需要政府的统筹规划，建议由政府牵头，组织开展包括中医药院校、旅游院校、体育院校、中医药健康旅游企业、旅游局、中医药管理局等在内的圆桌会议，共商共议学科发展之路，统筹协调中医药健康旅游学科发展的各个环节与合作的具体事宜[9]。

### （二）独立设置"中医药健康旅游管理"专业

使中医药健康旅游不再隶属于其他大类专业，不只是作为一个研究方向而存在，而是遵循自己的发展规律而进行学科建设。推动具有不同学科优势的院校强强联合，建立院校合作机制，联合培养联合办学，融合各自特色，建设高水平学科。同时重视对多方面素质的培养，如旅游服务与管理知识、会展服务知识、中华传统文化和中医药理论知识、食品药理和营养学知识、理疗知识与技能、医疗护理知识技能、职业素养、数字素养等[10]。针对不同院校的办学基础、学科优势和对接的岗位来考虑课程设置时中医药、旅游、营销等专业的比重。在旅游院校为主导开设的专业中，以旅游和管理的课程为核心，融合中医药的课程知识，并辅以市场营销、新媒体的知识，在实践课的设置中增加医疗护理和急救技能实训；而中医药院校为主导开设的专业以中医药课程为核心，融合旅游管理的知识，同时辅以其他技能和实践。

### （三）专业定位以市场需求为导向，以满足广大人民的美好生活需求为宗旨

人们日益增长的美好生活需求和多元需求也对中医药健康旅游的服务提出了更高的要求，为了满足不同游客的需求，中医药健康旅游产业的服务可以分为侧重于观光、侧重于文化体验、侧重于美容保健、侧重于购物消费、侧重于

医疗服务、侧重于康复疗养、侧重于节庆体验、侧重于科普教育等 10 类细分类型[6]。院校在选择专业的具体定位时，可以首先选择面向规模较大的细分市场以及研究基础较好的领域来设立专业方向，例如中医药健康旅游文化体验方向、中医药健康旅游康养方向等，以此为基点持续精耕和不断拓展。

### （四）多中心发展，针对地区不同的资源和产业的不同发展方向而差异化的发展

根据当地不同资源条件，中医药健康旅游可以与文化资源、温泉资源、森林资源、特色小镇资源等结合，各地依托优势的自然资源、人文资源和产业现状，可选择最适合的产业发展模式，例如山西省五台山以佛教文化为依托发展中医药文化健康旅游，西藏羊八井温泉度假区依托温泉资源开发中医药温泉健康旅游，江西省月明山依托森林资源发展中医药森林健康旅游等，各地的中医药健康旅游学科发展也同样要以当地的优势资源为出发点，来选择最契合当地的人才培养的具体方向[11]。

### （五）校企联合办学提高就业率和市场适应性

以就业和适应产业发展为导向培养人才，建立"校企联合"办学培养、就业机制，以产业人才需求为目标，使人才培养适应产业发展，同时建立学校＋企业双导师机制，重视企业导师的授课，并增加实践课比重，让学生亲身参与企业的实践，进入旅游景区、基地顶岗实习，将理论知识运用到实践中去，对不同培养目标的学生提出不同的考核标准，例如以战略人才为培养目标的学生，通过实习期间的体验与感受，结合理论知识，对企业提出发展建议；以服务人才为培养目标的学生，通过游客与带教老师的评分来进行考核。与企业建立人才流通机制，实习考核通过的学生在毕业后定向加入中医药健康旅游相关企业工作。[12]把握人才发展方向，进行科学规划，建立战略培训体系，强化对学生的职业生涯管理，与企业一起构建职业生涯规划体系，强化职业生涯管理为学生指明职业发展方向，增强职业信念感和信心，通过校企紧密衔接，建立全过程、长效性的培养机制[8]。随着校企合作的不断深化，合作机制的不断完善，双方均能从中受益，从而进入正向反馈机制，进一步夯实人才培养的先进性、针对性和应用性[7]。

### （六）根据不同岗位对人才的需求，确立不同的人才培养目标

中医药健康旅游学科建设是一个系统性工程，需要职业院校与高等学校联动，构建多层次、全方位和立体化的人才供给体系。见表2，中医药健康旅游人才培养应充分考虑学科发展和地方需求，本科院校充分发挥高层次研究人才优势，以培养战略人才、精英人才、管理人才为目标，高职高专与培养高素质应用型一线服务人才为目标，对接地方和企业需求进行专业改革与建设，以培养应用型人才为目标，让学生毕业即能胜任工作，同时打造康养旅游专业群，为产业发展提供全方位支撑；中职院校以培养基层服务人员为目标，考虑到企业需求与高职院校的专业设置情况，做好同高职院校与企业的衔接与合作。同时，各院校之间应加强合作，打开人才学历晋升和能力提升的通道[9]。

**表2 中医药健康旅游学科人才培养类型**

| 人才类型 | 人才特点 |
| --- | --- |
| 复合型的专项人才 | 兼具多领域学科的知识与能力的T型人才，同时具备广博的知识面与较深的专业知识，为产业发展指明方向 |
| 创意性的服务人才 | 具有创新意识和能力，用于旅游产品的开发，比如养生保健类产品、文创产品等 |
| 品质生活型的劳动人才 | 理念与中医药健康旅游观念契合，既有专业知识，又有生活情趣 |
| 理念实践型人才 | 掌握扎实的交叉理论基础知识，并不断学习新的知识和观念，把理论知识运用到具体的旅游服务工作中 |
| 青春积累型人才 | 有高度的热情、良好的身体素质和精神活力，还要拥有不同领域的学习和工作经验，需要长期的学习与积累 |

### （七）人才培养遵循前瞻性、特色性、动态化的原则

从长远和宏观的角度考虑，吸收、借鉴医药旅游模式相对成熟国家的相关经验，并充分体现中医药的特色和优势，不断汲取中医药和旅游管理、市场营销等学科的新理论、新模式，不断优化和丰富学科建设和人才培养模式，站在学科前沿来培养有前瞻眼光、广阔视野和精细化技能的专业人才，跨专业、跨学科、跨院校合作协同育人[13]。

### （八）重视对学生的素质教育和创新能力培养

高素质人才不仅需要过硬的专业技能和广博的知识，也需要拥有复合能力

伍 研究教育篇

和职业素养。这要求学校在重视学生专业技能培训之外，也要重视对学生进行全人格的教育、专业素养的教育、因材施教的教育。新专业缺少可供参考的前人经验，学生易对专业归属与发展陷入迷茫，进行专业素养教育，首先是通过专家、企业的讲座来加深学生对专业的认知，其次是通过中医药技能竞赛、导游技能比赛、中医药旅游设计竞赛、企业顶岗实习、景区调研等竞赛与社会实践活动，提高学生的学习兴趣和专业本领。新专业的迅速发展和不确定性也对学生的创新能力、持续思考能力、与时俱进意识、终身学习意识提出了更高的要求，在学校阶段就应加强对学生创新创业能力和自主学习能力的培养，通过创新创业竞赛引导学生发现新问题和新机遇，通过自主学习思考，提出新的解决思路和优化方法。

在下一阶段，学科发展应重点培养国内中医药健康旅游的优秀教师，引进国外优秀健康旅游人才，建设"双师、融合型"教学团队，对接国际一流专业与课程。教师队伍建设既要立足本土又要具有国际视野，通过培养国内优秀教师和引进国外健康旅游的专家，引领学科发展，强化院校师资队伍。积极引进国外优质的教育资源，开发与国际先进标准对接的专业标准和课程体系，培养适应中医药健康旅游产业未来发展需要的国际化人才，培养一批兼具国际视野与家国情怀的专业过硬的中医药健康旅游教师队伍。同时注重不同学科背景的教师之间的交流与合作，组织培训旅游教师中医专业的知识与技能，也注重培养中医药专业教师的旅游规划与服务素养，着重努力培养一批兼具中医药知识技能与旅游素养的教师团队，让学科素养和思维方式相互渗透、有机融合，建立不同专业教师互相听课、共同研讨的机制，教师之间相互学习、一同发展。同时引入企业教师，与学校教师一起建立理论与实践的沟通桥梁，实现校企互兼互聘，优化师资队伍结构，实现团队的可持续发展，并具有一定的专业特色。

## 参考文献

[1] 蒋剑岚. 湖北养生旅游的开发研究 [D]. 武汉：武汉科技大学，2012.

[2] 王景明，王景和. 对发展中医药旅游的思考与探索 [J]. 经济问题探索，2000，21（08）：85-86.

［3］田广增．我国中医药旅游发展探析［J］．地域研究与开发，2005，24（6）：82 - 85.

［4］张群．在养生中体验旅游——中医药旅游开发探讨［J］．商业经济文荟，2006，23（4）：29 - 30.

［5］时洪洋，关月，陈磊，等．中医药文化旅游发展研究综述［J］．江西中医药大学学报，2022，34（01）：92 - 96.

［6］国家旅游局，国家中医药管理局．关于促进中医药健康旅游发展的指导意见［N］．中国中医药报，2015 - 11 - 26（003）.

［7］马波，杨荣斌，邓沂．中医药健康旅游专业人才培养探索与实践［J］．四川旅游学院学报，2019，31（01）：97 - 100.

［8］冯秀环，王佳俊．河北中医药健康旅游人才培养机制创新研究［J］．创新创业理论研究与实践，2022，5（11）：105 - 108.

［9］成宏峰，马兆兴．山西康养旅游人才供给体系构建研究［J］．太原学院学报（社会科学版），2018，19（02）：26 - 29 + 42.

［10］武芳名．文旅融合背景下的旅游人才培养模式探索——以中医药健康旅游为例［J］．旅游纵览，2022，35（02）：39 - 41 + 54.

［11］赵恒伯，张彪，吴海波，等．中医药康养旅游产业发展模式与路径探析［J/OL］．企业，2022（09）：156 - 163［2022 - 09 - 23］.DOI：10.13529/j. cnki. enterprise. economy. 2022.09.15.

［12］牧亮，姚东明．基于SWOT分析法的江西省中医药健康旅游人力资源开发研究［J］．中外企业家，2016，67（31）：132 - 133.

［13］刘溪辰．高职院校中医药文化旅游专业人才培养探索［J］．辽宁高职学报，2019，21（06）：109 - 112.

# HB. 21 中国中医药健康旅游人才培养现状与前景

杨　芳① 　谢丽香② 　雷善言③ 　刘金旭④ 　张玉杰⑤

**摘　要：** 中医药健康旅游作为中国传统医疗健康产业和旅游休闲产业融合发展的新业态，发展前景和市场需求对该行业的人才培养提出新的人才定位和要求。本报告以中国中医药健康旅游人才培养发展现状为主线，系统展开梳理了中国中医药健康旅游人才培养基础、范围和领域、发展优势和不足等方面情况，同时对人才培养需求和政策环境进行分析，并根据主要面临的挑战提出针对性的人才培养建议。在此基础上，报告分析了中国中医药健康旅游人才培养现状并对人才培养的发展前景进行了展望。

**关键词：** 中医药健康旅游；人才培养；发展前景

## 引言

据报道，2015 年中国中医药健康旅游行业的市场规模约为 946 亿元，

---

①　杨芳，医学博士，英国爱丁堡大学博士后，浙江中医药大学教授，博士生导师，主要研究方向为中医药卫生事业管理、中医药健康管理、中医药健康养老。

②　谢丽香，医学学士，浙江中医药大学人文与管理学院医养结合研究中心科研秘书，主要研究方向为中医药卫生事业管理、中医药健康管理。

③　雷善言，医学学士，浙江中医药大学校团委副书记（兼），主要研究方向为中西医结合临床、健康管理。

④　刘金旭，理学学士，浙江中医药大学人文与管理学院医养结合研究中心科研秘书，主要研究方向为老年护理、健康管理。

⑤　张玉杰，管理学硕士，浙江中医药大学人文与管理学院健康管理研究中心科研秘书，主要研究方向为中医药卫生事业管理、中医药健康管理。

2019年增长至约3132亿元，年复合增长率达34.8%，市场规模的扩张带来的是中医药健康旅游人才需求总量的攀升。虽然对中医药健康旅游相关人才培养领域，中国已对其进行了数年的探索并做出了一些努力，包括扩大人才培养规模、增加高校相关专业类别等，但是当前中医药健康旅游人才培养方面仍然存在许多问题，如人才就业意向偏低、高层次、复合型人才不足、对口师资力量薄弱等，亟须更多高水平有热情的年轻专业人才的培养。当前中国中医药健康旅游正进入全新的发展阶段，各地纷纷进行人才培养模式、体系的创新和研究，但是现阶段缺乏对于中医药健康旅游人才培养现状及其相关问题的深入探讨，包括人才培养的政策环境、范围和层次现状、市场需求、发展趋势等。因此，本报告通过梳理中国中医药健康旅游人才培养发展现状，分析总结目前存在的问题并提出相应的发展思路。

# 一、中国中医药健康旅游人才培养现状

## （一）中国中医药健康旅游人才培养体系

### 1. 中医药健康旅游人才培养基础

中医药健康旅游在旅游业转型升级以来，已经成为市场新业态，亟须专业人才的培养。中医药健康旅游人才培养的探索，最开始主要以旅行保健、旅游养生和旅游医学等方面的实践活动和研究为主，从2002年开始，中国国内中医药职业院校开设旅游保健人才培养课程，在课程体系中加入养生保健课程模块，结合中医药保健学科形成旅游管理专业人才新的培养方案，课程板块加入了旅游卫生保健知识和技术、急救知识和常规技能等课程，让学生了解健康旅游和保健知识[1]。国家为鼓励促进中医药健康旅游发展出台了一系列政策文件，例如2013年国务院颁发的《关于促进健康服务业发展的若干意见》文件中提出发展健康旅游工作任务，旅游保健培训活动的开设和旅游管理专业开始植入相关保健课程，以及国家颁发的一系列政策文件为中医药旅游人才培养奠定了基础。

全国中医药统计摘编显示，2019年全国高等中医药院校数及开设中医药专业的高等西医药院校、高等非医药院校机构数总共404所，而旅游专业在中国院校的开设，2017 年年末全国共有高等旅游院校及开设旅游专业的普通高等院校就已经达到 1694 所，相关的专业知识体系和专业师资队伍具有一定的教育基础。据国家旅游局和国家中医药管理局联合开展的一项 24 省（直辖市、自治区）中医药健康旅游现状调查显示，截至 2014 年全国就已经有 90 多个中医药博物馆、中医药企业开展了中医药健康服务，21 家中医药机构与旅游公司或旅行社签订[2]，2017 年国家旅游局确定了 15 家单位为首批国家中医药健康旅游示范区创建单位，多所高校有关中医药健康旅游专业的开设和中医药健康产业、旅游产业的发展优势也给中医药健康旅游带来了人才培养基础。

**2. 中医药健康旅游人才培养范围与领域**

中医药健康旅游其独特体验性、促进人们健康的本质要求从业人员在健康知识和旅游保健能力上不同于其他旅游从业人员，中医药健康旅游人才要求兼备中医药健康和旅游知识，掌握中医药健康旅游专业技能，综合素质良好，能够为社会公众带来健康和旅游价值，而兼备中医药健康文化和旅游管理知识的人才培养目标，要求形成创新性复合型人才。培养中医药健康旅游人才体现在不同学科领域，主要体现在旅游院校与医学院校之间的校际合作，实现学科和专业融合的跨院校深度协作，形成中医药健康旅游复合型人才培养模式。目前，全国范围内已有中医药院校率先开设了相关中医健康旅游方向的专业，例如成都中医药大学旅游管理专业（中医药文化方向），除了在旅游管理专业领域中，中医养生保健中也开设了中医养生旅游方向，培养中医药健康旅游人才也可建立学科专业的动态调整机制，在健康管理、旅游管理等学科领域中开设相关课程。

**3. 中医药健康旅游人才培养层次与类别**

（1）中医药健康旅游学历人才教育

目前，中医药健康旅游相关专业毕业的学生学历主要为专科学历，学制一般为 2～3 年，安徽中医药高等专科学校在 2016 年率先招生中医养生保健（中医养生旅游）方向学生，该方向属于医药卫生与健康服务专业大类中的健康服务与管理专业类，学制三年，从 2016 年到 2022 年已招生学生 5 届。开设该专业的专科院校还有成都中医药大学专科旅游管理专业、北京科技高级技术学校专科养生旅游专业（学制 2 年）等。许多本科院校没有开设中医药健康旅游专业，但一些管理学科专业的人才培养目标与中医药健康旅游人才培养目标有联系，例如北京中医药大学工商管理（大健康产业管理）专业，旨在培养适应健康中国战略的需要，系统掌握现代医学和中医药相关知识，培养复合型专业管理人才，其中提到医疗旅游专业人才的培养目标。在硕博培养中，有不同学科的研究生从事中医药健康旅游相关研究，查询学位论文库显示，旅游管理、公共管理、中医学、健康管理、人文地理学科等涉及中医药健康旅游研究领域，这类专业根据学校培养目标，分为了学术型和专业型研究生，学制 2～3 年。

（2）中医药健康旅游的继续教育

中医药健康旅游的继续教育由相关培训机构、旅游管理机构、中医药管理局、医疗机构单位、高校或专业委员会联合开展，以提升相关从业人员技能素养。如 2015 年三亚市中医院和三亚学院高校联合开展培训和储备中医药健康旅游人才，共计二百余人参加了中医药健康旅游培训活动的开课，开课内容包括了中医保健知识和技能、运行管理、礼仪接待等[3]。四川省为推动中医药健康旅游高质量发展，自 2020 年已经连续开展两届中医药健康旅游管理人才培训活动，由各市（州）的中医药相关部门、文化旅游行政管理部门有关领导和工作人员，中医药健康旅游企业负责人，局直属各单位相关工作负责人参加会议，每次参会 100 余人，旨在培养一批建设中医药健康旅游管理的高素质人才[4]。江苏省泰州市在 2017 年正式成立了中医药健康服务协会，并在 2021 年成立了泰州市中医药文化与健康旅游专业委员，该专业委员会组织开展中医药健康特色旅游、对全市中医药健康旅游机构开展技术指导，针对导游、讲解员进行中医药知识培训等方面的工作，从事中医药健康旅游工作者遵守《泰州市中医药文化与健康旅游行业自律公约和职业道德准则》。为进一步做好中医药健康旅游示范区创建工作，有些市区中医药管理部门对导游和讲解员开展了中医药健康知识培训，培训内容包括了中医基础理论、养生保健、中医药健康文化知识、参观中医药历史长廊、中医馆、中医博物馆等，中医药健康旅游的继续教育大多以相关部门主导开展对相关从事人员进行培训，行业里还未形成从业人员职业鉴定标准，但在导游证考试的"全国导游基础"板块中明确了中医中药的考点知识。

## 4. 中医药健康旅游人才院校培养概况

（1）中医药健康旅游相关专业院校建设

目前国内开设相关专业的高校有安徽中医药高等专科院校的中医养生保

伍
研究教育篇

健（中医养生旅游方向）专业、成都中医药大学旅游管理专业、北京科技高级技术学校养生旅游专业、甘肃中医药大学定西校区旅游服务与管理专业等，以及在大健康产业管理中涉及相关人才的培养，例如北京中医药大学大健康产业管理专业。大多以专科院校为主，旨在培养中医药健康旅游高素质人才，例如甘肃中医药大学定西校区（定西师专）的旅游服务与管理专业招生，重点培养学生旅游中医养生、旅行社业务运行和管理、中医文化传播、导游服务和中草药保健产品营销等能力，毕业学生要求考取导游资格证。

（2）中医药健康旅游相关课程体系建设

各个院校课程体系不一，基本上都以旅游管理和中医健康知识为基础展开，例如甘肃中医药大学定西校区的旅游服务与管理专业课程体系包括了理论课程（导游基础与务实、旅游英语、导游业务等）、实践课程（导游模拟、导游解说、英语口语、旅游服务礼仪等）和特色课程（中医养生、中医基础理论、中药学）；安徽中医药高等专科院校开设课程中把养生和旅游相互结合的课题，例如有养生旅游资源概论和养生旅游景区管理等。课程体系建设为学生就业方向建立基础，院校培养学生就业岗位有中医保健旅游服务、旅行社和管理部门及中医药文化宣传、产品介绍、导游、营销推广等相关工作岗位，职业发展前景上可考取全国导游资格证书、保健调理师等，在专业上，可取得中高级导游员等专业技术职称。

（3）中医药健康旅游实践教学建设

有些院校与企业之间已经达成学生实习、实训合作，一些企业和旅游局为学校学生实习、实训及就业搭建了良好的平台。实践教学建设工作也融入实践课程中，在旅游景区模拟导游工作、在相关部门主导下参与现场教学等，中医院校依托丰富的中医药教学资源，依托中医养生保健技术实训室（含中医智能诊断实验室、针灸推拿实训室等）、中草药基地和结合导游模拟实训室等进行教学实践。

## （二）中国中医药健康旅游人才培养特点

### 1. 中医药健康旅游人才培养发展特点

中医药健康旅游是旅游产业和中医健康文化产业融合的新业态，需要的复合型人才严重缺乏，现阶段中医药健康旅游人才培养的特点表现为人才培养还未形成完整的体系、院校培养人数少，以及继续教育培养也还未形成规范的职业鉴定标准方案。院校和相关培训机构对中医药健康旅游人才培养目标和培养方式处于萌芽阶段，培养数量和质量无法满足当前市场需求，中医药健康旅游人才培养体系的改革和发展进步空间较大。

**2. 中医药健康旅游人才培养发展优势**

中医药健康旅游行业作为新兴产业，形成了多类就业岗位，例如旅游管理部门、中医康养、健康服务等，该行业的就业岗位需求是人才培养的优势之一。现阶段的人才培养体系已经在中医和旅游相关专业建立了基础，以及国家大力推行中医药文化旅游发展和健康发展，为中医药健康旅游人才培养带来了发展优势。

**3. 中医药健康旅游人才培养存在不足**

（1）人才市场培养机制不完善

市场激发产业活力，人才市场培养机制的完善能够带动中医药健康旅游业的服务需求和供给水平。中医药健康旅游人才培养机制还不完善，相关专业的人才培养不能满足当前市场人才需求，中医药健康旅游相关岗位相对于其他热门行业岗位缺乏吸引力，并且中医药健康旅游服务业处于起步阶段，市场机制不完善也是导致培养人才体系不完善的原因之一。

（2）校企培养脱节

目前，中医药健康旅游产业多是依托中医药管理局、养生旅游示范基地、中医药健康旅游景区、中医药企业、旅游公司等多家单位联合发展，但对于人力资源开发这一方面，相互交流较少，教育投入和职业培训缺少一套适合中医药健康旅游人才的完善的职业教育体系和培训体系。大部分院校人才培养和企业之间缺乏合作，培养方案中缺乏面向企业的社会实践机会，院校培养体系与企业脱节。

（3）有效管理机制缺乏

中医药健康旅游人才供给和需求不平衡、人力资源开发方式单一、高素质人才缺乏流失等问题也会影响院校和培训机构人才培养，处于萌芽阶段的人才培养，还未形成有效的管理机制，没有完善的培训管理体系，院校虽有高素质的教师和规范的课程体系，但相比于其他学科专业建设，中医药健康旅游相关专业的管理机制仍然处于初步阶段。

伍　研究教育篇

## 二、中国中医药健康旅游人才培养需求与政策环境分析

（一）中国中医药健康旅游人才培养政策与环境

### 1. 中医药健康旅游相关政策

早在 2009 年中国就发布了《国务院关于加快发展旅游业的意见》，其中就指出：在未来我们需要设法将医疗健康融入旅游行业中，以推进产业的创新发展，这一高瞻远瞩的目标为如今中国传统中医药与旅游的融合提供了基础。近年来，为了促进中医药健康旅游进一步发展并提升行业的规范化水平，中国又相继发布了一系列的政策[5]，2014 年国家旅游局、国家中医药管理局首次正式建立合作关系并在北京签署了《关于推进中医药健康旅游发展的合作协议》，该协议的签署为各级旅游管理部门、行业和中医药部门、行业以及其他相关单位全面合作提供了政策保障。2015 年国家旅游局、国家中医药管理局又联合发布了《关于促进中医药健康旅游发展的指导意见》，意见强调了中国特色的中医药资源优势与旅游环境优势的可融合性并再次指出两者深度融合的必要性，同年国务院印发了《中医药健康服务发展规划（2015—2020 年）》，规划中明确了优秀的中医药旅游示范区成功建设为推动两者融合发展的可行性和有效性，主要目的是希望通过示范区的成功建设来提高中医药健康旅游的社会认知度，从而带动群众的消费；2016 年国务院印发了《中医药发展战略规划纲要（2016—2030 年）》，文件再次强调"中医药＋旅游"资源有机融合。2019 年中共中央国务院发布《关于促进中医药传承创新发展的意见》，明确了未来中国中医药发展的多项任务，随后其他省、市也相继对意见做出回应，共同为中医药健康旅游的向好发展提供因地制宜的政策支持。

### 2. 中医药健康旅游行业市场需求

在数量增多、力度增大且内容不断完善的政策支持下，中医药健康旅游等新业态已经在中国各地迅速发展起来。但因为各种原因，在部分区域中医药健康旅游还未发展起来，如安徽省实施的有关调查结果显示，当前中医药健康旅游的受众较少，知晓率、支持度和人们的参与热情都不高，且其受众大多数为有健康需求的老年群体，而年轻人往往对此缺乏兴趣[6]。不过从整体来看，在

中国居民生活水平提高，健康意识增强的大环境下，中医药健康旅游行业的市场需求在大方向上仍然是不断提升的，具有养生保健特色的中医药健康旅游会被越来越多的人所接受和喜爱。

### 3. 中医药健康旅游国际环境

近年来，随着中国综合国力不断增强，中医药健康旅游开始与国际接轨，引起了广泛的关注，甚至已经被列入了双边国家传统医药对话内容，足见中国对其的重视程度。目前国外一些地区已经开展了中医药健康旅游相关项目，如新加坡的许多医疗旅游机构所提供的中医药健康旅游服务，质量较高且以食疗为特色，因为目标人群配置强身健体、食用方便的药膳而深受喜爱；马来西亚视中医药为保障健康、战胜疾病的法宝，其国内有超过 3000 家中药店铺，许多马来西亚人都经历过中医药治疗，为了促进经济发展，近两年马来西亚政府指定了 40 余家私人医院，共超过 7000 张病床来积极推动包括中医药在内的医疗旅游项目；日本非常专注于研究和开发中国古典书籍中的方剂并尝试与其国内医疗旅游相融合；中国与菲律宾是近邻，且中医药的价格也与菲律宾国内的消费水平比较符合，因此菲律宾的中医药发展迅速，中医药健康旅游市场广阔。虽然当前中医药健康旅游已经向国际迈出了一小步，但是仍存在许多问题：中国缺乏在国际层面上的中医药健康旅游顶层设计规划、国外缺乏相应法律法规、监督机制和认证标准等许多问题亟待得到解决、补充和完善[7]。

## （二）中国中医药健康旅游人才需求调研分析

### 1. 中医药健康旅游人才就业现状

中国对于中医药健康旅游人才培养仍处于探索阶段，直到2015年，"中医养生保健"专业中才正式添加了"中医养生旅游"这一新方向，开设该专业的目的主要是其毕业生能够进入中医药健康旅游行业中就业。虽然中医药健康旅游也属于旅游行业的一种，但它与传统的旅游行业存在一定差异，中国传统的中医药文化资源是中医药健康旅游行业的主要旅游吸引物，因此中医药健康旅游有着非常丰富的内涵，除了普通旅游行业所涉及的领域外，还包括了中医药文化体验旅游、中医药养生康复旅游、中医药观光旅游等多种项目，需要各种不同专业的人才共同建设，其中医学背景的人才更是不可或缺的。一项对高职高专学校即将毕业的中医、中药、针灸推拿等不同专业的 600 余名学生进行的调查报告显示，"中医药健康旅游"的概念在学生认知上依旧处于"新行业"的范畴，约65%的学生不确定新行业的发展前途，约63%的学生认为自己当前所学专业与该行业不符，还有一些学生认为自己胜任不了该行业的相关工作。此外，中医药健康旅游文化知识和产业发展技能的产品设计、推广宣传等对口人才也存在较大缺口，中医药健康旅游对口人才的就业情况不容乐观[8]。

**2. 中医药健康旅游人才需求领域**

2015年，中国中医药健康旅游行业的市场规模约为946亿元，2019年增长至约3132亿元，年复合增长率达34.8%，市场规模的扩张带来的是中医药健康旅游人才需求总量的攀升。中医药健康旅游因其具有独特的"中医药＋旅游"体验性质以及专业的健康促进性质，就要求其主要的从业人员有别于普通的旅游从业人员，最主要和最显著的一点就是中医药健康旅游的从业人员需要具备较好的中医药和旅游管理及其他相关学科的综合的知识和技能，在纵向上具有高度的专业知识和见解，在横向上具有广博的常识经验和修养，这类复合型人才是当前我国中医药健康旅游行业最缺乏也是最需要的。此外，作为一种新兴行业，创新型人才也是该行业初期发展所不可或缺的，如何将中医药与旅游更好地融合，开发创新性的旅游保健装备、产品、服务等亦是该行业成功发展的关键。最后，中医药健康旅游本质上是旅游行业，属于服务业的一种，从业人员拥有良好的身体素质和语言表达能力、高度的热情和精神活力才能为游客提供高质量深层次的中医药健康旅游体验。

**3. 中医药健康旅游人才未来发展方向**

中医药健康旅游的市场需求仍然是未来中医药健康旅游人才的主要发展方向，以对口就业为目的，以专业能力提升为主线，不断扩展中医药健康旅游专业人才广度，包括中医药健康旅游、中医养生、旅游管理、康复护理、中药种植、创意研发和市场营销等；创新各专业的相互融合，不断加强专业人才的知识深度，助力中医药健康旅游行业的蓬勃发展。

（三）中国中医药健康旅游人才培养发展市场特征分析

**1. 中国人口健康和中医药健康旅游体系状况**

实施健康中国战略最关键的内容之一就是评价实施的效果，而科学评价的第一步则需要找到一个测量人口健康水平的指标，中国在2019年发布的《健康中国行动（2019—2030 年）》中提出了将"人口平均预期寿命"作为评价人口健康水平的核心指标，并将基期水平定为 76.7 岁，又提出了相应的目标值，到 2022 为 77.7 岁，2030 年为 79.0 岁[9]。

中医药健康旅游不仅是一次大胆的行业创新，也是一种全新的体系探索，是将旅游与我国传统中医药进行创新融合的行业，也是将中医观光旅游体验项目、度假休闲旅游衍生产品和中医药健康促进类的旅游产品等组成的全新旅游产品项目体系[10]，其核心是中医药特色的健康促进旅游产品，连接、带动、活化全盘旅游产品，分层分区地满足不同旅游者们多样化的中医药健康旅游服务需求，因其健康促进的目的和性质，将在提升人口平均预期寿命中发挥着不可或缺的补偿作用。

**2. 中医药健康旅游人才培养发展规模和潜力**

中医药健康旅游高水平人才资源的供给是产业持续高质量发展的有力保障。当前中医药健康旅游人才培养初具规模，其主要基地是我国的各个高等院校，主要专业仍以旅游管理专业为主并包括了处于初步发展阶段的中医药健康旅游相关专业。据统计，截至 2020 年年底，全国普通高校旅游管理专业本科毕业生规模为 38000～40000 人，截至 2022 年 4 月，全国 90% 以上的省级行政区，约四百多所高等院校已经开设了旅游管理专业。此外，为了满足人才培养的需要，《普通高等学校高等职业教育（专科）专业目录》（2015 年版），在中医养生保健专业中新增了中医养生旅游方向，为中医药健康旅游人才培养提供了新的土壤。虽然中医药健康旅游人才培养的数量和规模都在逐年增加，但是当前仍存在许多问题，首先，许多高校的课程设置与人才的培养目标未能完全匹配，缺乏中医药与旅游融合的课程，只是将中医药课程与旅游管理课程简单相加，且大部分为理论性的课程，技能层面的课程较少。其次，许多高校中医药健康旅游相关的师资结构有待优化，目前的高校教师中大多数为中医药专业或旅游管理专业的教师，很少有两者都具备的"双师型"教师，这也在一定程度上影响了对学生的教学效果。最后，许多高校的校企合作不够紧密甚至未有对口实践基地的支撑，学生们空有理论而无法通过相应的实践进行发挥和强化学习，学校无法真实有效地评估学生的学习效果。这些都是当前我国中医药健康旅游人才培养中亟待解决的问题[11]。

**3. 经济和社会环境对中医药健康旅游人才培养的影响和冲击**

当前中国经济发展进入新常态，既存在许多助推发展的重要战略机遇，也

伍 研究教育篇

面临着很多矛盾和风险挑战，尤其是 2019 年新冠肺炎疫情的暴发大大改变了我们的生活方式，如今已经进入了疫情防控常态化时代，人们的健康意识增强，怎样推动创新发展，保证和改善民生，促进全民健康和全面小康已经成为我国面临的一个不可回避的重大问题之一。此外，中国作为一个人口基数巨大的发展中国家，激烈的竞争导致失业人数增加，许多大学生也面临着毕业即失业的困扰，怎样促进社会公平就业，创造更多的岗位也是国家经济和社会发展的重中之重。最后也是最不可忽视的一点，就是中国甚至全世界都存在的大气污染、水污染、土壤污染等严重的环境问题，不仅破坏生态平衡，还能产生各种疾病协同损害我们的身体健康，如何改善环境，恢复和保护绿水青山，也是我们需要重视的问题。中医药健康旅游作为一种医疗和旅游结合的新兴行业，在帮助维持生态、促进人民健康和拉动就业方面都能提供良好的帮助，而人才的培养又是行业发展的关键，综上所述，在中国当前的经济和社会环境下，中医药健康旅游的人才培养大有可为。

# 三、中国中医药健康旅游人才培养前景与发展趋势

## （一）中国中医药健康旅游人才培养面临的挑战

### 1. 中医药健康旅游人才培养供需不匹配

（1）中医药健康旅游人才培养规模仍有待提升

中医药健康旅游属于新兴行业，目前行业人才需求与人才培养规模并不能匹配，中医药健康旅游人才仍较为匮乏。中医药健康旅游人才要求能够掌握中医学和旅游学相关知识及技能，但目前中医药健康旅游景区相关从业人员中，管理人员往往具备运营管理、统筹规划等基本技能，但大多缺乏中医药相关背景，难以将中医药文化与旅游服务有效融合，而中医药健康旅游导游服务人员基本具备旅游服务技能，但中医药相关知识的认知和掌握程度较低，且相关从业人员的针对性训练或继续教育也较为缺乏，相关培训教育体系有待完善。从院校教育来看，目前旅游院校与中医药院校间也并未建立起中医药健康旅游人才的培养渠道，人才培养规模难以得到有效提升，多方面原因致使真正符合行业要求的拥有中医药和旅游等多方面知识的专业复合型人才缺口较大。

（2）中医药健康旅游人才培养质量仍有待优化

与中医药健康旅游市场需求相比，目前我国中医药健康旅游人才培养质量也难以达到行业要求，从人才结构来看，人才学历结构、年龄结构、类别结构等方面较不合理，从具体能力来看，则主要表现在知识面较为单一、统筹管理能力不足、创新研发意识较为薄弱等方面。从人才学历结构来看，中医药健康旅游行业对于能够掌握旅游管理、中医药、市场营销知识、外语等方面知识和技能的高素质人才的需求较为迫切，而目前中医药健康旅游人才学历层次较低，主要以非中医药健康旅游专业的专科人才为主，研究生及以上高层次人才所占比例较低，人才学历结构问题在一定程度上成为中医药健康旅游行业发展的阻碍。

从人才年龄结构来看，中医药健康旅游人才主要以中老年为主，尤其是具有中医药相关背景的从业人员，主要以"老药工""老中医"等为主，人才队伍缺乏具备现代化、高素质的青年后备人才[12]，这可能会成为中医药健康旅游行业发展的潜在问题。从人才类别结构来看，目前中医药健康旅游人才类别较为单一，主要以服务型人才为主，创新研发人员、销售策划人员、运营管理人员、市场公关人员等技术型中医药健康旅游人才较为缺乏，而具备中医和旅游背景的研发、管理等方面复合型人才则更为匮乏，已成为行业发展的重大阻碍。

## 2. 中医药健康旅游人才培养体系尚不成熟

（1）中医药健康旅游人才培训和继续教育工作开展较少

目前政府及高等院校对于现有中医药健康旅游从业人员培训和继续教育的重视程度不足，相关工作开展较少，使得具备中医药知识的从业人员难以有效了解和掌握旅游行业相关知识技能，服务意识相对薄弱，而缺乏中医药知识的从业人员则也难以补齐相应短板。部分培训和继续教育工作开展程度较好的地区则往往会出现人员参与积极性不高、考核约束机制不完善等问题，致使培训或继续教育效果较差。目前相关人才培训和继续教育工作的开展难以有效提高行业从业人员的整体服务水平，难以为行业发展提供有效支撑。

（2）中医药健康旅游高校人才培养模式仍有待完善

对外合作交流不足。对外合作交流不足主要体现在校企之间、高校与政府职能部门间、校校之间、国际合作交流等方面较少。目前高等院校更加注重理论知识学习，院校人才培养与企业实践锻炼结合程度不高，部分院校甚至脱离实践教学培养，而部分校企合作人才培养模式由于保障机制不足、合作交流深入程度不够等因素，人才培养质量也难以满足行业人才需求。院校与政府职能部门间的交流不足则会致使高等院校难以把握行业发展和人才需求情况，对于人才培养的定位不够准确，难以充分发挥高等院校人才培养的实际效用。

师资力量较差。中医药健康旅游人才培养师资水平总体仍有待提高，缺乏同时具备中医药和旅游背景的师资力量，大部分教师并没有接受过系统、全面的中医药健康旅游专业知识教育，多为中医药知识体系完备但旅游业实际经验较为缺乏，或旅游业从业经验丰富但中医药知识技能水平较低的教师，且实际教学中更多强调理论学习，而忽视实践技能锻炼，这也在很大程度上影响着人才培养质量。

专业、课程设置有待优化。目前部分高校专业定位较为宽泛，对于行业发展所需人才岗位类型、综合素养、专业知识、专业技能等方面认知把握不够准确，学校自身专业优势没有得到充分利用，更多选择照搬典型学校专业定位、培养模式等，没有根据人才市场需求和自身实际进行准确定位和相应调整优化。同时实际教学内容相较行业发展较为滞后，难以准确把握专业前沿理论知识，且课程教学重复内容偏多，对于课程设置没有做到有效整合。

（3）中医药健康旅游人才培养政府参与度较低

政府职能部门在中医药健康旅游人才培养中参与程度不够，主要体现在对人才培养缺乏相应配套措施、政策的出台，如对人才培养缺乏科学、合理规划，且与高等院校、企事业单位沟通、协调能力不足，使得人才培养类别、能力要求等方面可能会出现一定偏差。而现有从业人员培训教育激励机制、评价机制等方面的缺陷则会使得人员参与主动性、培训效果受到一定影响。政府参与度较低还体现在相关行业规范制定的缺失，这不止会使中医药健康旅游从业人员招录呈现混乱局面，也会使得院校人才培养、培训目标较为模糊，难以按照行业标准、规范形成准确定位。

### （二）中国中医药健康旅游人才培养发展前景

#### 1. 中医药健康旅游人才培养发展预期

自2013年以来，国家高度重视中医药健康旅游发展，为促进行业发展已出台系列政策文件，并提出相关工作指标要求，如到2025年中医药健康旅游人数达到旅游总人数的5%，中医药健康旅游收入达5000亿元等[13]。与此同时，中国居民收入结构逐步趋于多元和优化，居民健康理念也在发生变化，传统旅游需求也正在被中医药健康旅游需求所替代，而发展中医药健康旅游对于传播传统中医药文化、提升居民健康素养、促进传统旅游业转型升级等诸多方面也具有积极影响。

国家政策出台、居民健康现实需求等使得我国中医药健康旅游行业迎来良好发展机遇，但同时也对支撑行业发展的相关从业人员在人才规模、质量等方面提出更高的要求。目前中国中医药健康旅游人才供需较不平衡，现有相关从业人员本身就无法满足行业发展需求，且中国中医药健康旅游人才培养仍处于起步阶段，仍存在培养目标定位不明确、人才培养模式尚不成熟等问题，中医药健康旅游人才培养迎来发展机遇的同时，人才培养也面临着诸多压力与挑战。

**2. 中医药健康旅游人才培养国际合作与发展**

目前中国中医药健康旅游人才培养处于初期阶段，人才培养国际合作与交流仍较不成熟，仅有部分地区依靠自身区域优势、经济基础等开始初步尝试，如三亚利用区域地理和自由贸易港重要的政策优势，与泰国、新加坡等东南亚老牌健康旅游强国探索高端人才的国际化联合培养[14]；部分地区对接国外专业人才培养标准，通过引进中医药健康旅游领域高层次人才和国外健康旅游课程资源[15]，积极提升专业师资教学能力，同时部分地区积极学习英国、新加坡、意大利等国家职业培训证书制度[16]，相关从业人员须持有职业资格证书和定期的职业培训证书，才能在行业领域开展相应工作内容。

**（三）中国中医药健康旅游人才培养发展思路**

**1. 完善中医药健康旅游人才培养政策**

激励机制方面，政府要积极出台相应激励政策，鼓励社会各层次办学资源创建相关培训机构和企业，开展中医药健康旅游人员培训，相应单位可享受税收优惠制度。同时加大对高等院校的扶持力度，鼓励院校开设中医药健康旅游相关专业，开展继续教育或短期培训，参加培训相关从业人员则可在岗位补贴、从业资格、职称评定等方面享受一定优待，充分调动各主体在人才培养中的积极性和主动性。

人才培养规划方面，行政部门应坚持市场导向，依据中医药健康旅游市场所反映出的人才需求情况，在充分了解地区人力资源总体概况的基础上，明确地区中医药健康旅游人才培养的具体态势，科学、合理制订中医药健康旅游人才培养方案。行业准则规范制定方面，要结合地区具体实际，建立健全中医药健康旅游行业准则规范，为中医药健康旅游人才培养目标制定明确标准[17]。

**2. 完善中医药健康旅游人才培养体系**

（1）明确中医药健康旅游人才培养目标

中医药健康旅游人才培养目标的制定要以中医药健康旅游市场需求为导向，以现有人才培养模式为基础，以综合能力培养为主线，突出中医药健康旅游特色，结合各地区、各院校自身区域环境、专业优势、师资力量等方面，明确可行、精准的中医药健康旅游人才培养目标，培养出具有服务意识、责任心、同理心等综合素养，能够熟练掌握中医药学、现代旅游管理、市场营销学等方面知识、技能、方法，具备解决问题、沟通协调、学习发展等基本技能，具有旅游指导、策划销售等专业技能的高素质服务型和技能型中医药健康旅游人才，尽可能满足中医药健康旅游行业发展的全方位人才需求。

（2）丰富中医药健康旅游人才培养层次与类别

人才培养内容方面，培养内容应涵盖旅游管理、中医药学、市场营销等多学科知识，覆盖公共课程与专业课程、医学类与管理类、理论课程与实践操作等多层次知识，为业务技术和能力的提升奠定坚实的理论基础。人才培养方式方面，要通过院校教育、培训或继续教育、国际交流等多种形式开展中医药健康旅游人才培养培训，如高等院校可通过校际、校企深度合作充分发挥资源协同优势，加大人才培养力度，同时可通过短期培训教育、继续教育、讲座论坛等形式针对现有从业人员进行培训，建立起多元化的培训方案。人才培养层次方面，要针对职业教育、本科、研究生教育不同层级人才制定不同培养目标，建立不同人才培养模式，本科和研究生教育重点培养技术人才和管理人才，而职业教育培养重心则放在服务型人才，以搭建起多层次人才培养体系。

（3）建立中医药健康旅游人才培养管理机构

要在国家和地区层面成立相应管理机构，由旅游行政部门牵头，卫生、教育行政部门、高等院校、相关企业共同参与，统筹规划中医药健康旅游人才培养。相关管理机构要加强引导，鼓励校校间、院校与企业间加强人才培养合作与交流，共享培养资源，将院校育人优势与企业平台实践优势充分结合。同时要加强中医药健康旅游人才培养监督管理，依据科学、合理的监督考核标准和人才培养质量要求，全面、客观对人才培养具体实际予以准确评估，并督促相应机构针对监督管理结果进行及时调整，充分发挥管理机构在人才培养中的组织协调作用。

（4）鼓励高等院校建设中医药健康旅游新兴专业

要充分发挥高等院校人才培养主阵地作用，鼓励高等院校开设中医药健康旅游专业，同时要依据具体实际人才需求和学科特点，遵循课程设置的先进性、灵活性、全面性，聚焦专业基础知识、实践技能等，构建符合人才培养要求、课程设置系统完备的授课体系。要积极吸纳中医院校、中医药科研机构等相关专业人才进入中医药健康旅游师资队伍，加强国外相关优秀人才引入力度，或者通过院校间共享师资，以及中医药类和旅游类院校教师联合授课等形式，尽可能提升师资力量，扩大专业教师队伍，以保证人才培养目标的实现。

（5）积极构建从业人员职业技能培训与鉴定体系

中医药健康旅游人才培养要在重视院校教育的同时，加强从业人员培训教育，要以提升从业人员职业技能为宗旨，参照康养型酒店、中医药旅游景区等[18]，依托院校建立标准、规范的中医药健康旅游教学场景，将职业技能培训与职业等级认定相挂钩，鼓励相关从业人员积极参与技能培训教育，并在培训过程中结合相应考评规范对从业人员培训情况予以考核鉴定，以提升中医药健康旅游行业从业人员总体服务能力。

**3. 推动中医药健康旅游人才培养模式创新**

要探索尝试中医药健康旅游人才培养模式创新，可通过建立"校企联合办学就业"培养模式，院校与企业根据企业用人需求，共同制订人才培养目标及具体培养方案，由院校负责中医药文化、旅游管理学等理论知识教授，企业负责提供多层次、多形式实训平台，负责学生实践技能操作教学，实现院校与企业、教师队伍与行业队伍的共通融合。同时院校可依据学生实践反馈信息，对培养方案予以调整修订，院校学生毕业后也可优先选择到相应企业进行工作，促进人才协同培养机制的建立与完善。

# 参考文献

[1] 马波、杨荣斌、邓沂. 中医药健康旅游专业人才培养探索与实践［J］. 四川

伍 研究教育篇

旅游学院学报，2019，（01）：97 - 100.

［2］孟晓伟，姚东明，胡振宇. 中医药健康旅游发展现状与对策研究［J］. 江西中医药大学学报，2018，30（01）：96 - 99.

［3］国家中医药管理局. 三亚市中医院携手高校培训和储备中医药健康旅游人才［EB/OL］（2015 - 11 - 30）［2022 - 9 - 15］，http：//www. satcm. gov. cn/guohesi/gongzuodongtai/2018 - 03 - 24/3633. html.

［4］四川省中医药管理局. 四川省中医药健康旅游管理人才培训开班［EB/OL］（2020 - 9 - 11）［2022 - 9 - 15］，http：//sctcm. sc. gov. cn/sctcm/gzdt/2020/9/11/e9c008ff3ed04fe2986fa29d5ad8ca5b. shtml.

［5］张馨心，杨逢柱，刘宁，等. 中医药国际健康旅游发展的法律问题探讨［J］. 世界中医药，2020，15（01）：120 - 124.

［6］邰蕾蕾，沈思瑜，荆巧玉. 安徽中医药文化与健康旅游融合现状及发展路径研究［J］. 安徽理工大学学报（社会科学版），2022，24（01）：38 - 44.

［7］怀文惠，张长安，于晟懿，等. 国际视角下中国东北地区中医药健康旅游发展研究［J］. 旅游纵览（下半月），2018（24）：33 - 35.

［8］张院宝，张尹，赵云龙，等. 健康旅游产业背景下高职高专中医药人才模式的构建［J］. 中国中医药现代远程教育，2020，18（01）：155 - 157.

［9］乔晓春. 人口健康水平综合测算和健康测量［J］. 人口与社会，2022，38（02）：1 - 16.

［10］杨荣斌，邓沂，马波，等. 基于示范区创建的区域中医药健康旅游产品体系构建——以安徽省金寨县为例［J］. 四川旅游学院学报，2021（05）：24 - 28.

［11］刘佼. 成都中医药大学中医养生旅游人才培养模式探析［J］. 当代教育实践与教学研究，2019（04）：151 - 152 + 166.

［12］王亚飞，赵建磊，于欢，等. 浙江省中医药健康旅游现状及发展对策研究［J］. 中国中医药现代远程教育，2020，18（22）：130 - 133.

［13］赵维婷.《关于促进中医药健康旅游发展的指导意见》发布［J］. 中医药管理杂志，2015（24）：88.

［14］王亦飞. 三亚市中医药健康旅游发展策略研究［D］. 海口：海南师范大学，2021.

［15］孟晓伟，姚东明，胡振宇. 中医药健康旅游发展现状与对策研究［J］. 江西中医药大学学报，2018，30（01）：96 - 99.

［16］樊洁. 新疆旅游人力资源开发研究［D］. 乌鲁木齐：新疆师范大学，2007.

伍 研究教育篇

［17］陈佩佩，王思民．中医药健康旅游创新型高端人才培养方案研究［J］．中国保健营养，2019，29（26）：5 - 6.

［18］武芳名．文旅融合背景下的旅游人才培养模式探索——以中医药健康旅游为例［J］．旅游纵览，2022（02）：39 - 41 + 54.

# HB. 22 基于 CiteSpace 的中医药健康旅游研究热点与趋势的可视化分析

杨 硕① 李 芹② 陈 琦③

**摘 要**：目的：通过对近 20 年中医药健康旅游领域研究的分析，总结该领域研究热点及发展趋势。方法：检索中国知网（CNKI）等数据库中的相关文献，利用 CiteSpace 对发表文献的作者、研究机构和关键词进行图谱绘制并分析。结果：作者合作图共有 189 位作者被纳入，研究机构合作图中纳入 114 所机构，关键词共现图中纳入 214 个关键词，其中康养旅游、中医药文化产业成为新兴研究热点。结论：还在不断地发展与完善，但机构之间合作不够紧密，合作强度仍需增强。

**关键词**：CiteSpace；中医药产业；中医药健康旅游

## 引言

随着中国居民生活水平不断提高，人们对生活质量的要求也日益提高，越来越多的人注重健康管理，追求健康的生活方式，健康不仅是指人的机体没有疾病，体格强健，更是指人的生理和心理各个方面都处于良好的状态。而旅游有益于人的身心健康，融入中医元素的健康旅游将成为旅游业发展的

① 杨硕，医学博士，中国中医科学院中医药信息研究所副研究员，研究方向：中医药数字化研究、中医药循证知识表达和知识组织。

② 李芹，医学学士，中国中医科学院中医药信息研究所，研究方向：中医药数字化研究、中医药循证知识表达和知识组织。

③ 陈琦，理学学士，中国中医科学院中医药信息研究所，研究方向：中医药数字化研究、中医药循证知识表达和知识组织。

新趋势。

国家已陆续出台了相关政府文件，引导中医药健康旅游的发展方向。如2014 年 2 月国家旅游局、国家中医药管理局联合印发《国家旅游局和国家中医药管理局关于推进中医药健康旅游发展的合作协议》的通知；2015 年 4 月，国务院办公厅出台《中医药健康服务发展规划（2015—2020 年)》，提出培育发展中医药文化和健康旅游产业；2015 年 8 月国务院在《关于进一步促进旅游投资和消费的若干意见》中提出：积极发展中医药健康旅游，推出一批以中医药文化传播为主题，集中医药康复理疗、养生保健、文化体验于一体的中医药健康旅游示范产品等。同年 11 月，国家旅游局、国家中医药管理局联合下发《关于促进中医药健康旅游发展的指导意见》提出开发中医药健康旅游产品、打造中医药健康旅游品牌、壮大中医药健康旅游产业、开拓中医药健康旅游市场、创新中医药健康旅游发展模式、培养中医药健康旅游人才队伍、完善中医药健康旅游公共服务、促进中医药健康旅游可持续发展等八个重点任务。2016 年，国务院出台了《中医药发展战略规划纲要（2016—2030 年)》（以下简称《纲要》)，《纲要》强调，发展中医药健康旅游服务。推动中医药健康服务与旅游产业有机融合，发展以中医药文化传播和体验为主题，融中医疗养、康复、养生、文化传播、商务会展、中药材科考与旅游于一体的中医药健康旅游；同年国家中医药管理局、国家旅游局联合印发《关于开展国家中医药健康旅游示范区（基地、项目）创建工作的通知》，提出促进中医药和旅游融合发展，提高中医药健康旅游的影响力与辐射力。在国家和各级地方政府的大力推动下，中医药健康旅游得到了蓬勃发展。

近年来，国内外发表了相关的科学文献，阐述并分析了中医药健康旅游的思路、热点和趋势等。本文拟采用可视化分析方法对近年来的文献进行归纳分析。CiteSpace[1]是美国陈超美教授开发的一款信息可视化应用软件，其功能是对科学文献数据进行计量和分析，并对其进行知识图谱的绘制，从而确定某一科学领域的热点研究和前沿方向[2]。该软件目前已经广泛应用于国内外各大专业领域，并已成为中国科学计量学家普遍使用的新开发工具，但在中医药领域的实际运用却很少[3]。因此，本文旨在利用 CiteSpace 软件描述中医药健康旅游的发展趋势和研究热点，为中医药健康旅游的进一步研究提供参考。

伍 研究教育篇

# 一、资料与方法

## （一）数据来源和检索策略

检索中国知网（CNKI）、万方数据库（Wanfang）、维普数据库（Vip Database）、中国生物医学文献数据库（CBM），以"中医药健康旅游""中医药康养旅游"和"中医药医疗旅游"为主题词，选择"精确"为检索条件，检索中国知网"中医学""中西医结合学""中药学"学科下包含中文文章，检索时间为2000年1月1日—2022年1月1日，共检索到448篇文献，检索万方、维普、中国生物医学文献数据库，选择学科分类为"中国医学"，分别得到文献118篇、81篇、64篇，将检索出的文献全部以Note Express格式导出。

## （二）纳排标准

纳入标准：符合主要研究内容为"中医药健康旅游"，且公开发表的学术期刊论文、硕/博学位论文。

排除标准：①重复文献；②和研究主题不相关的文献；③会议、专利、报纸和成果等文献；④基本信息不全、研究结果数据不完整的文献。

## （三）文献筛选和数据处理

将导入Note Express 3.6的文献进行合并、查重后，人工将题录信息逐一进行检查、规范和完善、对缺项进行补充，单位统一（如同一大学不同学院或同一医院的不同科室均以此大学/医院名称进行统一），最终纳入文献171篇，将文献以RefWorks格式导出，运用CiteSpace 5.7R1软件，将导出的数据进行转换，最终将处理好的数据保存到以data命名的文件夹中，开始对纳入的171篇有效文献进行分析，绘制"中医药健康旅游"的知识图谱。

## （四）相关参数设置

时间跨度为2000年1月—2022年1月，时间切片设置为"1"年。节点类型分别选择作者、机构和关键词，调整设置"Top N = 50""Top N% =

20%"（机构 Top N% 选择 20%），算法和可视化应用选择寻径（Pathfinder）、修剪切片网络（Pruning sliced networks）和修剪合并网络（pruning the merged networks），余参数均为软件默认值。

## 二、结果

### （一）发文量

对纳入的近 20 年左右的文献进行年发文量统计，总体来看呈上升趋势，如图 1 所示。2000—2006 年几乎没有中医药健康旅游的相关文献发表，此阶段尚未提出中医药健康旅游的相关政策。第二个阶段为 2007—2013 年，发文量开始有所增加，但增加较为缓慢，年发文量维持在 1~3 篇。2014—2017 年为第三阶段，发文量剧增，发文量首次超过 20 篇达到 35 篇，这主要得益于国务院 2014 年出台的《关于促进旅游业改革发展的若干意见》，"中医药健康旅游"正式进入大众视野。2015 年 4 月，国务院办公厅出台《中医药健康服务发展规划 (2015—2020 年)》首次明确提出培育发展中医药文化和健康旅游产业，发展中医药健康旅游[4]。并在 2016 年 3 月国务院出台了《中医药发展战略规划纲要 (2016—2030 年)》（国发〔2016〕15 号），明确将中医药健康旅游服务纳入规划纲要并作为重点任务之一[5]。2018—2022 年，除 2018 年（21 篇）和 2019（18 篇）年发文趋势出现轻微的回落，其余年份均保持在 25 篇以上，见图 1。

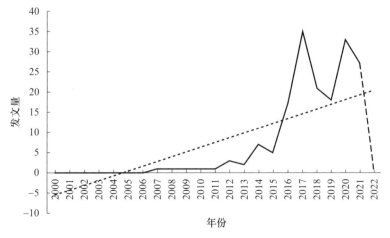

图 1　发文量年度趋势图

### （二）作者与团队

作者合作网络图谱（图2）中，$N=189$，$E=163$，$Destiny=0.0092$，每个节点代表一位作者，节点之间的连线代表作者之间有合作联系。共纳入189位作者，出现163条合作连线，网络密度为0.0092，中医药健康旅游研究虽多，但是研究成果较为分散，此研究领域的作者之间联系并不十分紧密。图中显示的人名为发文量≥3，发文量前十位的作者见表1。发文量最高的为5篇，可计算出按照普莱斯定律[6]：$N=0.749\sqrt{M_{max}}$（$N$为核心作者最低发文量，$M_{max}$为作者最高发文量），计算出核心作者的最低发文量，本文$M=1.67$。$N$取整数，将发文量达到2即确定为该领域的核心作者。核心作者之间形成的研究团队主要有4个，但各团队合作并不紧密。

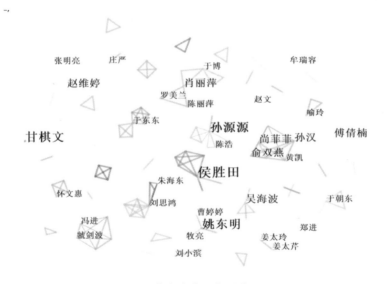

图2　作者合作网络图谱

通过查阅文献可知，以侯胜田为代表的研究团队主要是针对健康产业、中医药服务贸易与医疗旅游、健康产业，并对中医药服务贸易阻碍因素及发展策略进行了探讨[7]；以陈浩[8]、孙源源[9]为代表的研究团队基于"一带一路"倡议背景下对江苏省中医药健康旅游发展机遇及挑战等进行分析，提出江苏省中医药健康旅游探索了可行的发展策略；以尚菲菲、俞双燕、孙汉、黄凯等为代表的研究团队主要对中医药健康旅游发展进行了综述[10]和互联网推广设想[11]，并以江西省为例，对中医药健康旅游的标准化进行了研究[12]；以姚东明、曹婷婷为代表的研究团队基于中医药健康旅游的发展现状，提出养生旅游兼顾文化旅游，以"互联网＋"为发展手段，以实地旅游结合虚拟旅游为发展途径，探索了新的中医药健康旅游发展模式[13]。但图谱也显示出目前影响力较大的作者和研究团队尚未形成，今后需要加强各区域的作者与团队的联系，为中医药健康旅游的发展策略做出更深入的研究，见图2和表1。

表1　作者发文数量表

| 序号 | 起始时间 | 作者 | 发文数量 | 作者机构 |
| --- | --- | --- | --- | --- |
| 1 | 2013 | 侯胜田 | 5 | 北京中医药大学 |
| 2 | 2018 | 孙源源 | 4 | 南京中医药大学 |
| 3 | 2016 | 姚东明 | 4 | 江西中医药大学 |
| 4 | 2017 | 甘棋文 | 4 | 广西大学 |
| 5 | 2015 | 俞双燕 | 3 | 江西中医药大学 |
| 6 | 2017 | 孙汉 | 3 | 江西中医药大学 |
| 7 | 2017 | 吴海波 | 3 | 江西中医药大学 |
| 8 | 2016 | 肖丽萍 | 3 | 云南中医药大学 |
| 9 | 2020 | 傅倩楠 | 3 | 桂林理工大学 |
| 10 | 2017 | 尚菲菲 | 3 | 江西中医药大学 |

## （三）研究机构

文献中体现的机构合作关系分析图，可显示出在某一领域的研发力量组合情况。机构合作网络图谱（图3）中共形成了114个节点，110条连线，网络密度为0.171，每个节点代表一个研究机构，节点之间的连线代表机构间的合作。

本文取发文量前十的科研机构，提示江西、北京、安徽、云南、四川、南京等地区在中医药健康旅游开展的研究较多。机构分别是江西中医药大学（16篇）、北京中医药大学（13篇）、安徽中医药大学（8篇）、云南中医药大学（6篇）、南京中医药大学（4篇）、成都中医药大学（4篇）、中国中医科学院（4篇）、南宁市旅游发展委员会（3篇）、山东中医药大学（3篇）、长春中医药大学（3篇），详见表2。

在机构网络图谱中，各个地区对于中医药健康旅游均有关注，其中以江西和北京地区机构间的合作较为密切。根据图谱，节点较大的是江西中医药大

伍　研究教育篇

学、北京中医药大学。总体而言，各个研究机构较为独立。其中关注时间较早的机构是北京地区（2013）。

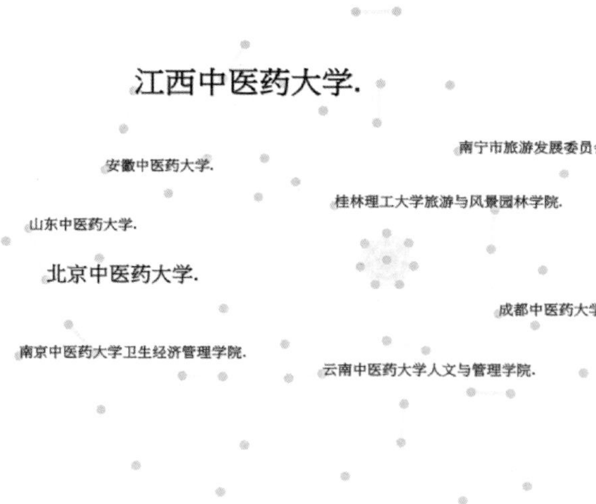

图 3　研究机构合作网络图

表 2　研究机构发文数量排名前十位

| 起始时间 | 发文数量 | 研究机构 | 起始时间 | 发文数量 | 研究机构 |
|---|---|---|---|---|---|
| 2016 | 16 | 江西中医药大学 | 2017 | 4 | 成都中医药大学 |
| 2013 | 13 | 北京中医药大学 | 2013 | 4 | 中国中医科学院 |
| 2015 | 8 | 安徽中医药大学 | 2017 | 3 | 南宁市旅游发展委员会 |
| 2016 | 6 | 云南中医药大学 | 2018 | 3 | 山东中医药大学 |
| 2019 | 4 | 南京中医药大学 | 2018 | 3 | 长春中医药大学 |

## （四）研究内容与热点

### 1. 关键词共现分析

关键词是一篇文献的作者主观内容的核心提取点，因此一个研究领域某个时间段的高频关键词群可以反映该领域的研究热点和发展趋势。在关键词共现图（图 4）中，共有 214 个节点，332 条连线构成，网络密度为 0.0146，每个节点代表一个关键词，节点之间的联系表示二者之间的共现关系，连线的粗细表示共现次数的多少。边线颜色越接近于暖色，证明时间越贴近于当下，越偏向冷色则越为久远。中心度和词频均可视为关键词的评价属性，二者属性越高，则表示该节点所代表的内容越受到重视（如图4所示）。

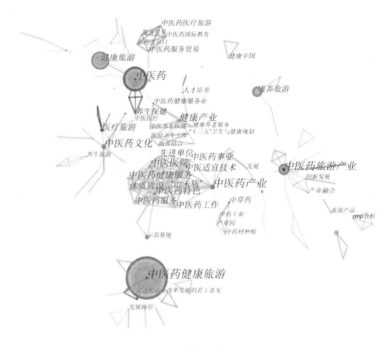

图4 关键词共现图

从图4和表3可见，关键词出现频次超过10次的分别为：中医药健康旅游（72）、中医药（40）、健康旅游（31）、康养旅游（18）、中医药旅游产业（17）、旅游业（9）、医疗旅游（8）、中医药文化（7）、中医药产业（5）、旅游资源（5）。一般以中介中心性≥0.1[14]为标准评价该网络节点的重要性。结合高频关键词和中介中心性，可以发现中医药、中医药健康旅游、中医药旅游产业、中医药文化、中医药产业为中医药健康旅游的研究高频主题词。

表3 中医药健康旅游文献的高频关键词和中介中心性

| No. | 起始时间 | 关键词 | 频次 | 中介中心性 |
| --- | --- | --- | --- | --- |
| 1 | 2016 | 中医药健康旅游 | 72 | 0.47 |
| 2 | 2007 | 中医药 | 40 | 0.64 |
| 3 | 2016 | 健康旅游 | 31 | 0.19 |
| 4 | 2017 | 康养旅游 | 18 | 0.11 |
| 5 | 2012 | 中医药旅游产业 | 17 | 0.53 |
| 6 | 2012 | 旅游业 | 9 | 0.05 |

伍 研究教育篇

续表

| No. | 起始时间 | 关键词 | 频次 | 中介中心性 |
|---|---|---|---|---|
| 7 | 2012 | 医疗旅游 | 8 | 0.11 |
| 8 | 2011 | 中医药文化 | 7 | 0.27 |
| 9 | 2018 | 中医药产业 | 5 | 0.62 |
| 10 | 2007 | 旅游资源 | 5 | 0.05 |

### 2. 关键词聚类分析

在关键词共现的基础上对关键词进行聚类分析，并形成时间线视图，共形成节点 214 个，连线 332 条，网络密度为 0.0146，模块聚类值（$Q$ 值）＝ 0.8069，平均轮廓值（$S$ 值）＝ 0.5899。$Q > 0.3$ 表明聚类是有效的，$S > 0.7$ 说明聚类是合理可信的[15]。经过聚类分析得到的研究重点分别是中医药健康旅游、中医药旅游产业、中医药、产业链、中医药产业、健康中国、健康产业、RMP 分析、旅游产品开发、劣势、影响因素，详见表 4。在时间线图中展现了每个关键词聚类的时间跨度以及之间的联系，可以清晰地了解到中医药健康旅游研究领域的研究热点演化的过程，如图 5 所示。时间跨度越长，则代表研究该关键词聚类时间早且持续性较长。

表 4    关键词聚类分析

| 聚类号 | 节点数 | 轮廓值 | 时间 | 聚类标签 | 关键词 |
|---|---|---|---|---|---|
| 0 | 28 | 1 | 2016 | 中医药健康旅游 | 中医药健康旅游；中药资源；旅游开发；旅游服务合同；医疗服务合同；人地关系；全域旅游；乡村旅游等 |
| 1 | 22 | 1 | 2017 | 中医药旅游产业 | 中医药旅游产业；创新发展；产业融合；新民就动能转换；中医药健康；中医药文化旅游；国际传播 |
| 2 | 20 | 0.955 | 2017 | 中医药 | 健康旅游；人才培养机制；国际健康旅游；法律问题；制约因素；国际化发展；养生保健；政策措施；医疗服务 |
| 3 | 20 | 0.915 | 2015 | 产业链 | 中医药文化；康养旅游；发展模式；中药养生等 |
| 4 | 17 | 0.97 | 2018 | 中医药产业 | 先进单位；中医适宜技术；中医医院；治未病；医药健康；中医药特色；中药材市场；繁育基地；现代中药等 |
| 5 | 16 | 0.942 | 2018 | 健康中国 | 中医药养生；健康中国；旅游产品开发；旅游目的地；康养研学旅游 |

续表

| 聚类号 | 节点数 | 轮廓值 | 时间 | 聚类标签 | 关键词 |
|---|---|---|---|---|---|
| 6 | 14 | 0.936 | 2017 | 健康产业 | 城乡居民大病保险；健康服务业；城乡居民医保；中医药健康旅游；医疗卫生工作等 |
| 7 | 9 | 0.936 | 2015 | RMP 分析 | 中医药健康旅游；RMP 分析；产品谱系；路线设计，健康旅游；中医药；健康中国等 |
| 8 | 8 | 0.976 | 2016 | 旅游产品开发 | 中医药服务；中医药健康旅游；养生；乡村旅游；康养旅游景观设计等 |
| 9 | 8 | 0.968 | 2015 | 劣势 | 中医药；健康旅游；旅游资源；优势；劣势；产业链等 |
| 10 | 7 | 0.971 | 2019 | 影响因素 | 康养旅游；影响因素；大健康时代；高质量发展；网络数据；中医药等 |

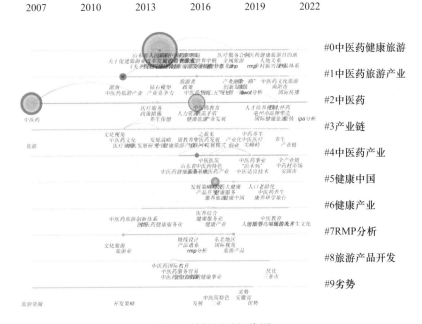

图 5　关键词时间线图

对形成的聚类结合相关进行人工分类，可以分为基础理论研究、中医药健康旅游的开发研究和推广研究三个大类。

中医药健康旅游基础理论研究为第一类，聚类号包含#0、#2、#5。在中药资源、专业人才和法律法规等方面进行了研究。陈佩佩[16]等系统阐述了中医药健康旅游高端人才的培养现状，鲍鹏[17]、武芳名[18]对人才培养机制和模式进行了探索研究。中医药健康旅游的开发研究为第二类，聚类号有#1、#3、#4、#6、#7、#8。人们的健康意识随着生活水平的提高也逐步增强，中医药与旅游两大产业融合发展的趋势势不可当，研究者对中医药健康旅游产业产品开发、发展模式和发展战略进行了研究。刘秋兰[19]对岭南地区的中医药健康旅游发展模式进了探索；曹婷婷和姚东明[20]针对江西发展中医药健康旅游提出了相应的发展模式和对策。第三类为推广研究#9、#10，袁琪[21]对安徽省发展中医药健康旅游的优势进行了思考和浅析；吴海波等[22]以江西为例，分析中医药养生旅游发展的优势和不足；体制性不完善、相关产业区域集群化程度不高、缺乏产业特色知名品牌以及高端专业人才的匮乏是目前影响我国中医药健康旅游专业发展的几大因素[23]。

**3. 关键词突现分析**

关键词突现可以用过了解某一时间段内该研究领域的热点与重点，从而把握研究的方向。利用 CiteSpace 软件中的 Burst－ness 功能，以时间跨度为 1 年对中医药健康领域的关键词进行突现分析，根据关键词突现图谱（图6），发现在中医药健康率旅游领域的研究中，早期 2014 年之前热点为"医疗旅游""中医药旅游产业"。中期（2016—2020 年）热点是"健康旅游"和"示范基地"等，可能是由于国务院制定了《中医药发展战略规划纲要（2016—2030年)》[24]，国家旅游局和国家中医药管理局发布了《关于开展国家中医药健康

**突现强度最强的前11个关键词**

| 关键词 | 年 | 强度 | 开始年份 | 结束年份 | 2000–2022 |
|---|---|---|---|---|---|
| 医疗旅游 | 2000 | 2.2327 | 2012 | 2014 | |
| 湖南 | 2000 | 1.3501 | 2012 | 2012 | |
| 中医药旅游产业 | 2000 | 2.3216 | 2012 | 2014 | |
| 健康旅游 | 2000 | 1.4404 | 2016 | 2016 | |
| 中医药资源 | 2000 | 1.7532 | 2016 | 2016 | |
| 示范基地 | 2000 | 2.0169 | 2016 | 2017 | |
| 旅游业 | 2000 | 1.878 | 2017 | 2017 | |
| 发展现状 | 2000 | 1.4596 | 2018 | 2020 | |
| 健康中国 | 2000 | 1.4653 | 2020 | 2020 | |
| 旅游产品 | 2000 | 1.4653 | 2020 | 2020 | |
| 康养旅游 | 2000 | 5.1181 | 2020 | 2020 | |

图6　关键词突现分析图

旅游示范区（基地、项目）创建工作的通知》[25]等因素，建立中医药健康旅游品牌，探索促进旅游业与中医药融合发展的中医药健康旅游发展新思路、新模式。近两年（2020—2022 年）研究热点仍为健康中国、旅游产品和康养旅游。随着全国卫生与健康大会的召开，《"健康中国 2030"规划纲要》、《中医药发展战略规划纲要（2016—2030 年)》的落地实施，将为中医药的健康旅游提供新的思路。

## 三、讨论

### （一）加强地区合作，形成多中心优势互补的合作网络

中医药健康旅游的研究热点和强度从 2015 年开始呈明显的上升趋势，研究者和研究机构也相对较多，但科研成果发文量也较少，同时各地区内部、研究者之间和不同地区之间合作较少。可以发现的是，不同研究团队和机构研究的内容和优势特点不尽相同，这也与各个地区具有不同的地域旅游优势有关。而打破原有独立的状态可能会在中医药健康旅游研究领域中充分发挥各团队优势，增加科研产出成果，推动中医药健康服务和旅游业的深度融合。

### （二）发挥地域特色，打造中医药健康旅游品牌

当前，虽然中国的中医药健康旅游还处在初级发展阶段，发展模式等方面还需要探索，在《"健康中国 2030"规划纲要》中[26]，中医药单设一章，提出了要充分发挥中医药独特的优势，提高中医药服务能力，推进中医药继承创新。中医药健康旅游独具中国特色，充分发挥中医药地域特色资源，打造中医药健康旅游品牌，不同地域的中药材功效不同，文化背景也不相同。目前部分示范区创建单位拥有特色中医药资源。比如江西省具有众多温泉资源，其中庐山西海温泉曾被李时珍誉为灵汤，庐山温泉富含对人体有益的氡，并以中国太极八卦汤为特色，辅以不同的中药材，形成功能迥异、各具特色的温泉池[12]；安徽霍山大别山药库、亳州华佗故里文化旅游基地等中医药健康旅游基地，充分利用中药材资源、中医名人人文景点等构建的中医药旅游资源[21]；江苏省泰州市拥有泰和堂国医馆、江苏中药科技园、兴化中医博物馆等，并创成省级

中医药文化宣传教育基地[27]。但同时也发现有些地方在发展中医药健康旅游过程中对于中医药资源开发利用不足，例如皖南区域中药资源丰富、文化和历史基础厚实，也有一定的中药现代化生产基础，却未能充分利用开发。

### （三）拓宽研究深度和内容，创新发展新模式

根据已发表文献来看，目前中医药健康旅游的研究内容主要是中医药健康旅游的研究现状及发展策略，对于中医药健康旅游中的旅游者、健康旅游的组织运营模式、将中医药与康养旅游结合的创新性探索等方面的研究较少，也未能充分结合旅游业具体相关的理论知识体系，还存在同质现象，产业化及产业融合实例研究中缺乏标准化、规范化的建设思路[9]。在以后的研究中，应该结合多学科多理论深入研究。除此之外还要充分发挥互联网作用，探索互联网 + 旅游 + 中医药、乡村旅游 + 中医药健康服务、基于"治未病"的健康管理与中医药健康旅游的结合模式[28]等新模式，融中医养生、疗养、康复、文化传播、商务会展、中药材科考与旅游于一体，加快旅游业和中医药健康服务业深度融合，并积极建设中医药健康旅游示范区（基地、项目）。

### （四）研究局限性

通过检索中国知网（CNKI）等数据库中已发表的文献来进行研究，未涵盖此领域中所有文献，因此数据中可能存在有部分潜在的信息在本研究中未能充分体现出来；人工进行文献信息整理分类、关键词合并等会存在一定的主观性；且关键词聚类标签的名称并不能完全代表该聚类下的所有研究内容。因此，需要运用更加科学严谨的方法整理分析文献数据，以更加客观地展示本领域研究热点和发展趋势。

## 参考文献

［1］CHENC. *CiteSpaceII*：*Detectingandvisualizingemergingtrends*［J］. JAmSocInfSciTec，2006，57（3）：359 - 377.

［2］侯剑华，胡志刚. CiteSpace 软件应用研究的回顾与展望［J］. 现代情报，2013，33（04）：99 - 103.

［3］陈悦．引文空间分析原理与应用：CiteSpace 实用指南［M］．北京：科学出版
　　社，2014．

［4］王崇德．期刊作者的量化研究［J］．情报科学，1998，16（6）：471．

［5］国家旅游局，国家中医药管理局．关于促进中医药健康旅游发展的指导意见
　　［N］．中国中医药导报，2015 - 11 - 26．

［6］国务院印发《中医药发展战略规划纲要（2016 - 2030 年)》［J］．中国医药导
　　报，2016，13（06）：193．

［7］侯胜田，于海宁，杨思秋．中医药服务贸易阻碍因素及发展策略研究概况
　　［J］．中国中医药信息杂志，2019，26（4）：5 - 9．

［8］陈浩，吴锦仪，阮诗慧，等．"一带一路"背景下江苏中医药健康旅游发展
　　的 SWOT 分析及对策研究［J］．亚太传统医药，2019，15（02）：9 - 14．

［9］孙源源，王玉芬，施萍，等．"一带一路"背景下江苏中医药健康旅游的创新
　　发展策略［J］．世界科学技术 - 中医药现代化，2018，20（05）：769 - 774．

［10］黄凯，俞双燕，孙汉，等．我国中医药健康旅游发展研究综述［J］．世界中
　　医药，2018，13（02）：508 - 512．

［11］黄凯，俞双燕，尚菲菲，等．樟树市中医药健康旅游的互联网推广研究报告
　　［J］．旅游纵览（下半月），2017（02）：15 - 16．

［12］黄凯，俞双燕，孙汉，等．江西省中医药健康旅游标准化建设研究［J］．人
　　人健康，2017（08）：3 + 12．

［13］曹婷婷，姚东明．江西中医药健康旅游发展模式与发展对策研究［J］．江西
　　中医药大学学报，2016，28（04）：98 - 100 + 104．

［14］石晶晶，薄荣强，胡元会，等．基于 CiteSpace 的中医导引术相关研究的可视
　　化分析［J］．中国医药导报，2018，15（4）：5．

［15］陈悦，陈超美，胡志刚．引文空间分析原理与应用：CiteSpace 实用指南
　　［M］．北京：科学出版社，2014：13．

［16］陈佩佩，王思民．中医药健康旅游创新型高端人才培养现状［J］．中国农村
　　卫生，2020，12（02）：38 - 39．

［17］鲍鹏．中医药健康旅游创新型高端人才培养机制研究［D］．江西中医药大
　　学，2020．

［18］武芳名．文旅融合背景下的旅游人才培养模式探索——以中医药健康旅游为
　　例［J］．旅游纵览，2022（02）：39 - 41 + 54．

［19］刘秋兰，潘虹，何燕，等．"旅游 + "发展理念下的岭南地区中医药健康旅

游发展模式探索 ［J］. 旅游纵览（下半月），2017（06）：26 + 28.

［20］曹婷婷，姚东明. 江西中医药健康旅游发展模式与发展对策研究 ［J］. 江西中医药大学学报，2016，28（4）：98 - 100.

［21］袁琪，贾兆星，李萍，等. 安徽省发展中医药健康旅游优势的思考 ［J］. 临床医药文献电子杂志，2019，6（50）：178 + 182.

［22］吴海波，周桐，邵英杰，等. 江西发展中医药健康旅游的优劣势分析 ［J］. 江西中医药大学学报，2019，31（06）：91 - 93 + 121.

［23］于东东，尤良震，宋成杰，等. 中医药健康旅游产业发展研究 ［J］. 亚太传统医药，2017，13（02）：1 - 3.

［24］国务院. 关于印发中医药发展战略规划纲要（2016 - 2030 年）的通知（国发〔2016〕15 号）［N］. 中国医药导报，2016 - 02 - 25.

［25］赵维婷. 国家中医药健康旅游示范区创建启动 ［J］. 中医药管理杂志，2016，24（16）：174.

［26］印发《"健康中国 2030"规划纲要》［N］. 人民日报，2016 - 10 - 26（001）.

［27］郑方琳，侯胜田，王天琦，等. 基于消费者视角的中医药健康旅游目的地差异化发展路径研究 ［J］. 卫生软科学，2021，35（11）：36 - 39 + 44.

［28］杨慧，朱智英，袁珍，等. 浅析基于健康管理的中医药健康旅游的发展策略 ［J］. 双足与保健，2017，26（24）：114 + 116.

# HB. 23 基于消费者视角的中医药健康旅游目的地评价指标体系及其应用

李艺清①　王天琦②　焦科兴③　董美佳④　刘娜娜⑤

**摘　要：**中医药健康旅游目的地评价指标体系作为一种深化对标管理和目的地发展评判工具，对目的地发展具有重要意义。本报告对北京中医药大学侯胜田教授研究团队研制的中医药健康旅游目的地评价指标体系及其应用进行了概要介绍。报告认为，经过几年的应用和修正，该评价指标体系已经成为评价中国中医药健康旅游目的地的有效工具。政府、经营者、咨询公司等相关组织及专家学者可以通过收集整理评价数据进行分析，用于考核验收试点建设单位、开展科研分析、制定产业规划；消费者也可根据评价结果理性选择合适的中医药健康旅游目的地，进而促进中医药健康旅游产业规范化发展。

**关键词：**中医药健康旅游产业；中医药健康旅游目的地；评价指标体系；消费者视角

## 一、引言

近年来，随着经济持续性发展和人口的不断增多，人们的生活压力逐步

---

① 李艺清，北京中医药大学管理学院研究生，研究方向：互联网医院，健康旅游。
② 王天琦，北京中医药大学管理学院研究生，研究方向：健康产业竞争力，健康旅游。
③ 焦科兴，北京中医药大学管理学院研究生，研究方向：旅居康养，健康旅游。
④ 董美佳，北京中医药大学管理学院研究生，研究方向：中医药健康旅游。
⑤ 刘娜娜，管理学硕士，中国疾病预防控制中心，助理研究员，研究方向：卫生管理，中医药健康旅游。

加大，因此人民群众健康意识不断提升，对于健康养生、休闲娱乐等的需求日益增长。中国中医药健康旅游市场发展迅速，市场规模持续增长，具有广阔的发展前景。自 2013 年 9 月起，国家陆续出台相关政策文件，为中医药健康旅游产业建设和发展提供了前所未有的巨大发展机遇。特别是于 2017 年 9 月和 2018 年 3 月，15 家首批国家中医药健康旅游示范区和 73 家首批国家中医药健康旅游示范基地建设名单被分别公布后，全国各地都在积极探索、建设和发展特色鲜明、综合实力强的中医药健康旅游目的地。经过近些年的发展，各地方中医药健康旅游目的地建设取得了一定的成效，但仍存在诸多不足。

产业实践的发展推动着学术领域的研究，对产业发展状况的数据描述需要用不同层次的指标来表述，而获取发展状况指标则需要构建一个理论上科学系统、实践中操作可行的评价指标体系，因此，北京中医药大学侯胜田教授研究团队自 2017 年开始启动了基于消费者视角的中医药健康旅游目的地评价指标体系的研究工作。构建基于消费者视角的中医药健康旅游目的地评价指标体系，既是评价相关产业发展成效的需要，同时对于明确产业发展目标、引导并促进中医药健康旅游向高质量发展迈进，也具有十分重要的意义。

# 二、评价指标体系的介绍

## （一）理论基础

中医药健康旅游是利用丰富的旅游资源和中医药资源融合发展的新兴业态，因此中医药健康旅游目的地评价指标体系在构建时，首先以产业融合理论为基础，从不同产业方面对评价指标进行筛选，进而保证评价指标体系的全面性和实用性。其次，由于构建的中医药健康旅游目的地评价指标体系是从消费者视角出发，因此构建的指标体系也应用了消费者行为学理论和顾客满意度理论，以消费者需求作为评价指标的选取来源，从而使目的地始终对消费者产生吸引力。

## （二）设计原则

评价指标的筛选和指标体系的构建需要遵循一定的原则，从而保证其理论意义和现实意义。中医药健康旅游产业是传统旅游休闲产业与中医药服务相结合的一种新兴旅游方式，且中医药健康旅游目的地是由多个子系统构成的有机整体，涉及影响因素较多，此外，由于中国中医药健康旅游目的地评价指标体系最终是由消费者填写，要保证所选指标易于消费者理解。基于此，中医药健康旅游目的地评价指标体系在构建时主要遵循了科学性、可行性、全面性和层次性的涉及原则，以保证所选指标能够科学合理地反映中医药健康旅游目的地的发展状况，得出客观的评价结果。

## （三）评价内容

中医药健康旅游目的地评价指标体系是通过综合运用文献研究、焦点小组座谈法、德尔菲法和层次分析法，从消费者感知视角出发进行构建的，最终以中医药特色吸引物、目的地环境和目的地管理为中医药健康旅游目的地的评价要素。在评价要素确定的基础上，借鉴国内外相关评价内容[1-3]，结合中国中医药健康旅游产业发展特色和专家意见，对评价要素进行具体化分解，进而构建出包含 7 个一级指标，31 个二级指标的基于消费者视角的中医药健康旅游目的地评价指标体系[4]。具体见表 1。

**表 1　基于消费者视角的中医药健康旅游目的地评价指标体系**

| 一级指标 | 二级指标 |
| --- | --- |
| 自然环境 | 空气质量、水质量、气候舒适度、绿化程度、生态保护 |
| 社会环境 | 治安状况、交通设施、配套设施、住宿设施、餐饮设施、文化吸引力、环境清洁 |
| 中医药特色资源 | 中医药资源的丰富程度、中医药资源的特色程度、旅游资源的丰富程度、旅游资源的特色程度 |
| 中医药特色产品 | 特色程度、产品质量 |
| 中医药特色服务 | 专业化程度、服务态度 |
| 运营管理 | 价格合理、市场秩序、信息可及性、纠纷解决、意外应对 |
| 品牌口碑 | 目的地中医药品牌知名度、目的地中医药品牌美誉度、目的地中医药品牌独特性、目的地旅游品牌美誉度、目的地旅游品牌知名度、目的地旅游品牌独特性 |

伍
研究教育篇

# 三、评价指标体系的应用

## （一）应用对象与方法

基于消费者视角的中医药健康旅游目的地评价指标体系，适用于以"中医药健康旅游目的地"为评价对象的研究。这里的中医药健康旅游目的地是指：国家行政区划标准中的二级行政区即市（地区、自治州、盟）和三级行政区即县（自治县、市、市辖区、旗、自治旗），以及4个直辖市和2个特别行政区（一级行政区）。

基于消费者视角的中医药健康旅游目的地评价指标体系在具体应用中可以形成普通消费者易于理解、方便填写的调查问卷，一个指标对应一道题目，对个别较难理解的指标标注含义，之后消费者可以根据亲身经历对某一中医药健康旅游目的地进行评价。调查问卷采用李克特五维量表的形式进行调查（非常满意→非常不满意：分别赋分5→1），将调查结果转化为相应的分值，最后结合指标权重可以得到该目的地的总体发展指数、不同维度发展指数以及具体指标的发展指数，发展指数越高，评价结果就越好，之后根据评价结果对中医药健康旅游目的地的发展情况进行具体分析。考虑到目前中国中医药健康旅游产业还处于发展起步阶段，消费者对中医药健康旅游目的地的体验率偏低，在实际调研中，可能存在某位消费者对中医药健康旅游目的地某一指标不了解的情况，无法做出评价，因此在对调查问卷中的选项进行设计时，可根据实际情况灵活增加"无法评价"的选项，以保证评价结果的真实性和有效性。

## （二）应用领域及意义

基于消费者视角对中医药健康旅游目的地展开评价，是检验其是否参照行业标准建设的重要组成部分，也是评价中医药健康旅游目的地市场竞争力的有力工具。在当下中医药健康旅游产业蓬勃发展的趋势下，基于消费者视角的中医药健康旅游目的地评价指标体系应用广泛，产业主管部门可以用于把握产业整体发展状况和进展，评价不同目的地发展水平和消费者满意度；区域产业规划和管理者可以用于制定产业规划；投资机构可以用于选择目标投资项目；目的地管理机构可以用于评价自己的发展状况，也可以与其他目的地进行比较分析，判断与竞争对手的差距，进而做出相应的管理决策；运用该评价指标体系调查出的数据结果还可为消费者选择适合自己的中医药健康旅游目的地提供参考。除此之外，本评价指标体系还可以用于对现有国家及地区中医药健康旅游目的地的验收考评，对新评目的地创建评审提供相关数据支持。

## 1. 规划管理

中医药健康旅游的发展离不开国家政策的支持。近年来，国家政策红利不断释放，如《关于促进健康服务业发展的若干意见》《中医药健康服务发展规划（2015—2020 年）》《关于促进中医药健康旅游发展的指导意见》等，推动中医药健康旅游产业发展；各地方也积极响应中央号召出台相关政策文件，如《北京市实施〈"健康北京 2030"规划纲要〉行动计划（2018—2020 年）》《2020 年上海市中医药工作要点》等，因地制宜发展中医药健康旅游产业。中医药健康旅游的发展离不开政府的引导，各级政府要将其纳入地方产业规划，明确发展目标[5]和战略任务。基于消费者视角的中医药健康旅游目的地评价指标体系，涵盖中医药特色吸引物、目的地环境和目的地管理三方面内容，可为中医药健康旅游产业发展规划的制定提供一定的参考。

中医药健康旅游示范区、示范基地和示范项目建设将中医药健康旅游的发展推向了一个新的高度。2016 年 7 月，《关于开展"国家中医药健康旅游示范区（基地、项目）"创建工作的通知》（简称"中医药健康旅游示范创建工作"）的发布使中医药健康旅游产业步入实质性发展阶段。2017 年 9 月，经过单位申请、地方初审推荐、专家评审、实地检查、公示等环节后，国家旅游局和国家中医药管理局公布了 15 家国家中医药健康旅游示范区创建单位。2018 年 3 月，国家旅游局与国家中医药管理局公示首批 73 家国家中医药健康旅游示范基地创建单位名单。各级地方政府也相继公布一批批中医药健康旅游示范区。经过多年的发展，各个中医药健康旅游目的地取得了一定的发展成效，但也与预期有着一定的差距。但是这些差距具体体现在哪些地方，由于缺乏相应的评价标准，目前还无法做出准确的判断。由于中医药健康旅产业资金投入高、回报周期长，因此需要认真研究市场需求，对先行试点建设单位考核验收，建立标杆目的地。其他目的地通过与标杆目的地的指标值对比，促进目的地规范化发展，最终达到引导政府未来规划和企业投资方向，进而合理布局的目的。

伍　研究教育篇

### 2. 学术研究

目前关于中医药健康旅游的研究以现状研究为主，发展战略、模式、策略、产业开发方面的研究相对较少，针对中医药健康旅游目的地的研究缺乏。通过综合运用研究方法，形成基于消费者视角的中医药健康旅游目的地评价指标体系，丰富现有研究成果，为中医药健康旅游目的地的相关研究与实践提供理论支持。未来的学术研究可以依据此评价指标体系对中医药健康旅游目的地进行实证研究，并分析中医药健康旅游目的地存在的问题，针对性地提出发展建议，推动中医药健康旅游目的地可持续发展。未来研究也可在本研究所得出的评价指标体系的基础上继续对评价指标体系进行更深入的挖掘与开发。

### 3. 产业推动

中医药健康旅游产业实践超前于学术研究，明确中医药健康旅游目的地的概念与内涵，建立中医药健康旅游目的地的评价体系与排行机制，提出多种具有可行性、可借鉴推广的发展模式，有利于中医药健康旅游产业的良性发展。行业发展指数是衡量某一行业发展程度的数据指标，可以通过构建评价体系形成调查问卷，并对调查结果进行计算分析得到。自 2019 年起，中国中医药健康旅游发展指数已连续发布 4 年。连续多年对全国各地的中医药健康旅游目的地进行评价，通过对全国范围内几百家中医药健康旅游目的地的发展指数进行横向、纵向对比分析，有利于把握中医药健康旅游产业整体的发展状况，明确发展瓶颈，探索发展路径。经过多年的行业发展指数检测，该评价指标体系不仅成功转化成一项具有权威性的学术智库产品，而且逐渐成为一个有用、有效、有益的测评工具，已被多个研究团队、研究学者广泛应用于多个地区，如长三角、京津冀地区等，未来随着推广范围的持续扩大，将形成中医药健康旅游产业的发展图谱，进而打造出具有中国特色的中医药健康旅游品牌。

### 4. 基地自查

健康旅游产业是新兴朝阳产业，与欧美、日韩等发达国家的健康旅游产业相比，中国的健康旅游产业整体尚处于起步阶段，需要产学研联合推动产业发展。对于中医药健康旅游目的地的经营者，不仅需要清楚目的地当前有待改进，更需明确具体问题和改进的具体方向。目的地经营者可以用该评价指标体系进行内部自评，将今年的发展指数数据与其他目的地的指标数据进行横向对比分析，有助于经营者评定自身发展水平在同行业中的地位，判断与竞争对手

伍 研究教育篇

存在的差距，明确自己在行业中的竞争能力，进而做出相应的管理决策。此外，中医药健康旅游目的地的经营者还可以通过该评价指标体系形成消费者满意度调查问卷，收集整理消费者对该目的地的意见建议，及时改进不足之处，从而更好地经营管理，开发产品和服务项目。同时可以附加人口统计学调查，分析不同人群的需求偏好，考虑差异化战略，基于自身优势，打造特色中医药健康旅游目的地。

**5. 消费者选择决策**

消费者是构成中医药健康旅游活动的主体，消费者的消费态度和行为极大地影响着中医药健康旅游产业的发展。在新冠肺炎疫情常态化防控的背景下，消费者的健康意识有了一定的提升，旅游需求也逐渐从普通的游山玩水、陶冶情操转变为有意识地寻求一种更为合适的健康旅游行为方式。目前，消费者对于中医药健康旅游的主观接受程度高，中医药健康旅游市场潜力大。依据此指标体系形成调查问卷，评价结果能够为消费者选择中医药健康旅游目的地提供一定的参考意见，帮助消费者选择到更高质量、适合自己的中医药健康旅游目的地。

# 四、总结与展望

中医药健康旅游目的地评价指标体系只是前期的理论探索，从市场需求的角度对中医药健康旅游目的地的评价指标理论框架初步探讨。目前已选取了国家级、长三角地区、京津冀地区等的部分中医药健康旅游目的地进行实证研究，并评价了其提供中医药健康旅游服务当前所处的发展水平等级及未来的发展潜力，根据评价结果提出发展路径，使其成为普遍适用的、有效稳定的、成熟的理论范式。

目前，中国中医药健康旅游产业发展尚处于初级阶段，未来中医药健康旅游产业边界将不断拓展，中医药健康旅游概念和内涵将不断丰富，本研究的构建思路和评价指标仅仅是初步提供了一种思路，具体的指标设计和权重确定未来可进行动态化的调整与完善。

作为健康旅游中的细分领域，中医药健康旅游产业良好的发展趋势在一定程度上也反映出了健康旅游产业正在向好发展，北京中医药大学侯胜田教授研

伍　研究教育篇

究团队不仅研制出中医药健康旅游目的地评价指标体系，还陆续研制开发出了中国医疗旅游目的地评价指标体系、中国森林康养基地评价指标体系、中国温泉康养基地评价指标体系及相应的数据库，并对相关领域进行动态跟踪调查，每年发布一次行业发展指数，已经得到业界一致认可。未来长期的动态跟踪调查研究将形成年度系列指数，成为中医药健康旅游产业、森林康养产业、温泉康养产业等发展的风向标，对于中医药健康旅游目的地、森林康养基地、温泉康养基地的成长、规范市场秩序、科普康养文化均具有重要的意义。

## 参考文献

［1］白琦瑶．中国医疗旅游目的地评价指标体系研究［D］．北京：北京中医药大学，2018．

［2］孙晓生，李亮．广东中医药文化养生旅游示范基地标准构建研究——梅州雁鸣湖旅游度假村个案分析［J］．中医药管理杂志，2012，20（08）：730－733．

［3］胡广芹，庞国明，佘延芬，等．中医药健康旅游等级划分与评定标准研究思路［J］．世界中医药，2017，12（05）：1191－1199．

［4］刘娜娜．基于消费者视角的中医药健康旅游目的地评价指标体系研究［D］．北京：北京中医药大学，2020．

［5］吴海波，陈拾菊．中医药健康旅游高质量发展评价指标体系研究［J］．攀枝花学院学报，2022，39（03）：1－9．

# 致　谢

　　"健康经济与管理系列"蓝皮书的研创得到了多个单位、个人和多项课题支持与资助。感谢上海交通大学健康长三角研究院支持蓝皮书研创！感谢北京中医药大学管理学院支持蓝皮书研创！感谢三亚学院校级教学类项目"一专业一课程'健康旅游学'（SYJKS2022138）、一流本科"健康服务与管理"专业特色建设资助项目（SYJZZZ202204）的支持资助！感谢海南省重大科技计划项目"'海南省心脑血管疾病防治及急诊急救关键技术研究与应用'ZDKJ202004子课题'海南心脏骤停急救平台建设'重点支持资助"的支持资助！